健康医学情報の
伝達におけるリーダビリティ

Readability for effectively
communicating health information

Yukiko SAKAI
酒井由紀子

樹村房

まえがき

　本書は，専門家から一般の人々に発信する「健康医学情報」が伝わりにくいという問題，すなわちコミュニケーションギャップを解消するために取り組んだ，日本語の「リーダビリティ」の研究書である。

　健康医学情報とは，一般の人々に向けた医学・医療情報のことである。医学・医療情報分野以外でも，専門情報をわかりやすく伝える必要性は様々な分野で指摘されているが，特に日本では伝える側の実践の工夫も理論的基盤も不十分である。

　健康医学情報サービスが普及している米国では，専門家と一般の人々とのコミュニケーションギャップを，特に「ヘルスリテラシー」と呼ばれる一般の人々の健康医学情報に対する能力にかかわる問題から重要視している。このヘルスリテラシー問題の解決のために，たとえば，健康医学情報サービスの担い手である医学図書館員らが，英語のリーダビリティ研究の成果を基盤として，テキストの改善や評価に取り組み，医療現場の周辺で一般の人々の医学・医療情報の入手と理解に貢献している。

　日本においても健康医学情報のニーズが高まるとともに，ヘルスリテラシー問題の指摘とコミュニケーションギャップ解消の必要性が叫ばれはじめたが，解決の拠りどころとなる基盤研究がいまだ発展途上にある。そこで，米国のヘルスリテラシー問題に対する情報の適正化と呼ばれる解決方法を参照し，健康医学情報を伝えるために使われている日本語テキストを対象としたリーダビリティの改善と評価を追究することにした。

　本書の構成は以下のようになっている。まずⅠ章では，健康医学情報におけるコミュニケーションギャップの問題と，解決の１つのアプローチとして日本語テキストのリーダビリティを研究する意義を述べた。Ⅱ章では歴史が長く盛んな英語のリーダビリティ研究について文献レビューを行った。Ⅲ章では，日本語のリーダビリティについて，英語のように一領域として確立していないため，関連研究も広く含めた文献レビューを行った。Ⅳ章は，実際に医師が一般の人々向けに執筆した「慢性化膿性中耳炎」のテキストを改善し，読み手を想

i

定した人による評価を行った3種類の実証実験の報告をした．実験では，文献レビューから抽出したリーダビリティに影響を与えるテキストの「構文」「語彙」「テキスト構造」の3要素と，それぞれの要素に対する「読みやすさ」「内容理解のしやすさ」の2つの観点からの改善方法及び評価方法を確認している．V章では，実証実験の結果を受けた，健康医学テキストからみたリーダビリティについての考察と，その応用可能性及び今後の課題と展望の検討を行った．

健康医学情報の伝達におけるリーダビリティ

もくじ

まえがき　*i*

Ⅰ章　ヘルスリテラシー問題におけるコミュニケーションギャップと研究テーマとしてのリーダビリティ　*1*

A．健康医学情報におけるヘルスリテラシー問題と解決の一手法としてのリーダビリティ研究　*1*
　1．健康医学情報とヘルスリテラシー問題　*1*
　2．リーダビリティとその研究　*3*
　3．ヘルスリテラシー問題におけるコミュニケーションギャップ解消のためのアプローチとリーダビリティ研究　*3*

B．ヘルスリテラシーにかかわる概念と2つのアプローチによるコミュニケーションギャップ解消の適用範囲　*5*
　1．Baker の概念モデル　*5*
　2．Nutbeam のリテラシーの3つのレベル　*5*
　3．解消アプローチの適用範囲と2つのアプローチの特徴　*7*

C．米国におけるヘルスリテラシー問題とコミュニケーションギャップ解消のための実践　*9*
　1．米国におけるヘルスリテラシー問題と対応の始まり　*9*
　2．健康医学情報サービスにおけるコミュニケーションギャップ解消のための取り組み　*10*

D．日本における健康医学情報をめぐるコミュニケーションギャップへの対応の必要性　*15*
　1．日本における健康医学情報ニーズの高まりと健康医学情報サービス　*15*
　2．日本におけるヘルスリテラシー問題の認識と対応の現状　*17*

- E. 研究テーマ及び課題の設定と本書の構成 ──────── 21
  - 1. 研究テーマと範囲　*21*
  - 2. 研究課題及び研究方法と本書の構成　*22*
- ● I章の要点　*24*
- 注・引用文献　*27*

II章　英語のリーダビリティに関する研究 ──────── 33

- A. 英語のリーダビリティと関連研究の歴史 ──────── 33
  - 1. リーダビリティ研究の起源　*33*
  - 2. 伝統的リーダビリティフォーミュラの開発　*34*
  - 3. 新リーダビリティフォーミュラの提案　*34*
  - 4. リーダビリティの応用研究と米国の実践分野での発展　*35*
  - 5. リーダビリティ研究の回顧と新たな理論化へ向けての動き　*36*
- B. 伝統的リーダビリティフォーミュラ ──────── 37
  - 1. 伝統的リーダビリティフォーミュラとは　*37*
  - 2. 文の長さと語の音節数を変数とするフォーミュラ　*37*
  - 3. 語彙リストとの照合によるリーダビリティフォーミュラ　*39*
  - 4. 複合的な方法によるフォーミュラ　*40*
  - 5. 人による内容理解テスト評点を結果とするフォーミュラ　*41*
  - 6. 各種の伝統的リーダビリティフォーミュラの比較　*41*
- C. テキスト構造を取り入れた新フォーミュラ開発研究 ──────── 42
  - 1. 伝統的リーダビリティフォーミュラへの批判　*42*
  - 2. 認知心理学の影響によるテキスト構造の検討　*42*
- D. リーダビリティ改善研究 ──────── 44
  - 1. リーダビリティ改善研究の動向　*44*
  - 2. リーダビリティ改善の視点　*46*
  - 3. ガイドラインに見るリーダビリティ改善　*49*
  - 4. リーダビリティ改善手法の検討　*51*
- E. リーダビリティの評価 ──────── 54
  - 1. テキストに焦点を当てた評価　*54*

2．読み手による評価　　57
　　3．専門家による評価　　59
　F．健康医学情報を対象とした研究 ··60
　　1．米国における健康医学情報とリーダビリティの接点と研究対象
　　　　　　　　　　　　　　　　　　　　　　　　　　　　　　60
　　2．健康医学文書を対象とした評価研究　　61
　　3．健康医学文書改善のための実証研究　　63
　　4．健康医学文書の評価法及び改善方法の比較と検討　　66
　　5．医学・医療用語の研究 Consumer Health Vocabulary Initiative
　　　　　　　　　　　　　　　　　　　　　　　　　　　　　　71

　●Ⅱ章の要点　　73
　注・引用文献　　76

Ⅲ章　日本語のリーダビリティに関する研究 ─────────── 87
　A．日本語のリーダビリティと関連研究の歴史 ······························88
　　1．リーダビリティ研究のはじまり　　88
　　2．1980年代以降の自動処理を前提としたリーダビリティ関連研究
　　　　　　　　　　　　　　　　　　　　　　　　　　　　　　88
　　3．日本語学の広がりとしてのリーダビリティ　　89
　B．リーダビリティ基盤研究 ··91
　　1．リーダビリティに影響を与える要因に関する研究　　91
　　2．人による評価に関する研究　　98
　C．自動処理を用いた評価研究 ···99
　　1．建石らのフォーミュラ　　99
　　2．ウェブ上に公開されている日本語リーダビリティ測定ツール
　　　　　　　　　　　　　　　　　　　　　　　　　　　　　101
　D．書き換えの試みと実践としての改善研究 ······························109
　　1．「テキスト簡単化」　109
　　2．佐藤ら災害時における「やさしい日本語」　109
　　3．庵らの「やさしい日本語」への書き換え自動化への試み　113

v

4．NHK News Web Easy　　*118*
　E．日本語学におけるやさしさ，わかりやすさ，読みやすさ ………………*121*
　　　1．日本語の文章理解プロセスと言語的条件　　*121*
　　　2．日本語の「文字」の特徴とやさしさ，わかりやすさ，読みやすさ
　　　　　　　　　　　　　　　　　　　　　　　　　　　　　　121
　　　3．日本語の「語」の特徴とやさしさ，わかりやすさ，読みやすさ
　　　　　　　　　　　　　　　　　　　　　　　　　　　　　　123
　　　4．日本語の「文」の特徴とやさしさ，わかりやすさ，読みやすさ
　　　　　　　　　　　　　　　　　　　　　　　　　　　　　　126
　　　5．日本語の「文章」の特徴とやさしさ，わかりやすさ，読みやすさ
　　　　　　　　　　　　　　　　　　　　　　　　　　　　　　127
　F．健康医学情報を対象とした研究と実践 ………………………………………*129*
　　　1．リーダビリティの評価・改善に関する研究　　*129*
　　　2．実践的な解説と報告　　*133*
　　　3．医学・医療用語に関する研究　　*135*
　●Ⅲ章の要点　　*144*
　　注・引用文献　　*146*

Ⅳ章　日本語の一般の人々向け疾病説明テキストのリーダビリティの改善及び評価実験 ──────────── *155*
　A．実証実験のための枠組み ………………………………………………………*155*
　　　1．実証実験におけるリーダビリティの定義と範囲　　*155*
　　　2．実証実験のアプローチ　　*158*
　　　3．リーダビリティに影響を与えるテキスト側の要素と改善方法
　　　　　　　　　　　　　　　　　　　　　　　　　　　　　　158
　　　4．評価方法と実験計画　　*161*
　B．第1実験：包括改善による予備実験 ………………………………………*162*
　　　1．第1実験の目的　　*163*
　　　2．第1実験の方法　　*163*
　　　3．第1実験の結果　　*175*

4．第1実験のまとめ　*178*
　C．第2実験：個別要素及び包括改善による本実験 ………………… *179*
　　　1．第2実験の目的　*180*
　　　2．第2実験の方法　*180*
　　　3．第2実験の結果　*191*
　　　4．第2実験のまとめ　*195*
　D．第3実験：包括改善による補足実験 ……………………………… *196*
　　　1．第3実験の目的　*196*
　　　2．第3実験の方法　*197*
　　　3．第3実験の結果　*197*
　　　4．第3実験のまとめ　*200*
●Ⅳ章の要点　*200*
注・引用文献　*202*

Ⅴ章　健康医学テキストから見たリーダビリティと
その応用可能性 ─────────────── *207*
　A．リーダビリティの多重性としての
　　「読みやすさ」と「内容理解のしやすさ」…………………………… *207*
　　　1．「読みやすさ」と「内容理解のしやすさ」の関係　*207*
　　　2．リーダビリティの多重性と影響するテキストの各要素　*209*
　B．健康医学テキストにおける日本語リーダビリティにかかわる要素と
　　その改善方法 ……………………………………………………………… *212*
　　　1．構文的要素の改善方法　*212*
　　　2．語彙的要素の改善方法　*213*
　　　3．テキスト構造の改善方法　*215*
　　　4．知りたい内容と順番　*218*
　　　5．改善の優先順位　*219*
　C．健康医学テキストにおける日本語リーダビリティの評価方法 ……… *219*
　　　1．日本語リーダビリティ測定ツール　*220*
　　　2．読みの所要時間　*222*

3．内容理解テスト　*222*
　　　4．「読みにくい点・わかりにくい点」の選択肢と自由記述　*223*
　　　5．人による評価の参加者　*224*
　　D．健康医学情報サービスにおけるリーダビリティ研究の応用と
　　　今後の課題と展望 ··· *225*
　　　1．応用可能な範囲　*225*
　　　2．今後の課題と展望　*227*
　●Ⅴ章の要点　*229*
　　注・引用文献　*232*

あとがき　*235*
索引　*239*

〈掲載図一覧〉

Ⅰ-1図　専門家と一般の人々のコミュニケーションギャップと2通りの
　　　　解消アプローチ　*4*
Ⅰ-2図　ヘルスリテラシー概念モデル　*6*
Ⅰ-3図　医学図書館員による3方向のヘルスリテラシー問題の
　　　　解決アプローチ　*11*
Ⅰ-4図　根拠に基づく医療（Evidence-Based Medicine）概念図　*16*
Ⅰ-5図　本書の構成　*24*
Ⅱ-1図　Simplified Measure Of Gobbldygook（SMOG）　*39*
Ⅱ-2図　Bormuth Readability Index　*40*
Ⅲ-1図　建石らのリーダビリティフォーミュラ　*101*
Ⅲ-2図　『日本語リーダビリティ測定』のフォーミュラ　*103*
Ⅲ-3図　『jReadability』フォーミュラ　*104*
Ⅲ-4図　『作成した文章を診断する Ver 0.23y』の測定結果表示例　*107*
Ⅲ-5図　振り仮名と分かち書きの例　*110*
Ⅲ-6図　言い替え付記の例　*111*

もくじ

Ⅲ-7図	連体修飾節の単純化の例	*112*
Ⅲ-8図	「やさしい日本語変換システム」変換例	*117*
Ⅲ-9図	インフォームドコンセントのためのわかりやすい文書のポイント	*134*
Ⅲ-10図	コーパス調査手順	*141*
Ⅳ-1図	実証実験オリジナルテキスト	*164*
Ⅳ-2図	3種の実験テキストの冒頭部分の比較(第1実験)	*166*
Ⅳ-3図	オリジナルテキストの構造分析シート(第1実験)	*169*
Ⅳ-4図	内容理解テストと選択肢及び正答(第1実験)	*172*
Ⅳ-5図	内容理解テスト正答率(第1実験)	*176*
Ⅳ-6図	複文の単文化の例(第2実験)	*182*
Ⅳ-7図	語彙のパターン別改善例(第2実験)	*183*
Ⅳ-8図	テキスト構造の改善方法(第2実験)	*184*
Ⅳ-9図	テキスト構造の改善方法2のパラグラフ変換(第2実験)	*185*
Ⅳ-10図	正誤問題20問と正答(第2実験)	*187*
Ⅳ-11図	クローズテストのサンプル(第2実験)	*188*
Ⅳ-12図	正誤問題とクローズテストの得点比較(第2実験)	*193*
Ⅳ-13図	正誤問題とクローズテストの得点比較(第3実験)	*198*
Ⅴ-1図	健康医学テキストにおけるリーダビリティに影響を与える要素とレベル別の改善方法	*209*
Ⅴ-2図	実証実験テキストの構造比較(第2・3実験)	*216*
Ⅴ-3図	健康医学情報サービスにおけるリーダビリティ研究の応用	*226*

〈掲載表一覧〉

Ⅰ-1表	リテラシーの3つのレベル	*7*
Ⅱ-1表	主な伝統的リーダビリティフォーミュラの概要	*38*
Ⅱ-2表	Coh-Metrix 指標の概要	*45*
Ⅱ-3表	Document Design Project のガイドライン	*50*
Ⅱ-4表	Britton らの総合的アプローチによる改善実験	*54*
Ⅱ-5表	Irwin-Davis Readability Checklist	*56*
Ⅱ-6表	Suitability Assessment of Materials(SAM)	*69*
Ⅲ-1表	リーダビリティに影響を与える要因に関する研究(テキスト分析)	*92*
Ⅲ-2表	リーダビリティに影響を与える要因に関する研究(テキスト分析+人による評価)	*94*
Ⅲ-3表	文章の種別ごとの文章の難易要因と比重	*98*

Ⅲ-4表	ウェブ公開されている日本語リーダビリティ測定ツール　102
Ⅲ-5表	日本語教育レベル・旧日本語能力試験等級・リーダビリティ値対照表　105
Ⅲ-6表	『やさ日チェッカーα版』結果項目一覧　108
Ⅲ-7表	「やさしい日本語」における文の構造と国語教科書との比較　112
Ⅲ-8表	2010年度版書き換えコーパスの文字数・語数　114
Ⅲ-9表	表現意図の種類　116
Ⅲ-10表	「やさしい日本語」への書き換えリストの問題点と対応　118
Ⅲ-11表	文章理解活動に影響を与える言語的要素とレベル　122
Ⅲ-12表	わかりにくい語の理解を助ける手法　125
Ⅲ-13表	二義文の例　127
Ⅲ-14表	日本語版SAMに適用された日本語検定1級レベルの基準　131
Ⅲ-15表	わかりやすさについての変更点（野呂研究）　132
Ⅲ-16表	医薬品添付文書と「くすりのしおり®」項目比較　136
Ⅲ-17表	宮崎獣医師の読んでもらうため・理解してもらうための工夫　137
Ⅲ-18表	わかりにくい医療用語　139
Ⅲ-19表	「ターミナルケア」を表す家族に使ってほしい表現　140
Ⅳ-1表	3種類の実証実験の概要　156
Ⅳ-2表	リーダビリティに影響を与えるテキストの3要素と改善方法の候補　159
Ⅳ-3表	テキストの改善方法（第1実験）　165
Ⅳ-4表	リーダビリティ測定ツールによるテキスト分析（第1実験）　168
Ⅳ-5表	「読みにくい点・わかりにくい点」の選択率（第1実験）　177
Ⅳ-6表	改善テキストの概要（第2実験）　181
Ⅳ-7表	リーダビリティ測定ツールによるテキスト分析（第2実験）　186
Ⅳ-8表	「読みにくい点・わかりにくい点」の選択率（第2実験）　194
Ⅳ-9表	「読みにくい点・わかりにくい点」の選択率（第3実験）　199
Ⅴ-1表	リーダビリティの評価方法（全実験）　220

●本文中，図表の出典にあるURLは，別途記載のないかぎり2018年3月に確認しています。

I 章

ヘルスリテラシー問題における
コミュニケーションギャップと
研究テーマとしてのリーダビリティ

　専門家から一般の人々に発信する「健康医学情報」が伝わりにくいというコミュニケーションギャップは「ヘルスリテラシー」問題としてとらえることができる。本書は，米国においてこの問題への解決策として応用されている英語の「リーダビリティ」を，日本語についても展開しようと試みた研究書である。

　本章ではまず，一連の研究の出発点となった「健康医学情報」「ヘルスリテラシー」，そして「リーダビリティ」の用語，及び概念とそれらの関係を概説し，本研究の目的を述べる（A節）。次に，「ヘルスリテラシー」にかかわる概念を掘り下げ，コミュニケーションギャップ解消の2つのアプローチと適用範囲を確認する（B節）。続いて背景として，米国におけるヘルスリテラシー問題とコミュニケーションギャップ解消のための研究と実践（C節）についてふれ，日本におけるヘルスリテラシー問題とコミュニケーションギャップへの対応の必要性を主張する（D節）。最後に，日本語のリーダビリティ研究の意義を確認し，研究方法及び本書の構成について説明する（E節）。

A．健康医学情報におけるヘルスリテラシー問題と
　　解決の一手法としてのリーダビリティ研究

　本節では「健康医学情報」「ヘルスリテラシー」そして「リーダビリティ」の用語及び概念とそれらの関係について述べ，本研究の大きな目的を示す。

1．健康医学情報とヘルスリテラシー問題

　「健康医学情報」とは，一般の人々に向けた健康や医療及び医学に関する情報のことである。同意の語として，英語では consumer health information

(CHI) がよく使われてきた。米国で注目されはじめた1970年代に消費者運動と結びついていたたためである[1][p.67]。近年は health information も普及しているが，こちらは専門家向けも含め広く医学関連情報を指すこともある[2]。日本語では，それぞれの英語に対応する「消費者健康情報」や「健康情報」と直訳が用いられることもあるが，一般向けの情報であっても実際には健康だけでなく医療や医学に関する内容も含まれる。そこで本書では，日本語の文献から引用する場合は元の情報源の表現に従うが，本文では健康と医学の両方を組み合わせた「健康医学情報」の用語を用いる。

「ヘルスリテラシー」は，"健康や医療に関する情報を入手し，理解し，評価し，活用する力"[3][p.4]すなわち人の能力のことである。しかし，米国医学研究所 (Institute of Medicine, IOM) が2004年に編んだヘルスリテラシーの網羅的な報告書[4]では，Scott C. Ratzan と Ruth Parker の定義[5][p.v-vi]を引用しつつ，ヘルスリテラシーは情報を提供する側の問題でもあることを，以下のように追記している。

> ヘルスリテラシーは，健康に関する適切な意思決定をするために必要な，基本的な健康情報やサービスを入手し，処理し，または理解する個人の持つ能力の度合いである (Ratzan and Parker, 2000)。しかし，ヘルスリテラシーは個人の情報入手を超えた問題である。ヘルスリテラシーは，健康情報やサービスを探す個人の期待や好み，技量と，<u>情報やサービスを提供する個人</u>の期待や好み，技量が相対したときに現れる問題である[4][p.2]。
>
> ＊下線は筆者による

健康医学情報は，もともと医学研究や医療従事者といった専門家が扱う専門情報である。受け取る側の一般の人々のヘルスリテラシーが不十分である場合だけでなく，しばしば，情報を提供する側である専門家が配慮をしないことで，受け取る側の理解が難しくなる。すなわち，コミュニケーションギャップが生じるという問題が必然的に起きているのである。このコミュニケーションギャップこそ，ヘルスリテラシーにかかわる問題の核心である。

2. リーダビリティとその研究

「リーダビリティ」は英語の readability をそのままカタカナで表した用語である。George R. Klare によると，readable とは読むにあたっての見やすさ（legibility），読みやすさ（ease of reading），内容理解のしやすさ（ease of understanding）の3つの側面のいずれかの特徴を表しており，readability はその度合いであるとされている[6][p.681]。

「リーダビリティ」を本書で外来語のままとして，あえて日本語に置き換えなかったのは，第1には英語において研究も実践も1920年代から盛んになるなど，先行し充実しているためである。第2に，たとえば「可読性」と文字どおり訳すと，文字として判読できるかどうか，すなわち見やすさだけを指すと受け取られてしまうなど，範囲を狭めたり誤解されてしまったりする恐れがあるためである。この後，本研究で検証しようとする日本語の「リーダビリティ」の範囲については再考するが，先行研究の文献レビューまでは，見やすさ，読みやすさ，内容理解のしやすさのいずれの側面についての研究も取り上げる。

「リーダビリティ」研究の種類には，文書等の見やすさ，読みやすさ，内容理解のしやすさを文書の特徴を分析して推定したり，人によって判定したりする評価研究と，リーダビリティの向上を目指すとする改善研究とがある[6][p.703]。また，研究手法としては，文書等のテキストやレイアウト，及び情報内容を分析するもの，人による判定や評価を行うもの，人による理解のプロセスと文書等の相互作用に注目して解釈を試みるものなどがある[6][p.705-730]。

3. ヘルスリテラシー問題におけるコミュニケーションギャップ解消のためのアプローチとリーダビリティ研究

健康医学情報におけるコミュニケーションギャップの解消，すなわちヘルスリテラシー問題の解決には，サイエンスコミュニケーションにおけるギャップを解消しようとする図式[7]に当てはめて考えることができる。サイエンスコミュニケーションとは，科学技術分野の専門家が一般の人々に向けて専門情報を発信する研究，及び実践領域のことである[8]。

I-1図のaはコミュニケーションギャップが生じている状況を表してい

る。専門的な知識や経験を背景とした専門家が，一般の人々も自分たちと同じ背景を持っていることを想定して，専門情報をそのまま発信したため，背景を持たない一般の人々が伝えられた内容をうけとめられていない。bとcは2通りの解決アプローチを示している。bの図は「一般の人々への教育」のアプローチを表している。専門家が一定程度の専門教育を一般の人々に行い，受け取る側の知識や能力を補完することでギャップを解消するものである。これに対し，cの図は「情報の適正化」のアプローチを表している。ここでは，伝達される情報を一般の人々にわかりやすい形式や表現に変換して提供している。

　リーダビリティ研究の成果は，cの図で表した「情報の適正化のアプローチ」で，英語圏で健康医学情報における文書を介したコミュニケーションギャップの解消に実際に使われている。そこで，本研究では，日本の健康医学情報におけるヘルスリテラシー問題の解決の一手法として，日本語についてもリーダビ

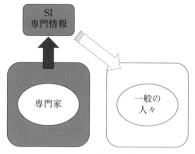

a コミュニケーションギャップ

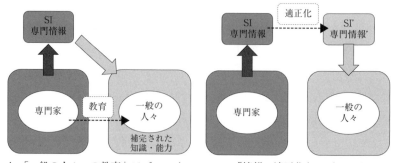

b 「一般の人々への教育」アプローチ　　c 「情報の適正化」アプローチ

Ⅰ-1図　専門家と一般の人々のコミュニケーションギャップと2通りの解消アプローチ

B. ヘルスリテラシーにかかわる概念と2つのアプローチによるコミュニケーションギャップ解消の適用範囲

リティ研究を展開してその成果が適用できないか、追究することを大きな目的とする。

B. ヘルスリテラシーにかかわる概念と2つのアプローチによるコミュニケーションギャップ解消の適用範囲

本節では、ヘルスリテラシーにかかわる概念を整理して、解消のための各アプローチの適用範囲を確認する。そのために、まずヘルスリテラシー研究で著名なDavid W. Bakerの概念モデル（1項）とDon Nutbeamの3つのレベルのリテラシーの定義（2項）を用いて、概念モデル上の各局面でどのようなリテラシーが必要となるかを見てみる。さらに、「一般の人々への教育」と「情報の適正化」のアプローチの特徴と適用範囲を、Bakerモデルの局面とNutbeamのリテラシーレベルと合わせ検討する（3項）。

1. Bakerの概念モデル

Bakerの概念モデル（I-2図）では、ヘルスリテラシーの概念を3つの局面に分けてとらえている。第1から第3局面にいたるまでは、それぞれヘルスリテラシーに影響を与える異なる要素が確認できる[9]。

第1局面は、コミュニケーションの前提となる個人の基礎的能力として、読解力や事前知識が問題となる。第2局面は実際に一般の人々が健康医学情報を受け取る局面で、書かれたメッセージや口頭のメッセージの複雑性や難しさが、第1局面に配された個人の能力との相互作用でメッセージの理解の度合いが決まる。離齬が生じれば、コミュニケーションギャップの問題が発生する。第3局面では、第2局面において健康医学情報のメッセージを理解したとしても、文化や規範、変化に対する抵抗などのその他の要素に影響を受け、うまくいけば新しい知識を身につけ、積極的な姿勢やより大きな自己効力感を得て、健康上の何らかの成果、ヘルスアウトカムの向上につながる。

2. Nutbeamのリテラシーの3つのレベル

Nutbeamは、公衆衛生の目標の1つとしてヘルスリテラシーの概念を提唱

I章　ヘルスリテラシー問題におけるコミュニケーションギャップと研究テーマとしてのリーダビリティ

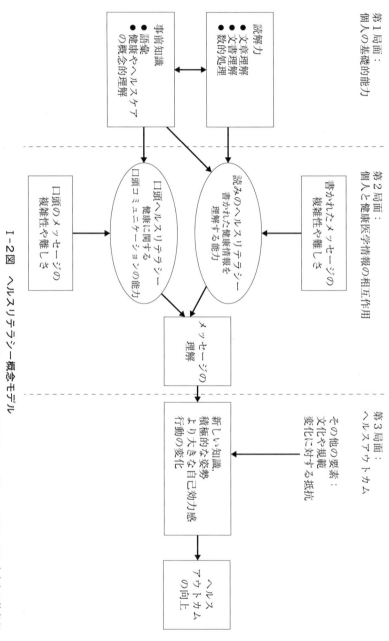

I-2図　ヘルスリテラシー概念モデル

出典：Baker, D.W. The meaning and the measure of health literacy. Journal of General Internal Medicine. vol.21, no.8, 2006, p.879. をもとに筆者が改変したもの。

B．ヘルスリテラシーにかかわる概念と２つのアプローチによるコミュニケーションギャップ解消の適用範囲

Ⅰ-１表　リテラシーの３つのレベル

レベル	定義
①基本・機能的リテラシー	日常生活場面で有効に機能するに足る基本的な読み書き能力。狭義のヘルスリテラシーと同義
②伝達・相互作用的リテラシー	より高度な認知及び読み書き能力のことで，社会的スキルを伴い，日常生活に積極的に参加したり，異なる形式のコミュニケーション形式の中から情報を抽出して意味を引き出したり，変化する状況に新たな情報を適用したりできる
③批判的リテラシー	さらに高度な認知能力のことで，社会的スキルを伴い，情報の批判的分析を行ったり，生活イベントや状況に対するより強い統制を行うためにその情報を利用したりすることができる

出典：Nutbeam, D. Health literacy as a public health goal: A challenge for contemporary health education and communication strategies into the 21st century. Health Promotion International, 2000, vol.15, no.3, p.263-264. から作表。

した[10]人物である。Ⅰ-１表のとおり「リテラシー」の３つのレベルとその定義も示している。３つのレベルのリテラシーは，Bakerの３局面に当てはめると次のように考えることができる。①基本・機能的リテラシーは基本的な読み書き能力のことで，ヘルスリテラシーの前提として第１局面に位置づけられる。ヘルスリテラシーにおいては，Bakerも指摘しているとおり，事前に健康やヘルスケアに関する基本的な知識が必要となる。②伝達・相互作用的リテラシーはより高度な能力で，コミュニケーションギャップが観測される第２局面で，あるいはメッセージの持つ意味を，自分の状況に適用して健康状態に影響を及ぼす第３局面で問題となるだろう。③批判的リテラシーは最も高度なリテラシーで，第３局面で受け取った情報を批判的に吟味して自分の健康に適用することができれば，ヘルスアウトカム向上に威力を発揮するだろう。

３．解消アプローチの適用範囲と２つのアプローチの特徴

ここから２つのコミュニケーションギャップの解消アプローチの適用範囲と，それぞれの特徴をBakerの概念モデルの要素とNutbeamの３つのレベル

のリテラシーを用いて確認する。まず,「一般の人々への教育」アプローチでは,健康医学情報とのコミュニケーションが発生する前に,前提となる第1局面の①基本・機能的リテラシーが不足していれば教育する必要がある。一般的な読解力のほかヘルスリテラシーでは基本的な健康やヘルスケアに関する知識も教育内容に含まれる。第2局面以降問題となる②伝達・相互作用的リテラシーを向上させるには,少なくとも健康医学情報を探し,入手し,理解をするための教育が考えられる。さらに,第3局面にあるようなヘルスアウトカムを向上させるには,高度な③批判的リテラシーが必要だが,社会的なスキルを得て行動の変化を起こすようになるには,長期にわたる訓練を必要とするため困難が予想される[11]。

「情報の適正化」のアプローチはどのレベルのリテラシーの問題解決に有効だろうか。コミュニケーションギャップが生じる原因となる,書かれたり口頭によって伝えられたりするメッセージの複雑性や難しさを減ずることができれば,コミュニケーションギャップを解消することができる。第1局面の①基本的・機能的リテラシーの不足や,第2局面以降の②伝達・相互作用的リテラシーのうち,理解の部分についての不足を補うことができると考えられる。しかし,②伝達・相互作用的リテラシーにも含まれている,批判的リテラシーの中核ともいえる情報を活用するための社会的スキルの不足を補完するのは難しいだろう。

ところで「一般の人々への教育」と「情報の適正化」のアプローチのどちらが現実的であろうか。「一般の人々への教育」は①基本的・機能的リテラシーから③批判的リテラシーまで広範囲での適用が考えられるが,実施には困難な点も多い。まず,移民の多い米国では,①基本的・機能的リテラシーが成人の間でも不足していることが指摘されている。専門家が書いたり話したりする医学情報をそのまま理解できるような知識をもたせるような教育も短期では現実的ではない。また,より高度な②伝達・相互作用的リテラシーや③批判的リテラシーのような,使いこなす能力を開発するにもさらに時間がかかる。一方「情報の適正化」では,適用範囲は①基本的・機能的リテラシーないしは,②伝達的・相互作用的リテラシーの一部の不足の補完に過ぎず,狭い。しかし,どのように情報をわかりやすくするかという方法さえ確立していれば,取り組みやすいアプローチといえる。

C. 米国におけるヘルスリテラシー問題と
コミュニケーションギャップ解消のための実践

　米国では，保健医療政策の課題としてヘルスリテラシー問題を認識し，その対応のための研究及び実践が進んでいる。本節では，米国でヘルスリテラシー問題が浮上した経緯と対応の始まり（1項），コミュニケーションギャップ解消のための健康医学情報サービスでの取り組みを概観し（2項），「情報適正化」のアプローチとしてリーダビリティ研究が応用されていることを具体的に見てみる。

1．米国におけるヘルスリテラシー問題と対応の始まり

　米国では，ヘルスリテラシー問題は保健医療政策の大きな課題として把握されている。背景には米国の1990年代からの医療の高度化，専門化に伴う医療費の高騰と，保険会社が中心となった保健医療制度の弊害のために，コスト抑制につながる自己ケアに保健医療政策の重点が置かれているという事情がある[1][p.74-75]。

　移民の多い米国では，一般的な国民のリテラシーについては，1970年代からいわゆる識字率の問題として認識されてきていた。しかし，1992年の初めての全国調査で，成人の47％が基本的なリテラシー不足のために，医療においても提供される口頭説明や文書との間にギャップが生じ，十分なコミュニケーションがとれずに医療や健康づくりの妨げとなっているという指摘があった[12]。このことが特に「ヘルスリテラシー」問題と呼ばれ，医療の実践におけるコミュニケーションの問題として注目されるようになったのである。健康政策文書 *Healthy People 2010*[13] にもヘルスコミュニケーション分野の目標の一つとしてヘルスリテラシー問題の解決が掲げられている。

　ヘルスリテラシー問題として認識されるようになったコミュニケーションギャップ解消のために，米国医学研究所は15項目の勧告をしている[4][p.14-16]。その中には，一般の人々向けの健康教育の推進と医療専門家向けの周知教育という実践の支援が含まれている。前者がコミュニケーションギャップ解消のため

に受け手側の「一般の人々への教育」アプローチである。後者は伝達する側を啓蒙し，一般の人々のヘルスリテラシーを踏まえた専門情報をわかりやすくする工夫を促す「情報の適正化」のアプローチといえる。

2．健康医学情報サービスにおけるコミュニケーションギャップ解消のための取り組み

a．ヘルスリテラシー問題解決の受け皿としての健康医学情報サービスと図書館員

健康医学情報の発信者は，医療の現場ではもちろん医療従事者である。しかし，多忙な医療従事者が，ヘルスリテラシー問題に対して「一般の人々への教育」にしても「情報の適正化」にしても，直接時間を割くには限界がある。また，一般の人々が健康医学情報を受け取る場面は，医療現場だけではない。

そこで，米国では，ヘルスリテラシー問題が指摘されると，医療現場の周辺で一般の人々向けの医学情報を提供する健康医学情報サービスの担い手である図書館員による取り組みが見られるようになる。図書館員はもともと情報の専門家でもあり，コミュニケーションギャップ解消のための「一般の人々への教育」アプローチとも重なる情報リテラシー教育にも取り組んできた。「情報の適正化」アプローチとしては，子どもの成長に合わせた資料や，多様なリテラシーを持つ成人のために難易度の異なる資料を用意するなど，伝統的にヘルスリテラシー問題の解決に貢献する素地が育まれていたといえよう。

図書館員がヘルスリテラシー問題に介在する必然性は，2010年の *National Action Plan to Improve Health Literacy*[14][p.26]にも明記されている。米国では，医療従事者による説明の時間が限られているため，医療現場を離れたところで，一般の人々が医学情報を得るための支援を行う健康医学情報サービスが確立しているからだ。

米国では，健康医学情報サービスが1970年代から展開されている。公共図書館，病院や大学の医学図書館，患者図書館，そして消費者健康図書館（Consumer Health Library）と呼ばれる専門の図書館がその場となっている[1]。2014年時点で健康医学情報サービスを提供している図書館は，全米医学図書館ネットワーク（National Network: Libraries of Medicine, NNLM）のサイト[15]によると，1,082（病

C. 米国におけるヘルスリテラシー問題とコミュニケーションギャップ解消のための実践

院555, 公共図書館229, 大学図書館201, その他97) を数える。

b．ヘルスリテラシー問題への医学図書館員の取り組み

健康医学情報サービスの担い手の中でも, 特に医療従事者にも一般の人々にも近い病院や大学にある医学図書館では, 幅広いヘルスリテラシー問題への取り組みが行われている。たとえば, 医学図書館員315名が回答した2003年の質問紙調査では, すでに27%が図書館において何らからのヘルスリテラシー問題への取り組みがあると回答している[16]。米国医学図書館協会 (Medical Library Association, MLA) のヘルスリテラシー・タスクフォースがまとめた医学図書館員のヘルスリテラシー問題における役割は, ヘルスリテラシーを踏まえた選書から, 医療従事者へのヘルスリテラシー問題の周知活動, 患者教育への参加, 患者に手渡される資料のヘルスリテラシーの観点からの評価など多彩である[17]。MLA が認定している継続教育コースでも, 医学図書館員のヘルスリテラシー関連の活動を支えるための継続教育科目が設置されている[18]。

実際に行われている医学図書館における特徴的な活動は, 米国医学研究所の勧告[4][p.14-16]を展開して, 3つの方向を向いている (Ⅰ-3図)。先に提示したコミュニケーションギャップ解消の2つの方向のアプローチ (Ⅰ-1図) と, ヘ

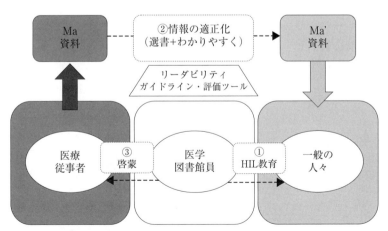

Ⅰ-3図　医学図書館員による3方向のヘルスリテラシー問題の解決アプローチ

ルスリテラシーの概念モデル（Ⅰ-2図）と照合しながら3つの方向の位置づけを確認する。

b-1. ヘルスインフォメーションリテラシー教育

第1の方向はコミュニケーションギャップ解消の2つの方向のうち，「一般の人々への教育」に相当する，"ヘルス'インフォメーション'リテラシー"（Health Information Litearcy, HIL）教育である。これは2003年から2005年にかけて組織されたMLAのヘルスリテラシー・タスクフォースで提唱された実験プロジェクトの名称で，その有効性が認められている[19]。

前述のサイエンスコミュニケーションにおける教育と異なるのは，教育の内容である。ヘルスインフォメーションリテラシー教育は情報の専門家である図書館員によるものであるため，医学知識そのものではない。あくまでも「情報」に特化した，検索方法や情報の信頼性の評価等がその教育内容である。したがって，医学分野の情報源を扱うが，広く図書館界で行われてきた情報リテラシー教育に類似した取り組みで，実際に医学図書館以外の公共図書館等でも行われている活動である。

この教育活動は，ヘルスリテラシーの概念モデルにおける第2局面の「読みのヘルスリテラシー」の向上が主目的である。しかし，特に基本的なリテラシー不足が問題となっている米国では，一般的に市民が情報を得るためのコンピュータリテラシー等も教育内容に含まれる。したがって，第1局面の個人の基礎的能力に相当する基本・機能的リテラシーの向上も目指すものとなっている。

b-2. 情報の適正化

第2の方向は「情報の適正化」である。ヘルスリテラシーの概念モデルの中の，第2局面の「書かれたメッセージの複雑性や難しさ」を減らす工夫に相当する。図書館では伝統的に「書かれた」資料を扱ってきたからだ。

この方向の活動は2種類に分けられる。その1つは，従来から図書館が行ってきた，利用者に適した資料の選書である。一般の人々のヘルスリテラシーレベルに合わせた既存資料を選んで提供するもので，公共図書館や消費者健康図書館でも日常的に行われている活動でもある。選書の対象は印刷物に限らず，インターネット上の健康医学情報サイトも含まれる。たとえば，ミシガン州のブロンソン・メソジスト病院（Bronson Methodist Hospital）の医学図書館では，

C. 米国におけるヘルスリテラシー問題とコミュニケーションギャップ解消のための実践

わかりやすく,質的にも信頼性の高いインターネットサイトへのナビゲーション機能をつけたラップトップコンピュータを病院の患者に配布している。2003年に4台で実験的に行われたサービスに対して,"患者の疾病への理解が高まり,安心につながった"という好ましい評価を得て,2007年にはコンピュータの台数を30台に増やしている[20]。

2つ目の情報の適正化の活動は,医師や病院の患者教育スタッフと連携して,既存の説明資料をわかりやすく改訂したり,新しい資料を作成したりすることである。2007年の144館が回答した大学,及び病院の医学図書館を対象とした質問紙調査では,38％が患者教育資料の作成・編集にかかわっているという結果が出ている[21]。2008年に刊行された医学図書館員向けの *Guide to health literacy* には,ヘルスリテラシー問題への関与に関する様々な提案やカナダも含めた北米の優れた実践例が収められている。そこには,前述のブロンソン・メソジスト病院や,マギル大学ヘルスセンターの一機関であるモントリオール神経病院 (Montreal Neurological Hospital) で患者教育資料を必要に応じてわかりやすく改訂する活動が紹介されている[22, 23]。

ここで注目しておきたいのは,これらの資料の評価と改訂による情報の適正化の活動を,わかりやすい資料のガイドラインや評価ツールが支えているということである。これらのガイドラインや評価ツールには,経験則から作成されたものも含まれるが,英語を対象とした文書やテキストのわかりやすさを追究したリーダビリティ及び関連研究の成果が含まれている。たとえば,ブロンソン・メソジスト病院では,院内で患者に配布されていたインフォームドコンセント,検査や治療の説明文書や退院指示書等の改善を実施している。当初,これらの文書をリーダビリティ研究の成果であるフォーミュラで測定したところ,学校教育の学年でいう12年生レベルであることがわかった。12年生は初等教育1年生からの通算のことで,日本の高校3年生相当のことである。そこで,リテラシーがそこまで高くない一般の人々に合わせて6年生以下のレベルを目指して改訂が行われた。このように文書のわかりやすさを客観的に測定して学年レベルで示し,指標とすることができるのは,リーダビリティフォーミュラが開発され普及しているからである。

また,モントリオール神経病院では,同大学の医学図書館員が積極的に関与

して，患者向けの説明資料の改訂を行っている。ここでは，わかりやすい文書を作成するガイドラインを参照し，さらに最終学歴が高校未満である患者2名以上に読んでもらい，実際にわかりやすくなっていることを確認するという手続きを義務づけている[22]。リーダビリティ研究では，これらのガイドラインの検証なども行われている。

b-3. 医療従事者への啓蒙活動

第3の方向は，専門家である医療従事者への働きかけで，いわゆる啓蒙活動である。この方向の活動については，サイエンスコミュニケーションの領域では明示されていないが，米国医学研究所の勧告[4] [p. 14-16]では取り上げられていた。もちろん，医療従事者向けの啓蒙書[24, 25]が，米国医師会等，医療従事者の専門職団体や官公庁からもが刊行されているが，利用者として医療従事者と一般の人々の文脈の双方を理解する，医療現場に近い図書館員もこの啓蒙活動に一役買っている。

この活動は，ヘルスリテラシーの第2局面の「書かれたメッセージの複雑性や難しさ」を減らす活動に，結果として寄与することになる。マサチューセッツ総合病院（Massachusetts General Hospital, MGH）では，医学図書館が医療従事者のためにわかりやすい患者教育資料を作成するためのワークショップを開催している[26]。ミネソタ大学では，わかりやすい患者教育資料の作成方法を医学図書館のホームページに掲載している[27]。また，ノースカロライナ大学チャペルヒル校の医学図書館にも，ホームページにヘルスリテラシーに関するリンク集やリーダビリティ評価ツール，関係の図書館資料の紹介等から成る網羅的なガイドを掲載している[28]。同医学図書館は，同大学病院及び患者情報センター（Patient Resource Center）と連携して，地域の老人施設でのワークショップ開催等，州全体のヘルスリテラシー関連事業にも協力している[29]。

このように，米国や近接のカナダではヘルスリテラシー問題への対応として，図書館員が「一般の人々への教育」「情報の適正化」及び「医療従事者への啓蒙活動」と，3つの方向のアプローチで健康医学情報サービスを通じてコミュニケーションギャップの解消に貢献している。特に，第2の「情報の適正化」のアプローチは，伝統的には既存の情報源と利用者を結びつけるだけだった図書館員が，情報の加工に踏み込んだ活動で発展的である。これを可能としたの

は，裏づけにリーダビリティ研究という基盤研究があったからで，図書館員に限らず医療の専門家と一般の人々の両方の文脈を理解し得る仲介者であれば，「情報の適正化」は可能である。

D．日本における健康医学情報をめぐるコミュニケーションギャップへの対応の必要性

日本においても2000年代以降，健康医学情報への関心が高まり，ヘルスリテラシー問題についても取り組む必要性が主張されるようになった。本節では，これまでの日本における健康医学情報ニーズの高まりと健康医学情報サービス（1項），ヘルスリテラシー問題の認識と対応（2項）を概観し，コミュニケーションギャップ解消の取り組みにはまだ発展の余地があることを確認する。

1．日本における健康医学情報ニーズの高まりと健康医学情報サービス

a．健康医学情報の必要性と入手可能性

日本では健康医学情報に対する関心は2000年ごろから，ようやく高まってきた[30]。その背景には，医療制度と情報技術をめぐる環境の変化に伴う，一般の人々の知る必要性，そしてインターネットによる医学情報の入手可能性の増大がある。

日本の一般の人々は，比較的最近まで医療については専ら受け身で，診療の際は医師の説明を聞き，質問をするのは遠慮がちで，治療方針も医師の提案に従うというのがごく一般的であった。これはいわゆるパターナリズムと呼ばれる，専門家への尊敬と畏怖の念からくる行動と認識されている。患者側に医療の選択の余地がないという制限がある一方，責任を専門家に託すことができる「おまかせ医療」でもあった[31]。日常における医学情報源といえばテレビや新聞・雑誌といったマスメディアで，自ら目的をもって医学情報を探すという行動は稀であった[32, 33]。

こうした一般の人々の医学情報に対する行動は，1990年代後半からの患者の知る権利の法制化と，それに伴う知る必要性が増したことで変化が始まる。いわゆるカルテ開示，すなわち診療情報の公開は，患者にとって当然の権利であ

ることが長く主張されてきた[31]。日本では1997年及び2000年の医療法改正により，インフォームドコンセントとともに診療情報の開示が義務づけられ[34]，初めて患者が自分の診療について知る権利が法的に裏づけられることとなった。同時に，患者が自ら今後の治療方針を選択できるよう，セカンドオピニオンが広まり，患者側も最適な医療を受けるために選択肢について知る必要性が増した[35]。

　患者側が知る必要性をさらに促した背景には，欧米の医学教育改革に端を発した「根拠に基づく医療（Evidence-Based Medicine, EBM）」が日本の保健医療政策の中に正式に取り上げられた[36]こともある。EBMとは，Ⅰ-4図のとおり，従来の医療従事者の実務経験への偏った依存を見直した，三者の統合による医療の実践である。医療従事者は，最新の医学研究における最良のエビデンスを抽出して実際の診療に提示することが求められる。しかし，診療の方針の決定は，エビデンス及び医療従事者の実務経験に，患者や家族の価値観や好みも加えて行われる[37]。したがって，個々の患者や家族も医療従事者とともに意思決定をするにあたり，医学情報を何らかの手段で得て，たとえば治療の選択肢について理解する必要が生じてきたのである。

　医学情報へのニーズとともにその入手可能性も増したが，それには，インターネットの躍進による情報源と利用環境の革新が貢献したことは明白である。インターネット，特にウェブの登場により，誰もが情報発信者となり情報アクセスも飛躍的に容易になった。インターネットは人口あたり9.2%（1997年），

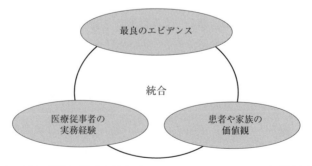

Ⅰ-4図　根拠に基づく医療（Evidence-Based Medicine）概念図

D. 日本における健康医学情報をめぐるコミュニケーションギャップへの対応の必要性

37.1％（2000年），70.8％（2005年），78.2％（2010年），83.0％（2015年）と確実に普及し[38, 39]，その利用目的で「健康に関する情報」を選択した人は，複数回答の2010年調査で45.6％[40]に上っている。伝統的な本や雑誌，テレビといったメディアだけでなく，インターネットを使える人ならいつでも誰でも健康や医学・医療に関する情報を簡単に探して得られる環境が整備されてきたといえる。

知る必要性と入手可能性の増大に伴い，実際に一般の人々でも，積極的に医学情報を探して自身や家族の健康に役立てようとする行動が見られるようになった。2013年の全国調査で約5割（48％）の人が過去2年の間に実際に医学情報を探していることがわかっている。その情報源はインターネット（58.7％）が逆転して，医師（53.4％）を抜き1位となった[41]。

b．日本における健康医学情報サービス

健康医学情報へのニーズの高まりに応じて，1990年代末以降から，日本でも健康医学情報サービスの開始が相次いでいる。2004年1月5日の日本経済新聞の調査によると20の病院患者図書室が紹介されている[42]。また，同年の山口直比古らが同年に行った調査[43]では，開設予定も含め59の施設を確認している。

9年後の2013年5月時点では，健康医学情報へのナビゲーションを行っている『いいなステーション』[44]の「全国の患者情報室（医療情報が入手できる施設）」によると，101の患者・病院図書室のほか，医学図書館87，公共図書館3，その他7，計198が，医療情報が入手できる施設としてリストに掲載されている。さらに，公共図書館では特に課題解決支援サービスの1つとして「健康・医療情報関連サービス」が促進されている。全国公共図書館協議会の2014年の調査では，都道府県立図書館では42館（実施率89.4％），市区町村立図書館では552館（実施率42.6％）が何らかのサービスを実施していると回答している[45]。

2．日本におけるヘルスリテラシー問題の認識と対応の現状

a．ヘルスリテラシー問題の認識

日本でも健康医学情報への関心が高まり，積極的に情報を求める人が多くなっても，ヘルスリテラシーの概念はなかなか広まらなかった。日本では教育制度が確立していて国民の基本的なリテラシーが高く，識字率とだけ認識されて

いたリテラシーと健康を直接結びつけた議論はあまりされなかったからである。しかし，一般的なリテラシーが高い日本でも，専門情報である医学情報と一般の人々の間にはコミュニケーションギャップは存在する。たとえば，2004年に実施された医療用語に関する調査では，8割を超える人が医師が患者や家族に話すとき"言い換えたり，説明を加えたりしてほしい言葉がある"と回答していた[46]。

　米国を中心とする海外でのヘルスリテラシー問題への取り組みにも影響を受け，日本でも少しずつ問題の存在や対応の必要性が指摘されるようになった。保健医療政策では，*Healthy People 2010*を参考に2000年に策定された『健康日本21』[47]で，言葉や情報に関連したバリアが健康づくりを妨げていることを警告し，それへの対応を求めている。

　医学研究者の間でも，日本におけるヘルスリテラシー問題に起因した健康格差の可能性と，それを解消するための研究や実践の必要性が主張されるようになった[48]。先駆的な研究者も登場し，石川ひろのらによって日本人向けのヘルスリテラシー測定方法が開発され[49]，日本人のヘルスリテラシーが国際的な比較をしても決して高くないことが明らかになった[50]。

　2016年には初めてのヘルスリテラシーの専門書『ヘルスリテラシー：健康教育の新しいキーワード』が，2016年に刊行されている[51]。同書には，ヘルスリテラシーの概念や研究の広がり，人の能力としてのヘルスリテラシーの評価法，健康教育とのかかわりの概説のほか，学校，職場，地域や医療機関におけるヘルスリテラシー問題への実践的な取り組み例が収載されている。

b．コミュニケーションギャップ解消への対応の現状

　このように，日本でもヘルスリテラシー問題が認識され，関連の研究や実践の必要性が叫ばれはじめたが，その取り組みは端緒についたばかりである。しかし，米国やカナダの例に見られるように，健康医学情報サービスの場で多忙な医療従事者を支援する意味でも，積極的にその問題解決への参加が期待されるところである。そこで，米国やカナダの健康医学情報サービスの場で行われている3つの方向のアプローチごとに，日本でのコミュニケーションギャップ解消への対応の可能性を，医学研究者や医療従事者，及び健康医学情報サービ

スの場の両方について探ることにする。

b-1. 一般の人々への教育

第1の「一般の人々への教育」アプローチとしては，医療従事者による教育活動例が，『ヘルスリテラシー』[51]に収載されている。また，『ヘルスリテラシー』の1章を執筆した聖路加国際大学看護情報学研究室の中山和弘は，一般の人々に対してヘルスリテラシーの重要性を訴えて，ウェブ上の『健康を決める力』のサイトで情報提供を行っている[52]。さらに，基礎的な医学知識やスキルを「健康リテラシー」と称する，民間の日本健康マスター検定が2017年から始まるなど，医学研究者や医療従事者の間では教育のアプローチが見られるようになった[53]。

しかし，健康医学情報サービスの場では，米国医学図書館協会が推進するヘルスインフォメーションリテラシー教育に相当するような，情報に特化した体系的かつ大規模かつ継続的な教育への取り組みはまだ見られない。これまで一部見られたのは，健康医学情報の質の評価に関するものだけで，杏林大学医学図書館の諏訪部直子らによるインターネット上の健康医学情報の研究[54]や，同氏による医学図書館及び公共図書館員向けの教育活動がある[55]。医学図書館員や保健所等の関連機関職員など，より幅広い関係者を対象としたものには，諏訪部も講師を務めた国立保健医療科学院の特別講座『保健医療情報の評価・利用』がある。この講座は2006年度から2008年度に設置されていた[56]が，現在は開講されていない。また，これらの研修を受けた図書館員が一般の人々向けのヘルスインフォメーションリテラシー教育に携わるなどしたかなど，その後の発展は把握されていない。

健康医学情報の質の評価については，医師や疫学の専門家による，一般の人々向けに健康医学情報を正しく科学的に理解するための指南書が目につく。たとえば，医師でがんの疫学が専門の坪野吉孝による『食べ物とがん予防：健康情報をどう読むか』[57]『生活習慣病，その「常識」で防げますか？』[58]や，医療ジャーナリストで公衆衛生学修士の学位をもつ北澤京子による『患者のための医療情報収集ガイド』[31]，京都大学で健康情報学分野を主宰する中山健夫による『健康・医療の情報を読み解く』[59]などがそれである。

b-2. 情報の適正化

　第2のアプローチである「情報の適正化」については，医療従事者による実践報告は散見されるが，実証的な研究の裏づけが不足している。特に書かれたメッセージに関してはそれがいえる。たとえば，医薬品業界が添付文書情報を一般の人々へ提供することを前提に開発した『くすりのしおり』の一連のプロジェクトがある[60]。同プロジェクトでは試作された『くすりのしおり』[61]のわかりやすさや有用性を，医療現場での患者と医療従事者を対象とした簡易なアンケート調査で確認している。しかし，日本語の文書についてわかりやすさの評価基準が標準化されているわけではない。また，具体的な開発方法も明らかではなく，専門家向けの添付文書をもとにどのような基準で『くすりのしおり』が作成されたのかも不明である。『くすりのしおり』以外にも，医療現場で用いられる患者向け説明文書等の改善や評価の報告は，実務家向けの雑誌等に多く見られるが，改善手続きや評価尺度が標準化されているわけではなく，個別の事例報告にとどまっている。

　裏づけとなりそうな実証研究は，筆者の知る範囲ではわずかである。Ⅲ章で詳説する，東京慈恵会医科大学医学部でコミュニケーション教育を担当している言語学研究者の野呂幾久子によるインフォームドコンセント文書を題材とした改善と評価の研究と，東京大学の奥原剛らによるがん検診やインフルエンザワクチン接種を呼び掛ける広報文書の評価研究が見られるのみである。関連研究では「副作用の言い換え」[62]や医療職に向けた「『病院の言葉』を分かりやすくする提案」プロジェクト[63]があるが，いずれも医療従事者のみが可能な口頭によるコミュニケーションを前提としており，仲介者が貢献できる書いたメッセージにそのまま応用するのは難しい。

　健康医学情報サービスにおいて情報の適正化の側面は，基本的な活動である選書においてもまだ十分ではない。たとえば，日本病院ライブラリー協会が2004年に発行した健康医学情報サービスを構築するための『患者医療図書サービス』[64]には，207冊の図書，10冊の辞書，15のシリーズ図書が蔵書の参考として掲載されている。しかし，これらにはヘルスリテラシーの観点からの選択基準は見当たらない。2004年5月に日本図書館協会に発足した健康情報委員会（発足当時は健康情報サービス研究委員会）が公開している選定リスト[65]も同様で

ある。わずかに「難易度」という項目で一般の人々向けの資料を案内している事例が見られる。『メディカルパス』という調べ方ガイドで，愛知医科大学総合学術情報センターと地域の公共図書館が連携している「めりーらいん」[66]で提供されているものである[67]。

b-3. 医療従事者への啓蒙活動

医療従事者への啓蒙活動は，健康医学情報サービスでは，2009年に開設された慶應義塾大学病院の提供する医療・健康情報サイト「KOMPAS」構築時の報告がある。同サイトの原稿を執筆する医師には「わかりやすいコンテンツを書くためのガイド」が事務局である医学図書館から手渡された[68]。

ほかに，医師による医師向けの，患者とのコミュニケーション改善をうたった手引書等[69]も出版されてはいるが，口頭コミュニケーションが中心である。書かれたメッセージの改善を扱ったものは，獣医師の宮崎良雄による実践報告のみのようである[70]。

E．研究テーマ及び課題の設定と本書の構成

本節では，研究テーマと範囲（1項）を確認した後，研究課題及び研究方法と本書の構成を述べる（2項）。

1．研究テーマと範囲

ここまで，ヘルスリテラシー問題で生じているコミュニケーションギャップの解決のために，米国やカナダでは医療従事者だけでなく，健康医学情報サービスの担い手である図書館員が積極的に活動しており，3つの方向のアプローチの実践があることを確認した（I-3図）。中でも，書かれたメッセージについて「情報の適正化」が可能となっていたのは，リーダビリティという基盤研究の蓄積があったためであることもわかった。

日本でも同様にヘルスリテラシー問題が認識され，コミュニケーションギャップへの対応が必要とされはじめたが，そのための実践もそれをささえる基盤となる研究も端緒についたばかりであった。「一般の人々への教育」は医学研究者や医療従事者を中心に動きが見られるものの，「情報の適正化」のアプロ

ーチは理論的裏づけに乏しく,「医療従事者への啓蒙」は実践もまだ盛んとはいえないことがわかった。

今後,医学研究者や医療従事者だけでなく,情報の専門家として健康医学情報サービスの場でもヘルスリテラシー問題に取り組むことが期待されているが,英語のリーダビリティ研究のような理論的な裏づけが存在しないため,特に「情報の適正化」の実現は難しい。したがって,本研究では,日本の健康医学情報サービスにおいて課題とすべきヘルスリテラシー問題におけるコミュニケーションギャップを解消するための基盤研究として,最も遅れている領域と考えられる日本語のリーダビリティ研究をテーマとする。

本研究の範囲として,対象は主にテキストとし,主題分野は健康医学情報にかかわる分野を中心とするが,先行研究の文献レビューでは広く一般的なリーダビリティや関連研究までを含める。テキストを主な対象とする理由は,健康医学情報が書かれたメディアを介して行われる機会が多いため[48, 71]である。また,日本語ではリーダビリティ研究自体の累積が不足しているため,まずテキストの検討が必要だからである。先行研究の文献レビューで健康医学情報に限定しないのは,日本語ではリーダビリティ研究そのものが英語に比較すると領域として確立していないと考えらえるからである。

本研究による日本語リーダビリティ研究の成果は,英語のようなテキストの改善と評価のためのガイドラインや評価ツールの構築に発展する可能性がある。そうすることができれば,医療従事者が患者や一般の人々向けの資料を作成する際に,それらを応用した支援活動を行うことで,「医療従事者への啓蒙活動」のアプローチの根拠として応用することも期待できるだろう。

2．研究課題及び研究方法と本書の構成

リーダビリティ研究は英語において,教育学をはじめ,言語学や認知科学などの分野で長い歴史がある。近年再び注目を集めており,リーダビリティの成書も2016年に刊行された[72]。健康医学分野での評価研究も盛んである。これに対して,日本語では今日なおリーダビリティが確立した一領域を形成していないようである。したがって,日本語のリーダビリティをテーマとした本研究の研究課題を,まず以下のように設定した。

E. 研究テーマ及び課題の設定と本書の構成

【研究課題1】
英語のリーダビリティ研究はどのように発展し，健康医学情報のコミュニケーションギャップ解消を目的とした研究はどこまで進んでいるのか。

【研究課題2】
①日本語のリーダビリティ研究は存在するのか。②関連の研究はどこまで進んでいるのか。③健康医学情報のコミュニケーションギャップ解消を目的とした研究はほかにないか。④日本語のリーダビリティ研究として取り組むべきトピックは具体的に何か。

研究課題1に対しては，英語のリーダビリティ研究の文献レビューを行った（II章）。研究課題2に対しては，日本語のリーダビリティと名付けた研究が1950-60年代にしか見当たらなかったため，関連研究も含め広範囲の文献をレビューした（III章）。また，先行研究では，リーダビリティに影響を与える日本語の要素が十分に実証されていないことがわかった。さらに，健康医学テキストの評価や改善の研究も不十分であることも明らかになった。そこで，続けて研究課題を以下のとおり設定した。

【研究課題3】
健康医学分野の日本語テキストのリーダビリティに影響を与える要素とその改善方法，優先順位はどういったものか。

【研究課題4】
健康医学テキストに日本語リーダビリティ研究の成果をどのように応用できるか。

研究課題3に対しては，日本語のテキストの要素を改変し，リーダビリティが改善されているかどうかを，健康医学テキストを題材として，人による評価で検証する実験を3種類行った（IV章）。最後に，健康医学テキストにリーダビリティ研究の成果をどのように応用できるかを，先行研究の文献レビューと実験から得た示唆をもとに検討した（V章）。

I章 ヘルスリテラシー問題におけるコミュニケーションギャップと研究テーマとしてのリーダビリティ

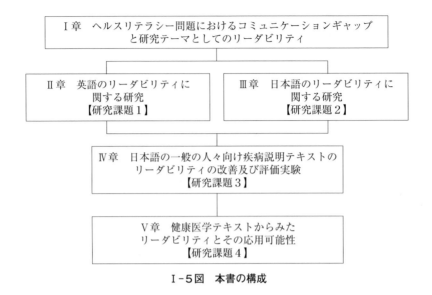

I-5図 本書の構成

以上の一連の研究に対応した本書の構成はI-5図のとおりである。

◉ I章の要点

本章では，本研究を行う出発点となった「健康医学情報」「ヘルスリテラシー」「リーダビリティ」の概念と，それらの関係を示した。また，ヘルスリテラシー問題で生じているコミュニケーションギャップ解決のために，米国やカナダの健康医学情報サービスの場でその研究成果が応用されているリーダビリティを，日本語について行うことを目的として示した。さらに，具体的な研究課題と研究方法とを合わせ，本書の構成を提示した。以下がその要点である。

- 「健康医学情報」とは，一般の人々に向けた健康や医療及び医学に関する情報のことである。「ヘルスリテラシー」とは，"健康や医療に関する情報を入手し，理解し，評価し，活用する力" [3][p.4] すなわち人の能力のことである。健康医学情報は，受け取る側のヘルスリテラシーが十分でなかったり，情報の提供側の配慮が不足したりして，しばしばコミュニケーションギャップが生じる。このコミュニケーションギャップにかかわる問題はヘルスリテラシー問題と認識されている。

E．研究テーマ及び課題の設定と本書の構成

- 「リーダビリティ」とは，読むにあたっての見やすさ，読みやすさ，内容理解のしやすさの3つの側面のいずれかの特徴を表しており，リーダビリティはその度合いのことである。
- ヘルスリテラシー問題におけるコミュニケーションギャップ解消のアプローチとしては，専門知識を一定程度教える「一般の人々への教育」と，伝える情報をわかりやすくする「情報の適正化」の2方向があり，英語圏ではリーダビリティ研究の成果が「情報の適正化」のアプローチで応用されている。
- Baker の概念モデルでは，ヘルスリテラシーを一般の人々が健康医学情報を受け取る前提となる個人の基礎的能力を指す第1局面，実際に一般の人々が健康医学情報を受け取りメッセージを理解したりコミュニケーションギャップが生じたりする第2局面，そして受容したメッセージを健康のために適用するヘルスアウトカムにつながる第3局面の3つに分けてとらえている。第1から第3局面にいたるまで，それぞれ異なる要素がヘルスリテラシーに影響を与える。
- Nutbeam はリテラシーを，日常生活場面で機能する「基本・機能的リテラシー」，情報を抽出して意味を引き出したり変化する状況で新たな情報を適用したりできるより高度な「伝達・相互作用的リテラシー」，情報の批判的分析を行ったりできるさらに高度な「批判的リテラシー」の3つのレベルに分けている。
- ヘルスリテラシー問題としてのコミュニケーションギャップの解消アプローチのうち「一般の人々への教育」では，Baker モデルの第1局面における Nutbeam の「基本・機能的リテラシー」と，第2局面における「伝達・相互作用的リテラシー」の教育が考えられる。しかし，第3局面で役立つような「批判的リテラシー」を得るには長期にわたる訓練が必要とされ，困難である。
- 「情報の適正化」のアプローチは「基本・機能的リテラシー」の不足や，「伝達・相互作用的リテラシー」のうちメッセージの理解の部分についての不足を補うことができる。適用範囲は狭いが，情報の適正化の規範が確立していれば取り組みやすいアプローチといえる。

- 米国では，1992年のリテラシー全国調査の結果をきっかけに，ヘルスリテラシー問題の解決が保健医療政策の重点領域となっていて，「一般の人々への教育」と「情報の適正化」のアプローチの双方を促進している。
- 米国やカナダでは，医療従事者だけでなく，1970年代から展開されている健康医学情報サービスの担い手である図書館員も，3方向からヘルスリテラシー問題の解決に積極的に参画している。第1は「一般の人々への教育」としてヘルスインフォメーションリテラシー教育を，第2は「情報の適正化」としてリーダビリティ研究の成果を用いて，書かれたメッセージの難しさを減じる活動も行っている。第3は，間接的に「情報の適正化」につながる「医療従事者への啓蒙活動」である。
- 日本でも，2000年代以降，健康医学情報への関心が高まるようになり，ヘルスリテラシー問題に取り組む必要性も主張されるようになった。健康医学情報サービスも1990年代から徐々に普及しつつある。しかし，ヘルスリテラシー問題への取り組みは，医療従事者や医学研究者が中心で，健康医学情報サービスの場での対応は限定的である。また，問題解決の実践の裏づけとなる研究も少ない。
- 「情報の適正化」は取り組みやすいアプローチだが，日本語におけるリーダビリティの研究が不十分である。そこで，本研究では書かれたメディアを介して伝えらえることの多い健康医学情報について，テキストを中心に日本語のリーダビリティを追究することにした。
- 本研究では，研究課題に沿って，英語のリーダビリティに関する研究の文献レビュー（Ⅱ章），日本語のリーダビリティに関する研究の文献レビュー（Ⅲ章）を行い，日本語の健康医学テキストを用いた実験研究の結果を踏まえ（Ⅳ章），その成果をどのように応用できるかを検討し（Ⅴ章），本書の各章に記録した。

注・引用文献

1 : 酒井由紀子. "北米における消費者健康情報 (Consumer Health Information) の歴史と現状". 健康・医学情報を市民へ. 奈良岡功, 山室眞知子, 酒井由紀子. 日本医学図書館協会, 2004, p. 67-130.
2 : Funk, Mark E. Our words, our story: A textual analysis of articles published in the Bulletin of the Medical Library Association/Journal of the Medical Library Association from 1961 to 2010. Journal of the Medical Library Association. 2013, vol. 101, no. 1, p. 12-20.
3 : 中山和弘. "ヘルスリテラシーとは". ヘルスリテラシー：健康教育の新しいキーワード. 福田洋, 江口泰正編著. 大修館, 2016, p. 1-22.
4 : Nielsen-Bohlman, Lynn; Panzer, Allison M.; Kindig, David A.; Institute of Medicine, Committee on Health Literacy. Health Literacy: A Prescription to End Confusion. National Academies Press, 2004, 345p.
5 : Ratzan, S. C.; Parker, R. M. "Introduction". National Library of Medicine Current Bibliographies in Medicine: Health Literacy. NLM Pub. No. CBM2000-1. Selden, C. R.; Zorn, M.; Ratzan, S. C.; Parker, R. M., eds. National Institutes of Medicine. Department of Health and Human Serivces, 2000, p. v-vii. https://www.nlm.nih.gov/archive/20061214/pubs/cbm/hliteracy.pdf, (accessed 2017-12-03).
6 : Klare, G. R. "Readability". Handbook of Reading Research. Pearson, P.; Barr, R.; Kamil, M. L. eds., Longman, 1984, p. 681-744.
7 : 藤垣裕子, 廣野喜幸編. 科学コミュニケーション論. 東京大学出版会, 2008, 284p.
8 : Stocklmayer, S. サイエンス・コミュニケーション：科学を伝える人の理論と実践. 佐々木勝浩訳. 丸善プラネット, 2003, 394p.
9 : Baker, D. W. The meaning and the measure of health literacy. Journal of General Internal Medicine. 2006, vol. 21, no. 8, p. 878-883.
10 : Nutbeam, D. Health literacy as a public health goal: A challenge for contemporary health education and communication strategies into the 21st century. Health Promotion International. 2000, vol. 15, no. 3, p. 259-267.
11 : "Decision making in theory". Health Information Seeking. Johnson, J. D.; Case, D. O. Peter Lang Publishing. 2012, p. 126-130.
12 : Kirsch, Irwin S.; Jungeblut, Aann.; Jenkins, Lynn.; Kolstad, Andrew. Adult Literacy in America: A First Look at the Findings of the National Adult Literacy Survey. National Center for Education Statistics, U. S. Department of Education, 1993. https://nces.ed.gov/pubsearch/pubsinfo.asp?pubid=93275, (accessed 2017-12-03).
13 : Center for Healht Care Strategies, I. Healthy People 2010: Understanding and

Improving Health. 2nd ed. Washington, DC, U. S. Government Printing Office, 2000, 2 vols.
14：U. S. Department of Health and Human Services, Office of Disease Prevention and Health Promotion. National Action Plan to Improve Health Literacy. 2010, 67p. http://www.health.gov/communication/hlactionplan/pdf/Health_Literacy_Action_Plan.pdf, (accessed 2017-12-03).
15：National Network of Libraries of Medicine. http://nnlm.gov/, (accessed 2017-12-03).
16：Kurz-Rossi, Sabrina; Shipman, Jean P.; Funk, Carla J. Medical libraries as providers of health information literacy resources. MLA News. 2007, no. 395, p. 18,25.
17：Beales, D. L. Health literacy: The medical librarian's role. Journal of Hospital Librarianship. 2005, vol. 5, no. 3, p. 17-27.
18：Promoting health literacy through easy-to-read materials. http://nnlm.gov/training/healthliteracy/, (accessed 2017-12-03).
19：Shipman, Jean P.; Kurtz-Rossi, Sabrina; Funk, Carla J. The Health Information Literacy Project. Journal of the Medical Library Association. 2009, vol. 97, no. 4, p. 293-301.
20：Kars, M. "Health literacy in action: The Bronson experience". The Medical Library Association Guide to Health Literacy. Lynda, M. K.; Wilson, F. L. eds. Neal-Schuman Publishers, 2008, p. 243-251.
21：Esparza, J. "Consumer health services in hospitals: The front line for health literacy". Lynda, M. K.; Wilson, F. L. eds. The Medical Library Association Guide to Health Literacy. Neal-Schuman Publishers, 2004, p. 217-242.
22：Burnham, E.; Peterson, E. B. Health information literacy: A library case study. Library Trends. 2005, vol. 53, no. 3, p. 422-433.
23：Kars, M.; Doud, M. Ready to read: A collaborative, community-wide emergent literacy program. The Reference Librarian, 1999, vol. 32, no. 67/68, p. 85-97.
24：Osborne, Helen. Health Literacy from A to Z: Practical Ways to Communicate Your Health Message. Jones and Bartlett, 2005, 293p.
25：Weiss, B. D. Health Literacy and Patient Safety: Help Patients Understand: Manual for Clinicians. 2nd ed. American Medical Association, 2007, 56p. http://www.partnershiphp.org/Providers/HealthServices/Documents/Health%20Education/CandLToolKit/2%20Manual%20for%20Clinicians.pdf, (accessed 2017-12-04).
26：Paul, C. J. Leading a Plain Language program. Journal of Hospital Librarianship. 2006, vol. 6, no. 2, p. 51-57.
27：Bio-Medical Library, University of Minnesota. Creating Patient Education

注・引用文献

Materials. http://hsl.lib.umn.edu/biomed/help/creating-patient-education-materials, (accessed 2017-12-04).
28：Health Literacy. Health Sciences Library, University of North Carolina at Chapel Hill. http://guides.lib.unc.edu/c.php?g=8409, (accessed 2017-12-04).
29：North Carolina Program on Health Literacy. http://nchealthliteracy.org/, (accessed 2017-12-04).
30：奈良岡功．"患者・住民への医学情報サービス"．健康・医学情報を市民へ．奈良岡功，山室眞知子，酒井由紀子．日本医学図書館協会，2004, p. 11-38.
31：北澤京子．患者のための医療情報収集ガイド．筑摩書房，2009, 210p.
32：医療・保健分野におけるインターネット利用の信頼性確保に関する調査研究．平成15年度厚生労働科学研究費補助金医療技術評価総合研究事業研究報告書．2004, 90p. http://www.jima.or.jp/JISSEKI/kousei2004.html, (accessed 2017-12-04).
33：NTTデータシステム研究所ライフサイエンス推進室．主体的な健康づくりと自己責任に関する調査．2003．http://www.metro.tokyo.jp/INET/CHOUSA/2004/03/60e3n100.htm, (accessed 2008-10-11).
34：島崎謙治．日本の医療：制度と政策．東京大学出版会，2011, 437p.
35：読売新聞医療情報部．数字でみるニッポンの医療．講談社，2008, 200p.
36："構造改革の基本方針"．朝日新聞．2001年6月21日，朝刊，1.
37：Sackett, D. L.; Straus, S. E.; Richardson, W. S.; Rosenberg, W.; Haynes, R. B. Evidence-Based Medicine: How to Practice and Teach EBM. 2nd ed. Churchill Livingstone, 2000, 261p.
38：インターネットの利用者数及び人口普及率の推移．平成22年版情報通信白書．総務省，2017, p. 160. http://www.soumu.go.jp/johotsusintokei/whitepaper/ja/h22/pdf/m4010000.pdf, (accessed 2017-12-04).
39：インターネットの利用者数及び人口普及率の推移．平成29年版情報通信白書．総務省，2017, p. 282. http://www.soumu.go.jp/johotsusintokei/whitepaper/ja/h29/pdf/n6200000.pdf, (accessed 2017-12-04).
40：インターネット利用全体動向［目的］．インターネット白書2011．インターネットメディア総合研究所編．インプレスジャパン，2011, p. 184. https://iwparchives.jp/files/pdf/iwp2011/iwp2011-ch05-01-p184.pdf, (accessed 2017-12-04).
41：酒井由紀子，國本千裕，倉田敬子．日本における健康医学情報の探索行動：2008年及び2013年調査の結果．日本図書館情報学会誌．2015, vol. 61, no. 2, p. 82-95.
42："患者さんに読むクスリ：職員向けを開放も"．日本経済新聞．2004年1月5日，朝刊，39.
43：山口直比古，真下美津子，牛沢典子．患者図書室実態調査．患者/家族のための良質な保健医療情報の評価・統合・提供方法に関する調査研究．厚生労働科学研究費補助金医療技術評価総合研究事業．平成16年度総括・分担研究報告書．2005, p.

17-32.

44：医療情報が入手できる施設一覧．いいなステーション．最終更新日2013-05-22．http://www.e7station.com/html/library/，(accessed 2017-12-04).

45：全国公共図書館協議会．2015年度（平成27年度）公立図書館における課題解決支援サービスに関する報告書．2016．http://www.library.metro.tokyo.jp/zenkoutou/tabid/4190/Default.aspx，(accessed 2017-12-04).

46：分かりやすく言い換えたり，説明を加えたりしてほしい医療用語．外来語に関する意識調査Ⅱ（全国調査）．国立国語研究所．2005．https://www.ninjal.ac.jp/archives/genzai/16index/16kekka/164index/164-2/，(accessed 2017-12-04).

47：健康日本21（21世紀における国民健康づくり運動について）：健康日本21企画検討会．健康日本21計画策定検討会報告書．健康・体力づくり事業財団，2000．177p．

48：倉本尚美；Lee, S. Y. D. アメリカにおけるヘルスリテラシーの動向．からだの科学．2006，no. 250，p. 31-36.

49：佐々木ひろの．"ヘルスリテラシーの評価法"．ヘルスリテラシー：健康教育の新しいキーワード．福田洋，江口泰正編著．大修館，2016，p. 43-56.

50：中山和弘，大坂和可子，戸ヶ里泰典，石川ひろの，米倉佑貴，松本真欣，関戸亜衣．日本人のヘルスリテラシーは低いのか？：全国Web調査によるEU8ヶ国との比較．日本公衆衛生学会総会抄録集．vol. 73，2014，p. 337.

51：福田洋，江口泰正編著．ヘルスリテラシー：健康教育の新しいキーワード．大修館，2016，159p．

52：健康を決める力：ヘルスリテラシー．http://www.healthliteracy.jp/，(accessed 2017-12-04).

53：健検：日本健康マスター検定．https://kenken.or.jp/，(accessed 2017-12-04).

54：諏訪部直子，野添篤毅，磯野威．消費者向け健康情報の評価に関する調査．患者／家族のための良質な保健医療情報の評価・統合・提供方法に関する調査研究．厚生労働科学研究費補助金医療技術評価総合研究事業．平成18年度総括・分担研究報告書．2007，p. 87-108.

55：諏訪部直子．健康情報を評価する．第18回医学図書館研究会・継続教育コース．ワークショップ．2011年11月10日，広島大学．http://plaza.umin.ac.jp/~jmla/event/kako/res-back/18th/18res.html，(accessed 2017-12-04).

56：藤沢靖子．国立保健医療科学院特別課程「保健医療情報の評価・利用」参加報告．医学図書館．2007，vol. 54，no. 2，p. 182-184.

57：坪野吉孝．生活習慣病，その「常識」で防げますか？：意外に知らない健康情報のウソとホント．PHP研究所，2005，238p．

58：坪野吉孝．食べ物とがん予防：健康情報をどう読むか．文藝春秋，2002，266p．

59：中山健夫．健康・医療の情報を読み解く：健康情報学への招待．第2版．丸善，2014，201p．

60：「対話のある医療」をめざして：医師・薬剤師・患者をつなぐ『くすりのしおり』：RAD-AR ファーマコミュニケーション研究会報告書．日本 RAD-AR 協議会，1997，68p．
61：くすりのしおり®．http://www.rad-ar.or.jp/siori/，(accessed 2017-12-04)．
62：久保鈴子．厚生労働科学研究費補助金　医薬品・医療機器等レギュラトリーサイエンス総合研究事業．患者及び国民に理解される副作用等医薬品情報内容の構築と医薬品適正使用への患者参加推進に関する研究　平成16年度総括・分担研究報告書．2005．160p．
63：国立国語研究所「病院の言葉」委員会．「病院の言葉」を分かりやすくする提案．http://pj.ninjal.ac.jp/byoin/，(accessed 2017-12-04)．
64：患者図書マニュアル編集委員会編．患者医療図書サービス：医療情報を中心とした患者図書室．病院図書室研究会，2004，86p．
65：「市民への健康情報サービスのための基本図書及びウェブ　情報源リスト」を作成する会編．公共図書館のための「健康情報の本」選定ノート．2008，47p．http://www.jla.or.jp/committees/kenko/tabid/266/Default.aspx#publication，(accessed 2017-12-04)．
66：めりーらいん：図書館連携による健康支援事業．http://www.aichi-med-u.ac.jp/meliline/pc/，(accessed 2017-12-04)．
67：市川美智子．愛知医科大学と公共図書館の連携による地域貢献：めりーらいん健康支援事業．大学図書館研究．2013，no. 99，p. 14-23．https://www.jstage.jst.go.jp/article/jcul/99/0/99_193/_pdf/-char/ja，(accessed 2017-12-04)．
68：門川俊明，舘田鶴子．慶應義塾大学病院「健康情報ひろば」開設と KOMPAS 構築．医学図書館．2010，vol. 57，no. 4，p. 392-396．
69：山下武志．心が動けば医療も動く!?：医師と患者の治療選択．メディカル・サイエンス・インターナショナル，2009，181p．
70：宮崎良雄．筆者のこれまでの論壇をふりかえる．獣医畜産新報．2015，vol. 68，no. 11，p. 842．
71：酒井由紀子．"日本の医療現場における患者向け説明文書の実態とヘルスリテラシー研究の課題"．三田図書館・情報学会研究発表大会発表論文集2007年度．東京，2007-11-10，三田図書館・情報学会，2007，p29-32．
72：Bailin, Alan; Grafstein, Ann. Readability: Text and Context. Palgrave Macmillan, 2016, 224p.

II 章
英語のリーダビリティに関する研究

　本章は,「【研究課題1】英語のリーダビリティ研究はどのように発展し,健康医学情報のコミュニケーションギャップ解消を目的とした研究はどこまで進んでいるのか」を明らかにするために行った,英語を対象としたリーダビリティに関する研究の文献レビューである。

　「リーダビリティ」の範囲については,II, III 章では George R. Klare の定義に従い,見やすさ (legibility),読みやすさ (ease of reading),内容理解のしやすさ (ease of understanding) のいずれの側面についても取り上げる。

　まず一般的なリーダビリティと関連研究について,その歴史を概観してから (A節),トピック別に,伝統的リーダビリティフォーミュラ (B節),テキスト構造を取り入れた新フォーミュラ開発研究 (C節),リーダビリティ改善研究 (D節),リーダビリティの評価 (E節) の4カテゴリに分けて詳述する。その後,健康医学情報に特化したリーダビリティと関連研究の文献レビューを行う (F節)。

A. 英語のリーダビリティと関連研究の歴史

1. リーダビリティ研究の起源

　英語のリーダビリティ研究は,リーディング研究の一領域である。心理学者によって始められ,その起源は心理学と等しく19世紀終わりまで遡る[1]。20世紀初頭の初期の研究では,読者の能力に焦点があり,テキスト理解のプロセスが検討されていた。実際に行われていたのは,眼球運動や知覚の範囲 (perceptual span) と呼ばれる視野の大きさの測定などだった。しかし,この読者を中心としたアプローチは1910年から徐々に衰退し[2],1950年代以降まで顧

みられなくなった[1]。

2. 伝統的リーダビリティフォーミュラの開発

　一方，1920年代から，現在も適用されているリーダビリティの度合いをテキストの特徴で測定する伝統的リーダビリティフォーミュラ開発を中心とした，テキストの分析からリーダビリティを推定するための研究が盛んになる[2]。この時代のリーダビリティ研究の目標は，①テキストを読み理解する際に難しくしたりやさしくしたりしているテキストの特徴を理解することと，②読者とテキストをいかに合致させるかであった[3]。しかし，あくまでも主眼はテキストにあり，1923年には，次のB節で扱う伝統的リーダビリティフォーミュラの最初のものが学校教師の Bertha A. Lively と Sidney L. Pressey によって提案されている[4]。このテキストに焦点を当てた研究は，1950年代終わりから1960年代にかけて拡大し，今でも利用されているリーダビリティフォーミュラの多くが，この時期に開発された[1]。これらの開発者には，後述する健康医学文書を1940年代から扱っているオハイオ州立大学の教育学者 Edgar Dale や Jeanne S. Chall 等も含まれている。

　テキストのリーダビリティを測定する実用的なフォーミュラ開発が盛んになった背景には，1つには米国においては学習に科学的ツールを用いることが多くなり，教育レベルに最適なテキストを用意する必要があったことがある[5]。もう1つには，当時の米国心理学研究に影響が大きかった行動主義者が，観察可能で簡単に計測できる要素を重視したためであると説明されている[2]。この時代に作成された伝統的リーダビリティフォーミュラについては，B節で詳述する。

3. 新リーダビリティフォーミュラの提案

　1960年代に言語理解の心理学的プロセスが注目されると，リーダビリティ研究においても，再び読者へ視点が戻り，テキストと読者の相互作用が強調されるようになった[2]。心理学者 Walter Kintsch が伝統的なリーダビリティフォーミュラを表面的であると批判し，認知科学の成果からテキスト構造を含めたリーダビリティに影響を与える要素を提示すると，その説が広がった[5]。1970年

代に盛んに行われた新フォーミュラの提案にいたる一連の研究は，認知心理学の立場からリーダビリティ研究に精緻な理論化を持ち込もうとした試みであった[6]。しかし，新フォーミュラは複雑で変数も多く，伝統的フォーミュラの測定結果と相関があることもあり，普及はしなかった。新リーダビリティフォーミュラについては，C節で詳述する。

4．リーダビリティの応用研究と米国の実践分野での発展

リーダビリティフォーミュラが一般化されてからは，D節及びE節で詳述する改善，評価といった応用研究や，実践的な取り組みが見られるようになった。特に米国では，移民が多く成人の一般的なリテラシーが不足しているという実情があり[7]，この問題解決に取り組む政策的な動きを背景に，様々な分野の文書を対象としてリーダビリティの改善や評価などの実践分野が重視され，合わせて研究が推進されるようになった。

たとえば，1970年代には軍のマニュアル改善のために，海軍と陸軍の助成による研究が進められた[8]。また，当時の国立教育局が開催した1980年のText Readability会議では，教育テキスト，法律文書，テレビ番組の字幕など幅広い種類のテキストを対象としたリーダビリティ改善について検討がなされている[9]。

1960年代の消費者運動に起因する，政府文書や法律文書のわかりにくさを糾弾する一般の人々の動きに対して[10]，1972年にニクソン大統領が連邦広報を一般の人々の言葉で書くように布告を行った[11]。また，1978年にはカーター大統領が連邦政府のすべての部署に対し，わかりやすい"Plain Language"で文書を作成するよう大統領令を発するにいたった。連動して多くの州で同様のPlain Language Lawが成立し，リーダビリティの高い公的文書の作成が義務づけられている[11]。なお，Plain Englishの語も同義で使われている。

"Plain Language"の動きはその後，教育プログラムの開発に発展し，カーネギーメロン大学のほかミネソタ大学，ワシントン大学，オクラホマ州立大学等にテクニカルライティングの学位プログラムが開設されている[11]。また，政府機関での義務化が徹底され，2002年1月には連邦政府の通達によりすべての連邦機関が一般の人々向けの文書を"Plain Language"で書くことが求められ，

2010年にはPlain Writing Actとして法制化されている。連邦政府雇用者のために Plain Languageの実現を支援するガイドラインや解説を含むホームページPlain Language.gov[12]も複数機関の被雇用者から構成される非公式団体 Plain Language Action and Information Network (PLAIN) によって開設されている。また，PLAINから派生したCenter for Plain Languageという非営利団体も，連邦政府より広い範囲に向け，同様の支援活動を行っている[13]。

1978年に開始されたDocument Design Projectは，"Plain Language"の動きに呼応した，政府及び民間が作成する公的文書を理解しやすいものにするための，国立教育局が資金を提供した研究プロジェクトである。同プロジェクトで検討した関連研究は幅広く，心理言語学，認知心理学，教育技法研究，人間工学研究，デザインといった様々な領域を網羅している[14]。そのため，このプロジェクトの成果は，リーダビリティ研究における改善と評価に大きく貢献したとされている[15] [p.323]。

5．リーダビリティ研究の回顧と新たな理論化へ向けての動き

実践分野で伝統的リーダビリティフォーミュラの適用が一般的となる一方，1980年ごろにはフォーミュラ開発を中心とした研究は収束し，それまでのリーダビリティ研究の成果がまとめられたり，見直しされたりするようになる。Janice Redish[8]，George R. Klare[16]，Beverley L. Zakaluk[17]らのレビューが1980年代に，DaleとChallの成書 *Readability Revisited*[5]はDaleの没後1995年に，Chall単独の成書 *Qualitative Assessment of Text Difficulty*[18]は翌年1996年に発表されている。

伝統的リーダビリティフォーミュラを超える理論化を主張する動きは，しばらく見られなかった。しかし，最近になって新たな提案が言語学者のAlan BailinとAnn Grafsteinによってなされた。両者が2016年に刊行した，リーダビリティを独立して取り上げた網羅的な成書 *Readability: Text and Context*[19] の中で，リーダビリティの理論化の必要性が強調されている。同書は，両者が2001年に発表した，伝統的リーダビリティフォーミュラへの批判を込めた論文[20]への反響をきっかけに執筆されたものである。伝統的リーダビリティフォーミュラへの改めての批判のほか，文法，意味論，及びディスコースの側面か

らリーダビリティが多面的に検討されている。最終章では，リーダビリティ理論の確立をうったえ，そのために取り組むべき複数の研究課題が提示されている。

B. 伝統的リーダビリティフォーミュラ

1. 伝統的リーダビリティフォーミュラとは

　本節からは，リーダビリティと関連研究についてトピック別に詳述する。まず，現在も実践分野で広く用いられている伝統的リーダビリティフォーミュラについて述べる。同フォーミュラは，リーダビリティ研究のうち，テキストの特徴を分析して，実際のリーダビリティを推定するアプローチの研究成果である。前述のとおり，1920年代に始まる教育へ適用する科学的ツールとして開発され[21]，フォーミュラの数は2000年までに100を超すとされている[22] [p.151]。

2. 文の長さと語の音節数を変数とするフォーミュラ

　伝統的リーダビリティフォーミュラには，リーダビリティに影響を与えるテキストの特徴を表す要素の指標が変数として含まれる。II-1表は5種類の代表的な伝統的リーダビリティフォーミュラの概要で，現在ではMicrosoft Wordやソフトウェア，ウェブ上でリーダビリティ測定ツールが提供されており，自動判定も可能である。いずれも構文の複雑さの代替としての「文の長さ」と，語彙の代替としての「語の音節数」の2つを指標として変数に使っている。音節数を問題にするのは，英語の単語は長いほど理解できないとする立場からである[23]。

　実はテキストの要素の候補は多数が認められていた。たとえば，初期の1935年に刊行されたWilliam S. GrayとBernice Learyの *What Makes a Book Readable* では，図書館員，出版社，成人教育の専門家を対象とした質問紙調査から実に288種類の要素が収集されている[24]。これに対し，上述のとおり現在も広く使われているフォーミュラは，「文の長さ」と「語の音節数」の2つの変数を用いたものがほとんどである[6]。変数の数が極端に少ないのは，コンピュータが使えない時代に，時間のかかる複雑なフォーミュラが淘汰され，マニ

Ⅱ章 英語のリーダビリティに関する研究

Ⅱ-1表 主な伝統的リーダビリティフォーミュラの概要

名称	開発者/発表年	変数	必要な1節の長さ	評点	開発方法
Flesch Reading Ease [*1]	Flesch, 1948	文の長さ(語数), 語の長さ(音節数)	100語の文を3文	読みやすさスケール (0=読めない〜100=とても読みやすい)	McCall-Crabbs Standard Test Lessons in Reading (McCall & Crabbs, 1925) のテキスト
Flesch-Kinkaid [*2]	Kincaid, Fishburne, Rogers, & Chissom, 1975	文の長さ(語数), 語の長さ(音節数)	100語の文を3文	学年レベル	Oxford English Readers for Africa ほか英国及び米国の教育用読本のテキストの特徴から
Fog Index [*3]	Gunning, 1968	文の長さ(語数), 語の長さ(複数音節数)	連続する100語	学年レベル	McCall-Crabbs Standard Test Lessons in Reading (McCall & Crabbs, 1961) のテキストの特徴から
Fry Readability Formula [*4]	Fry, 1968, 1977	文の長さ(100語の文を3文), 語の長さ(100語の音節数)	100語の文を3文	学年レベル	McCall-Crabbs Standard Test Lessons in Reading (McCall & Crabbs, 1961) のテキストの特徴から
SMOG [*5]	McLaughlin, 1969	複数音節語数	冒頭, 中間, 最終部分の3箇所から各10文	学年レベル	標準読解力テストを受けた531人の海軍軍人が参加した, 18の単元の教育用テキストの読解力テストの結果と, それらのテキストの特徴から

* 1 Flesch, R. A new readability yardstick. Journal of Applied Psychology. 1948, vol. 32, p. 221-233.
* 2 Kincaid, J.P.; Fishburne, R.P.; Rogers, R.L.; Chissom, B.S. Derivation of New Readability Formulas (Automated Readability Index, Fog Count and Flesh Reading Ease Formula) for Navy Enlisted Personnel. Chief of Naval Technical Training. Naval Air Station Memphis, 1975, 39p.
* 3 Gunning, R. The Technique of Clear Writing. Rev Ed. McGraw-Hill, 1968, 329p.
* 4 Fry, E. A Readability Formula that Saves Time. Journal of Reading, 1968, vol. 11, p. 513-516; Fry, E. Fry's readability graph. Journal of Reading, 1977, vol. 21, p. 241-252.
* 5 McLaughlin, G. Harry. SMOG grading: a new readability formula. Journal of Reading, 1969, vol. 22, p. 639-646.

B. 伝統的リーダビリティフォーミュラ

$$1.043 \times \sqrt{NP \times 30/NS} \times 3.1291$$
NP：Number of Polysyllables　（複数音節語数）
NS：Number of Sentences　（文の数）

Ⅱ-1図　Simplified Measure Of Gobbldygook (SMOG)
出典：SMOG：Simple Measure Of Gobbledygook. http://www.harrymclaughlin.com/SMOG.htm.

ュアルでも時間をかけずに算出できるフォーミュラが実用化されたためである[5]。

G. Harry McLaughlinの考案したSMOG (Simple Measure Of Gobbledygook) (Ⅱ-1図) だけは，片方の複数音節語数のみが変数である。その理由として，複数音節語が多ければ文も長いので，別途文の長さを数える必要はないと説明されている[25]。

測定結果の評点は，開発の目的がもともと教育にあったため，学年レベルで示されるものが多い。Flesch Reading Ease の独自のスケールにも，学年レベルとの換算表が用意されている[23]。

これらのフォーミュラは，難易度があらかじめ指定された規範テキストの分析から開発されている。規範テキストとしては，Ⅱ-1表にもあるとおり，学校教育のためのゴールデンスタンダードだったMcCall-Crabbsと呼ばれる標準読解力テストの，1925年の初版[26]または1961年の改訂版[27]が多くのフォーミュラ開発で用いられている。このテキスト自体は，2000人の学童に376種類の1節を読ませ，8問または10問の選択肢問題で読解力テストを行い，その採点結果に基づいて，開発されたものである[8][p.72-73]。

3．語彙リストとの照合によるリーダビリティフォーミュラ

語彙の難しさを測定する手法として，規範となる語彙リストとの照合を行うフォーミュラもある。最初のリーダビリティフォーミュラである Liverly and Pressey[4]も，教育用に用意された *Thorndike's The Teacher's Word Book*[28]と照合するフォーミュラであった。同書には，出現頻度の多い語ほど親しみやすく読みやすいという原理に基づいて，出現頻度ごとに語彙が整理されている。

語彙リスト方式で後年も教育分野で広く使用されているのは，Dale と Chall によって1948年に開発された通称 Dale-Chall Readbility Formula[29]で，1983年に改訂もされている[5]。彼らは，小学校4年生のレベルで親しみのある独自の3,000語から成る語彙リストを用意した。コンピュータが導入されるまでは，100語のサンプルに対してこのリストに掲載されていない語と文の数を数え，換算表で学年レベルを判定する仕組みであった[5]。現在では，インターネット上の無料サイトでテキストの測定が可能である[30]。

4．複合的な方法によるフォーミュラ

John R. Bormuth は，構文的要素は1文の平均語数すなわち「文の長さ」としたが，語彙的要素を音節数ではなく，1語の平均文字数とさらに Dale-Chall Readability Formula の語彙リストとの照合結果を加味したフォーミュラを開発した[31]。評点はやはり学年レベルで算出している。このフォーミュラはその後，大学入学試験協会（College Entrance Examination Board）に採用され Bormuth Readability Index として用いられている（Ⅱ-2図）。

GL = 0.886593 − (AWL × 0.03640) + (AFW × 0.161911) − (ASL × 0.21401)
　　　− (ASL × 0.000577) − (ASL × 0.000005)

GL：grade level needed to read text 　　（学年レベル）
AWL：average word length or number of characters per word
　　　　　　　　　　　　　　　　　　（1語の平均文字数）
AFW：average familiar words per word（Dale-Chall リストにある語の割合）
ASL：average sentence length in words or average number of words in sentence
　　　　　　　　　　　　　　　　　　（1文の平均語数）

Ⅱ-2図　Bormuth Readability Index

出典：The Bormuth Readability Index. http://www.readabilityformulas.com/the-bormuth-readability-formula.php.

5．人による内容理解テスト評点を結果とするフォーミュラ

　測定結果を学年レベルではなく，人による内容理解テストの評点で表すフォーミュラも考案されている。Bormuth Readability Index を開発する以前の Bormuth[31, 32]や，Edmund B. Coleman[33, 34]の提案がそれである。彼らのフォーミュラの開発には，McCall-Crabbs ではなく，独自の規範テキストが用いられた。人による内容理解テストの結果と，テキストの特徴を表す多くの変数とを照合し，複雑なフォーミュラが検討されている。

　人による内容理解テストには1953年に Wilson L. Taylor によって提案された，一種の穴埋め形式の読解力テストであるクローズテスト[35]が用いられている。たとえば Bormuth は330のテキストを小学校上級生と高校生に読ませてからクローズテストを受けさせた。同時にテキストのリーダビリティに影響する可能性のある167の変数を分析し，90の変数が有意であることを確認している。また，Coleman も同様の方法で確認した32の変数をもとに4種類のフォーミュラを開発し提案している。しかし，1960年代当時は両者のフォーミュラとも学年レベルが示されず，複雑だったため実用には普及しなかった[8][p. 80-81]。

　その後，コンピュータを用いた自動処理が可能となり，クローズテストに基づく読解力テストの結果が，テキストのリーダビリティ判定にも流用されている。たとえば，米国では最も使われているものに Degrees of Reading Power や Lexile Level などがある[36][p. 224]。

6．各種の伝統的リーダビリティフォーミュラの比較

　ここまで述べてきた伝統的リーダビリティフォーミュラには，それぞれ特徴がある。たとえば良く使われている代表的な5種類のフォーミュラ（II-1表）のうち SMOG は，他のフォーミュラより1-2学年高い判定が出る傾向が認められている[37]。

　しかし，各リーダビリティフォーミュラ間には相関があり，McCall-Crabbs を規範テキストとして開発されたフォーミュラ間では重相関係数が.60から.70で，クローズテストをもとにオリジナルテキストで開発された Bormuth らのフォーミュラ間は.80から.90とより高い相関を示している[8][p. 73]。

C．テキスト構造を取り入れた新フォーミュラ開発研究

1．伝統的リーダビリティフォーミュラへの批判

　現代でも伝統的リーダビリティフォーミュラは実践的領域で広く用いられているが，批判も少なくない。その批判は2つに集約される。第1は，伝統的リーダビリティフォーミュラの多くが極端に少ない変数を用いていることから，正確にリーダビリティを推定できるのか，という疑問である[16]。この批判には，さらに指摘が2つに分かれる。1つは，伝統的リーダビリティフォーミュラではほとんどが文の長さと語の音節数という，テキストの表面的な変数のみで測定している。そのため，そのほかのテキストに関する要素やテキスト以外の要素を排除しているというものである。取り上げられていない要素の例として"a）語の具体的な意味，b）文脈的要素（テキスト構造や結束性，内容や読者の事前知識，テキストの機能や読者の目標），c）図表・見出し・文字フォント・色・インデント・ブロック化・余白，d）文化的背景といった読者の特徴"[16]等があげられている。もう1つの指摘は，変数に採用されているテキストの要素が限定的なため，測定できるのはリーダビリティの3側面のうち「読みやすさ」だけで，特に「内容理解のしやすさ」を説明していないというものである[38, 39]。

　第2の批判は，伝統的リーダビリティフォーミュラは，テキストの具体的な問題点を説明してくれるわけではないので，改善に役立たない[8, 16]というものである。この点については，改善と評価に関する本章D節及びE節で詳述する。

2．認知心理学の影響によるテキスト構造の検討

　伝統的リーダビリティフォーミュラへの批判に対応して，1980年代に始まった新フォーミュラの提案がある。そして，そこまでにいたった心理学分野の研究者らによる一連の研究が見られる。彼らは，人間のテキスト理解にかかわる認知のメカニズムの視点を持ち込んでいる。ここでは，伝統的リーダビリティフォーミュラでは考慮されていないテキスト構造が，特に言語理解プロセスに

C. テキスト構造を取り入れた新フォーミュラ開発研究

大きくかかわるテキストの要素として取り上げられ，検討されている[40]。これらの1980年代に提案された新フォーミュラは複雑すぎて実用には普及しなかったが，2004年には自然言語処理の技術を駆使した分析ツール Coh-Metrix が開発され，参照結束性などテキスト構造にかかわる指数も一定程度，計測可能となっている。

1980年代の研究で，Kintsch は，内容を表す単位である命題の密度と，1命題あたりの異なる概念数など，テキスト構造にかかわる6つの変数を新たな指標として提案した[41]。これらの変数の根拠は，認知プロセスにおいて記憶作業領域が限られているため，命題密度が一定で，1命題あたりの新しい概念が少ないテキストの方が負担は少なく処理できるからと説明されている。6変数からなるフォーミュラも提示され，内容をどの程度思い出せるかというリコール法と呼ばれるテストで人を使ったテキスト評価も行われている。結果として導かれる "reading difficulty" は，「直後のリコールテストでひとつの概念を思いだすのに必要な読みの所要時間（秒）」と定義された。しかし，ここで提案された変数は，伝統的フォーミュラに組み込まれている変数とも相関関係があることがわかり，普及しなかった[5]。

Susan Kemper は人間のテキスト理解の認知メカニズムに基づき，理解プロセスに影響するテキスト中の事象の連鎖構造に着目して，推論負荷フォーミュラを考案している。Kemper も Kintsch と同様に，この新しいフォーミュラで測定した結果と，伝統的リーダビリティフォーミュラである Dale-Chall のフォーミュラの測定結果とを比較して相関を認めている。しかし，伝統的フォーミュラに対しては，テキスト理解に直接影響する要素を測定していない点と，理解プロセスを説明していない点について批判を弱めてはいない[39]。

Bonnie J. F. Meyer は，大規模なテキストの理解では，読み手の記憶を助ける論理的な構成をもつテキスト構造の「設計」が重要であるとし，①記述，②比較・対照，③時間軸，④原因・結果，⑤問題と解決の5つの類型を提示して分析を行っている。一般的に記述よりも原因・結果や比較の方がより理解しやすいとしている。しかし，たとえば新聞記事は記述，歴史分野のテキストは時間軸，政治家の演説は比較，科学論文は問題と解決といったように，特定の情報メディアに典型的な設計があることも確認している。Meyer はまた，テキ

スト構造を事前にトレーニングを通じて学ぶことによってテキストの理解が促進されることも確認している[42]。

約20年の時間を経て情報技術が発達した2004年にメンフィス大学の Arthur Graesser らによって開発された Coh-Metrix は，言語理解の認知メカニズムにかかわる多くの指標を自動測定する分析ツールである。認知科学の理論を自然言語処理の技術を駆使して具現化したものといえる。主な理論的根拠は，テキストの結束性と読者の心理学的構成概念に関する3種類の研究成果である[43] [p.194]。第1の研究成果は Greaesser らによる読者の整合性仮定（coherence assumption）と呼ばれる仕組みである。読者は常にテキストの構成を前提としておきながら，一貫した意味やつながりを心の中で構築しようとするというものである。第2の研究成果は，Daniel S. McNamara や Kintsch らによる，テキストの結束性と読者の知識の相互作用に関する発見である。ここでは，事前に科学的知識のない読者は結束性の高いテキストに理解を助けられるが，科学的知識の豊かな読者は結束性にギャップがあるテキストの方が，推論を盛んに行うため，理解が深まるとされている。第3の研究成果は，文やテキストの構造を形成する共起，接続詞，談話標識などの，言語学的要素に関するものである。

2017年7月時点では，2012年9月に公開された Coh-Metrics version 3.0が最新版である。その指標はⅡ-2表のとおり全部で106項目あり，参照結束性，潜在意味解析，接続詞，状況モデルといったテキスト構造にかかわるものを含め，11グループに分かれる[44]。テキスト分析はウェブ上で実行可能で，だれでも研究目的にかぎり利用条件に承諾して電子メールや所属先を登録することで利用できる。

D．リーダビリティ改善研究

1．リーダビリティ改善研究の動向

リーダビリティ改善研究は，読みやすくわかりやすい文書やテキストを生産するための研究で，リーダビリティを推定する研究に対し，生産研究とも呼ば

D. リーダビリティ改善研究

Ⅱ-2表　Coh-Metrix 指標の概要

グループ	説明及び指標の例	指標数
記述的指標	テキスト要素の基本データ 例）パラグラフ数，文の数，語の数，1パラグラフ中の文の数平均	11
テキスト容易性 主成分得点	テキスト理解を容易にする言語学的特徴の得点 例）物語性，構文的簡易性，語の具体性	16
参照結束性	語や内容のつながりを示す指標 例）名詞の重複，項の重複，語幹の重複，内容語の重複	10
潜在意味解析	文やパラグラフ間の意味的な重複を示す指標 例）近接文同士のテーマ的な関連，全文同士のテーマ的な関連 近接パラグラフ間のテーマ的な関連	8
語彙多様性	のべ語数とユニーク語の関係を示す指標 例）のべ語数に対するユニーク語数の割合	4
接続詞	アイディアや節間を結束する接続詞に関する指標 例）因果関係接続詞得点，論理接続詞得点，対象接続詞得点	9
状況モデル	心的表象を促進する要素に関する指標 例）因果関係結束性，意図結束性，時相的結束性	8
構文的複雑性	句や文単位の複雑さ 例）動詞の前の語数平均，名詞句当たりの修飾語数平均，隣接文の構文の類似性，全文の構文的類似性	7
構文パターン 密度	各種構文パターンの密度 例）名詞句密度，動詞句密度，副詞句密度，前置詞句密度，動作主なしの受動態密度，否定表現密度	8
語の情報	様々な語に関する理解にかかわる指標 例）名詞出現率，動詞出現率，形容詞出現率，副詞出現率，代名詞出現率	22
リーダビリティ		3
合計		106

▶解説文書によると指標は計108項目であるが，2017-06-25に計測したアウトプットに基づき，参照結束性の2指標を除いた106項目についてまとめた。

れている[16]。リーダビリティを推定する研究の成果としてリーダビリティフォーミュラが数多く提案され，それぞれに高い相関性が見られるのに対し，生産研究の結果では，一定の方向がまだ見えないとされている。その原因について，Klareは，改善を確認する評価は人を使った実験で行うため，人に関する複雑な要素が絡むこと，実験で扱う特定の文書や参加者に結果が限定され，一般化が難しいことをあげている[16]。一方，ライティングやジャーナリズムの分野での実践的な改善テクニックの累積はあり，多くの読みやすい，わかりやすい文書のガイドラインも存在する。しかし，理論的規範は生み出されていないとされ，研究は進行中といえる[8, 45, 46, 47]。

以下では，まず改善の視点についての議論とリーダビリティ研究での見解を概観し（2項），代表的なガイドラインで具体的な改善手法を確認する（3項）。最後に改善手法を検証しようとするリーダビリティ及び関連研究の成果をレビューする（4項）。

2．リーダビリティ改善の視点

a．改善におけるリーダビリティフォーミュラの位置づけ

リーダビリティとその関連研究，及び実践領域の共通した見解は，"リーダビリティフォーミュラそのものを使って改善をすることはできない"ということである[5, 8, 16]。その理由は第1にリーダビリティフォーミュラの変数は，あくまでも一部のテキスト側の特徴でしかないこと，第2に普及している伝統的リーダビリティフォーミュラは2つの変数しか扱っていないという2点に集約される。

第1の理由は，具体的には，普及している伝統的フォーミュラで扱われている変数にしたがって，単純に文の長さを短くしたり，音節数の少ない語に置き換えたりしても，人が読んでみて実際に読みやすくわかりやすくなるかはわからないという指摘である[5]。実際に文を短く容易な語でテキストの難解度を下げても理解にはつながらなかったとする研究結果も報告されている[48, 49]。その理由は，"やみくもに文を短くしても意味が通じなくなる恐れがある"[16]，また，"難しい単語をやさしい単語に置き換えても，意味の表現が不十分になる恐れがある"[50]とされている。

D. リーダビリティ改善研究

　第1のフォーミュラの変数を直接改善に持ち込むことへの妥当性への疑問と，第2の変数の数が限られていることへの疑問の両方にかかわる指摘もある。"文を短くすると，構造化を助ける冗長な語を削除することになり，理解を妨げることになる"[49]，"構成や近接性が乱れたり，概念の明確さが失われたりする"[5]，"文章をやさしい言葉で書きなおしても創造性のないまとまりのないものになる恐れがある"[50]などの指摘である。これらの提言に含まれている「構造化」「構成や近接性」「まとまり」といった用語から考えると，文の長さと語彙の改善だけに集中すると，普及しなかった新リーダビリティフォーミュラで扱われていた，テキスト構造にかかわる改悪につながる恐れを指摘するものと考えられる。

　以上の指摘から，リーダビリティフォーミュラはリーダビリティを推定するための指標となるが，具体的な改善のためのツールにはならないと，とらえられていることがわかる。リーダビリティの改善のためにはフォーミュラで扱われていない多くの要素の検討が必要であるとする立場では，既存のライティングのためのガイドラインに，より多くの要素が取り上げられていることが根拠として指摘されている[51]。

b．その他の改善の視点

　リーダビリティ改善にかかわるより多くの視点として，Mary H. Sawyer が教育用テキストの改善のために収集した，リーダビリティと関連研究122件のレビューが参考になる[15]。また，それに先立つ Document Design Project の成果である1980年刊行のレビュー[14]の合計574件の関連研究のレビューも参考になる。以下，両レビューの見解をおりまぜ，①テキスト構造，②人の興味を引き出す力，③専門家による改善，④読者の理解，⑤デザインの計5つの改善の視点についての研究成果を概観する。

①テキスト構造

　新フォーミュラの開発でも議論されていた，理解を助けるためのわかりやすいテキスト構造が探求されている。一連の研究ではリコールテストの結果から，テキスト構造の理解への影響は確実とされている。しかし，改善については多数の手法が試されているものの，絶対的な手法は確立されていない。その

理由は，実験の難しさに起因する。たとえば，実験のために用いられるテキストは技術的な限界から，短く不自然なものになりがちである。また，リコールテストによる評価は「理解」ではなく「記憶」を測定しているという批判もある。さらに，実験に用いられるテキストと参加者の興味が合致するとは限らないという限界も指摘されている[3]。

②人の興味を引き出すテキストの力

Grayらの古典的なリーダビリティ研究[24]で収集された要素の中では，人の興味を引き出すテキストの力が重要な要素とされていた。しかし，Sawyerは，書き手が伝えたい内容は，必ずしも読み手の興味と一致するとは限らないので，要素としては成立しないと指摘している。例として，国語の教師は生徒の興味に応じて内容の選択が可能であるが，理科の教師や科学技術政策の関係者は内容自体を選べないことがあげられている[15]。

③専門家による改善

文章を書く専門家，いわゆるライターによる改善については，実践的な積み重ねはあるが，理論的規範が生み出されておらず，研究が必要であるとされている。具体的な指摘として，改善に一貫性に欠けていること，実際には改善にならなかった例が取り上げられている[48, 49]。

④読者の理解

特定のテキストを読者がどのように理解するかを探った研究がある。ここでは，読者の側の筋立てどおりのシナリオ[52]，あるいはレトリック[53]に沿った改善や，難しい物理の法則などには事例や比喩の使用が望ましい，という成果が出ている。しかし，実際にどのように改善するかの検討は十分ではないとされている。

⑤デザイン

デザインは，リーダビリティ研究では主に見やすさ（legibility）としてとらえられている側面である。ここで扱われる対象には，文字フォント，余白，図表からいわゆるグラフィックデザインまで，見た目に関する要素がすべて含まれる。デザインに関しては，経験則に基づくハンドブック等の出版が多いが，1960年前後から一定程度の実証研究が確認できる。文字フォントは最低でも8ポイントが必要であること[54]，帯グラフの方が円グラフ[55]や表，及びテキスト

D. リーダビリティ改善研究

よりもデータを最も理解しやすいこと[56]等が確認されている。しかし，一貫した結果が得られていない研究もある。たとえば，複雑な手順を説明する際には，フローチャートやアルゴリズム図が有意であるとする結果と[57,58]，文章による説明の方が理解されやすいという結果に見解が分かれている[59,60]。

3．ガイドラインに見るリーダビリティ改善

　読みやすくわかりやすい文書やテキスト作成のため指南書は，リーダビリティ改善研究でも参照され，実践的な手法の参考にもなる。これらは，いわゆる作文の指導書[61,62]から，連邦政府文書に義務づけられた Plain Language のためのガイドライン[63,64]まで数多く存在する。しかし，経験則に基づいているだけで，必ずしも理論化と結びついていないものも多い。本項では，理論的裏づけをもとにしてリーダビリティ改善研究に大きな貢献をした[14]とされる，1980年の Document Design Project のガイドラインを取り上げる。

　Document Design Project の成果は *Guidelines for Document Designers*[65]としてまとめられた（以下，DDPガイドライン）。DDPガイドラインは，読みやすくわかりやすい文書を作成するための合計25の原則と，依拠する研究結果を含めた解説，対応する研究成果の文献リストから成る。これらの原則は，関連の専門職に広く受け入れられていることと，何らかの研究で検証されていることを基準に選択された。

　25の原則はⅡ-3表のとおり，テキストの読みやすさ，理解のしやすさにかかわるテキストの組織化（A），文の書き方（B），見やすさにかかわる印刷（C）及びデザイン（D）の，計4つの視点に分けて提示されている。原則数が最も多いのが文の書き方（B）の11項目で，テキストの構造（A），デザイン（D）はそれぞれ4項目のみである。

　これらの原則が依拠した研究の文献数はのべ187件にのぼるが，個々の原則によって1件から21件までとばらつきがあり，4つの視点それぞれの平均件数でも5.5件から8.5件と幅がある。

　ここから，DDPガイドラインの原則の内容と数を，4つの視点ごとに確認する。Aテキストの組織化には，新リーダビリティフォーミュラでも議論された，テキスト構造の改善にかかわる4原則がある。

Ⅱ-3表　Document Design Project のガイドライン

ガイドライン原則	文献数
A テキストの組織化　　　　　　　　　　　計28（平均7.0）	
A-1 文とパラグラフを論理的に並べる	21
A-2 テキストの趣旨を概要として示す	2
A-3 有益な見出しをつける	4
A-4 長い文書には目次をつける	1
B 文の書き方　　　　　　　　　　　　　　計92（平均8.4）	
B-1 能動態を使う	15
B-2 人称代名詞を使う	5
B-3 名詞化された動詞を避け，能動態の動詞を使う	4
B-4 関係代名詞と連結詞的動詞の省略を避ける	6
B-5 短い文を書く	6
B-6 一文に過剰な情報を詰め込まない	11
B-7 条件は別途リストとして記述する	7
B-8 対応する項目は並列的に記述する	1
B-9 不必要な難易語は避ける	21
B-10 長い名詞は分解する	4
B-11 多重否定は避ける	12
C 印刷　　　　　　　　　　　　　　　　　計33（平均5.5）	
C-1 強調テクニックを用いる。ただし使い過ぎはしない	12
C-2 文字の大きさは8から10ポイントを使う	4
C-3 長すぎる，または短すぎる下線は避ける	4
C-4 周辺や節の間に余白を入れる	4
C-5 右の余白は文字の端を揃えず「ラグ」のままにする	5
C-6 全部大文字を避ける	4
D デザイン　　　　　　　　　　　　　　　計34（平均8.5）	
D-1 テキストを補完する図を用いる	17
D-2 テキストを補完する表を用いる	6
D-3 テキストを補完する帯グラフを用いる	4
D-4 テキストを補完する線描画を用いる	7

出典：Felker, D. B.; Pickering, F.; Charrow, V. R; Holland, V. M.; Redish, J. C. Guidelines for Document Designers. American Institutes for Research, 1981, 117p.

D. リーダビリティ改善研究

　B文の書き方は，いわゆるライティング技術として累積の多い領域で，そのため最も多い11項目の原則がある。リーダビリティ研究の観点から分類を試みると，伝統的なリーダビリティフォーミュラ開発研究でも変数として扱われている構文的複雑さを避ける原則（B-1, B-5, B-11）と，語彙をやさしくするための原則（B-3, B-9, B-10）が見られる。また「B-2人称代名詞を使う」「B-6一文に過剰な情報を詰め込まない」は，人の理解のプロセスに焦点を当てた研究から提示されている原則である。B-2原則は，"You"や"We"といった人称代名詞が親しみやすさにつながり理解を促進するとした研究成果[52, 66]から，B-6原則は記憶作業領域の限界[67]を考慮したもので，一文に多くの情報を詰め込むために文自体が複雑化するという，構文に焦点を当てた研究成果が根拠として提示されている[68, 69]。

　B文の書き方に分類されてはいるが，「B-4関係代名詞と連結詞的動詞の省略を避ける」「B-7条件は別途リストとして記述する」と「B-8対応する項目は並列的に記述する」は，文と文の関係を明示するテキスト構造に関する原則ともとらえることができる。

　C印刷及びDデザインは，いずれも改善の視点として確認した視覚的な要素である。C印刷は文字やフォント，レイアウトといったテキストの文書としての見やすさ（legibility），Dデザインは「内容理解」（ease of understanding）にもかかわる視覚的な図表に関係する原則群で，それぞれ6原則及び4原則ある。

4．リーダビリティ改善手法の検討

　リーダビリティの改善方法には，大きく2種類ある。第1は前掲のようなガイドラインに従ったり，既存研究で浮上したリーダビリティに影響を与える文書やテキストの要素を特定し，具体的な手法を考案したりして改善を施すものである。第2は，実験参加者の判定や個別の指摘に従うものである。以下では第1のガイドラインやテキストの要素を目安とした改善実験（a），第2の参加者の指摘による改善実験（b），第1と第2の方法を組み合わせた総合的アプローチによる改善実験（c）の順に概観する。

a．ガイドラインやテキストの要素を目安とした改善実験

　ガイドラインに従った改善実験には，South African Human Rights Commission Act という法令を対象とした研究がある。改善手法としては，前述の Document Design Project のガイドライン[65]にもあるように，見出しによってテキスト構造を明確にし，テキストの書き方に従ってテキスト全体及び文を短く，相互参照を少なくし，印刷にかかわる原則に従い余白を多くとっている。クローズテストや多肢選択問題で評価し，理解しやすくすることはできたが，改善は容易ではないとした結果が得られている[70]。

　特定のテキストの要素の改善手法を検討したり，複数の要素を比較したりした実験研究も行われている[39]。構文的要素の改善では，Kemper らの，認知プロセスの見地から作成した，記憶力が弱くなった高齢者向けにテキスト理解を改善するための書き換えルールの提案がある。多くの句が入りくんだ文は処理が難しいので，重要語を繰り返すこと，論理的な関係を明確にして命題の密度を低くすること，分量を少なくすること，入れ子構造を簡素化するという提案である。

　語彙については，6年生レベルを超える語は置き換えが必要とされている。置き換えの規範としては，Dale-Chall Readability Formula などの語彙集が役立つとした研究がある[71]。

　テキストの構文と語彙のうち，片方だけ改善した教育用の標準読解テキストと，両方の要素を改善したテキストを比較した実験研究もある[48]。実験参加者には実際にテキストを読ませ，内容理解テストで改善効果を確認している。改善手法としては，構文については2節を超える文がなくなるよう文を分割し，自然な文となるよう代名詞や名詞，接続語を追加または削除している。語彙は置き換えを行っているが，置き換える語は3種類の教育用難易度別の語彙リスト[28, 72, 73]から採用している。この実験研究では，要素としては語彙のみに，また実験参加者の中でも一般的なリテラシーが低い参加者にのみ，内容理解テストの結果に有意差が見られた。

b．参加者の指摘による改善実験

　既存研究のガイドラインやリーダビリティに影響する要素にかかわらず，参

D. リーダビリティ改善研究

加者に指摘された箇所を改訂する実験研究もある。たとえば，陪審員に選ばれた一般の人々を参加者とした実験がある[74]。この研究では，まず第1グループの70人の参加者に陪審手続きや注意を書いた説明書を読ませ，その内容を自分の言葉で言わせて，誤解していた箇所から改善すべき点を類型化し整理している。改善すべき点としてあげられたのは，語彙，文節の順番，特有の表現（as to），二重否定，動詞の名詞化，繰り返し，受身形，同内容の異なる表現である。次に，第2グループの70人に，半数にオリジナルの説明書，残りの半数に特定された箇所を改善した説明書を読ませ，同じように自分の言葉で言い換えさせ，改善後の説明書の方が内容を正しく理解できるようになっていることを確認している。さらに，改善前後のテキストを分割してリーダビリティフォーミュラで計測しているが，改善後のテキストの判定が必ずしも良くなっていないことも確認している。

c．総合的アプローチによる改善実験

特定要素の改善と，参加者による指摘の改善を組み合わせて比較した，総合的アプローチによる実験研究もある[75]。この研究では，リーダビリティフォーミュラで13.5年生レベルと測定された，ベトナム戦争に関するオリジナルテキストから，3種類の改善テキストを作成し比較している（II-4表）。1番目の改善テキストは readability version で，伝統的リーダビリティフォーミュラの変数である構文と語彙について，文を短くし，語彙をよく使われている語に置き換えたテキストである。このテキストはフォーミュラ測定で12年生レベルと，1.5年生分その数値が低くなっていることが確認されている。2番目の改善テキストは principle version で，テキスト構造に着目し，Kintsch と van Dijk の理解モデルに即して手作業で改善したテキストである。このテキストはオリジナルテキストと同じ13.5年生レベルとフォーミュラで判定されている。3番目は heuristic version で，試行錯誤的にできるだけ理解しやすいように改善した。フォーミュラ測定の結果は readability version と同じ12年生レベルだった。これら3つの改善テキストのうち実験参加者の内容理解が向上したのは，3番目の試行錯誤的テキストのみであった。

II-4表　Brittonらの総合的アプローチによる改善実験

番号	バージョン	改善ポイント	学年レベル	内容理解向上
0	Original version	− −	13.5年生	− −
1	Readability version	構文・語彙	12.0年生	×
2	Principle version	テキスト構造	13.5年生	×
3	Heuristic version	試行錯誤	12.0年生	○

出典：Britton, Bruce K.; Gulgoz, Sami. Using Kintsch's computational model to improve instructional text: Effects of repairing inference calls on recall and cognitive structures. Journal of Educational Psychology. 1991, vol. 83, no. 3, p. 329-345. から筆者が作表。

E．リーダビリティの評価

リーダビリティの評価は，その対象と担い手により3つに分類される。テキストに焦点を当てた評価（1項），読み手による評価（2項），そして専門家による評価（3項）である[76]。以下では3類型に沿って，それぞれの評価方法を確認する。

1．テキストに焦点を当てた評価

テキストに焦点を当てた評価では，通常何らかのツールを用いている。代表的なものはリーダビリティフォーミュラで，これについては既述した。本項では，その他のチェックリスト，質的手法を用いた評価を扱う。

a．チェックリスト

リーダビリティのチェックリストは，変数の少ない伝統的リーダビリティフォーミュラによる評価に対する批判から提案されたものである。したがって，概念，アイディアの密度，組織化など，伝統的フォーミュラが直接測定してないテキストに関する項目，読み手を意識した項目も含まれている。ここでは教育分野でよく知られている2つのチェックリストを取り上げる。

Irwin-Davis Readability Checklist[77]は，中等教育のリーディング教材を比

較検討するためのチェックリストである。文章理解の心理学研究の成果に基づき，読者の視点も持ち込んだ全36項目から成る。使い方としては，各項目に5点満点の評点を与えて合計し，最後に分析項目として添えられている8問に記述回答をしていく仕組みである。項目は，Ⅱ-5表のとおり，大きく14項目の理解のしやすさ（understandability）と22項目の学習のしやすさ（learnability）に分けられる。

　理解のしやすさはさらに4つの視点に細分され，事前知識や構文のほかリーダビリティフォーミュラの得点に関する1項目を含む，狭義の「リーダビリティ」の視点が見られる。学習のしやすさは3つの視点に細分されている。各視点には，「リーダビリティ」のように2項目だけのものもあれば，「概念の補強」のように9項目という多くの項目が設けられている視点もある。

　Harry SingerによるFriendly Text Evaluation Scale[78]も教育分野でよく用いられているチェックリストである。このリストには，親しみやすいテキストは理解しやすいとして，「親しみやすさ」の観点から点検すべき34項目を設けている。各項目について5段階評価をし，通常はFry Readability Formulaと同時に用いる。項目は次の5種類から成る。①テキスト構造に関する10項目，②詳しい説明に関する7項目，③概念の密度に関する3項目，④著者と読者の相互作用を表す「メタ談話」に関する4項目，⑤教育技法に関する10項目である。

　これらの既存のチェックリストを用いた評価は，結局主観的な評価になることと，時間がかかるために批判もある[79]。そのためリーディングを指導する教師には，自分自身でチェックリストを作るように，「内容」「形式」「実用的な補完」「スタイル」といった枠組みだけを示す提案もある[80] [p.174]。

b．質的手法

　教育分野では質的手法を取り入れた評価方法も新しい動向として注目されているが，まだ初期段階とされている[81]。リーダビリティ研究の第一人者の一人Challも *Qualitative assessment of text difficulty*[18]を1996年に刊行している。同書には文学，大衆小説，生命科学，物理科学，物語風の社会科学，説明的な社会科学の6分野それぞれに，学年レベル別に例文が掲載されている。分野によ

55

Ⅱ-5表　Irwin-Davis Readability Checklist

項目種類と項目例	項目数
理解のしやすさ	計14
事前知識 　　• 生徒の語彙知識に関する想定は適切か？ 　　• 生徒の事前知識に関する想定は適切か？ 　　…など	5
概念の定義 　　• 抽象的概念の説明に具体例を多く用いているか？ 　　• 定義は対象概念より抽象度が低く理解しやすいか？ 　　…など	3
構文 　　• 文章の複雑さは生徒に適切なレベルか？ 　　• パラグラフ, 章, セクションなどの主旨は明確に述べられているか？ 　　…など	4
リーダビリティ 　　• リーダビリティフォーミュラの得点は適切か？ 　　…など	2
学習のしやすさ	計22
構造 　　• 各章に序論が提供されているか？ 　　• 章同士の関係は簡潔な組織パターンとなっているか？ 　　• 各章は明快で体系的, かつ簡潔な組織構造となっているか？ 　　…など	6
概念の補強 　　• 適切な間隔で抄録が設けられているか？ 　　• 地図, グラフ, 図などの視覚像的道具が提供されているか？ 　　• 復習のために, 逐語的に思い出すような質問が提供されているか？ 　　• 生徒に推論を促すような質問が含まれているか？ 　　…など	9
モチベーション 　　• 教師マニュアルに生徒の興味を引くような導入活動が提供されているか？ 　　• 章タイトルや見出しは具体的で意味があり興味深いものであるか？ 　　…など	7

出典：Irwin, Judith Westphal; Davis, Carol A. Assessing readability: The checklist approach. Journal of Reading. 1980, vol. 24, no. 2, p. 124-130.

って学年レベルの範囲と例文の種類は異なる。たとえば大衆小説は1年生レベルから10年生レベルまでの7種類で，物理科学は2年生レベルから16年生以上までの9種類である。評価者は対象となるテキストから100語程度を抜き出して，掲載の例文と比較しながらリーダビリティを見極める仕組みである。そのほか，分野を文学，自然科学，社会科学の3分野にまとめて，それぞれ「語彙」「構文」「主題知識」や「分析能力」等の要素に分けて読み手に必要とする能力について解説が付されていて，参考にすることができる。

2．読み手による評価

　読み手による評価は，リーダビリティ研究の初期には眼球運動，読みの速さ，ようやく読むことのできる目とテキスト間の最大距離，瞬きの単位時間における回数[50]など，様々な客観的な計測指標が用いられていた。その後，伝統的リーダビリティフォーミュラの批判への対応として，読みやすさだけでなく，内容理解に重点が置かれるようになると，内容理解を測定するテストが実施されるようになり，テキストの改善研究では必ずこれらのテストが採用されている。
　以下，リーダビリティ研究で開発されたクローズテスト（a），より広範囲のリーディング研究でも用いられる読解力テスト（b），その他の読み手を用いた評価手法（c）の順に取り上げる。

a．クローズテスト

　クローズテストは伝統的リーダビリティフォーミュラにかわるリーダビリティ測定ツールの1つとして，1953年にWilson L. Taylorによって提案された[35]。いわゆる穴埋め問題で，参加者は評価するテキストを読んだ後に，空白箇所を含む同じテキストの設問文に対し，空白箇所に読んだテキストと同じ語を補い元どおり復元させようとするものである。心理学分野のゲシュタルト理論の7法則のうちの1つである閉合（closure）にちなみ命名されている。閉合は基本的な認識のしかたの1つで，カッコなど閉じた形態はまとまって見えるというもので，クローズテストの空白箇所のことを指している。
　クローズテストを作成するには，通常は5つの語ごとに1語の間隔で空白箇所を作ることで作成できる。現在では，一般的な読解力テストにも応用されて

いて，自動的に設問文を作成するツールやソフトウェアがウェブ上で提供されている[82, 83, 84]。採点は元のテキストと完全に一致した語のみを正答とするが，意味の同じ語や文として通じれば正答とする方法もある。

　リーダビリティ研究で実際にクローズテストを用いたのは1965年のColemanが最初である[33]。また，1969年にはBormuthはそれまでのリーダビリティ研究で最も網羅的なリーダビリティに影響する要素についてクローズテストを用いて検証し，20の要素を見極めている[32]。クローズテストによる評価結果は多くの伝統的リーダビリティフォーミュラが規範としたMcCall-Crabbs標準テストとの高い相関も確認されている[17]。

　クローズテストは広く実践分野でも用いられている。採点結果は次のような目安と照合し，改善の必要性を判断することになる。100点満点に換算して60点以上であればそのテキストは容易に理解できるレベル，40点未満であれば理解されないレベル，その中間の40〜59点は補足的な説明が必要なレベルとされている[85]。

　クローズテストの大きな長所は，読解テストの多肢選択問題等と比較すると問題作成に時間がかからないことである。また，採点も完全一致方式をとれば時間がかからない。短所はテストを実施するのに労力と時間がかかることで，大規模な文書の評価には向かない[86]。さらに，一般的な読解力を測定するWRAT-Rと呼ばれるテストと相関があることから，評価する読者の基本的な読解力を考慮する必要があると指摘されている[87]。また，クローズテストで測定しているのは内容理解とは異なる，「重言」と呼ばれるテキスト中で反復される内容を記憶して語を推定しているだけではないかとする，認知心理学研究者らの疑問も表明されている[39, 41]。

b．読解力テスト

　一般的な読解力テストに用いられる手法も，リーダビリティ評価に取り入れられている。良く使われているのは多肢選択問題とリコールテストである。多肢選択問題は伝統的リーダビリティフォーミュラが開発の規範としたMcCall-Crabbsの標準テキスト[26, 27]にも添えられていて，古くから用いられている[48]。あらかじめ適切な設問と選択肢を作成するのは困難だが，採点は正答が決

まっているので容易である。

　リコールテストは，実験対象のテキストを読んだ直後や翌日など時間をおいて，覚えている内容を読み手に書いてもらい，読ませたテキストと照合して採点する手法である。新リーダビリティフォーミュラを提案した，テキスト構造に着目した認知心理学研究者がよく用いている[47]。リコールテストと多肢選択問題を組み合わせて厳密な評価とした研究もある[88]。単純な理解ではなく，学習して覚えていることを確認できる方法だが，記憶力の影響を考慮する必要がある。そのため短い抄録のみを読んで効率よく同じ内容を覚えることも可能である[89]といった批判もある。

　読解力テストはテキストのリーダビリティ評価にも用いられるが，比較する参加者グループ間で，基本的な読解力に差がないことを確認する目的でも用いられる。この場合は Wide-Range Achievement Test-Revised Level 2 など，標準的な教育用のテストが用いられることが多い[48]。

c．その他の読み手による評価手法

　その他には，どちらが読みやすくわかりやすいかを判定する難易判定[90]，テキスト内容の要約の作成[91]，読みの所要時間[92]，読み手がどのように読みを進めているか口に出して話してもらうシンクアラウド[93]や，読みの前後に内容について質問するインタビュー[15, 41]，情報検索など何らかのタスクを課すもの[70]などがある。いずれも結果の分析や解釈，または実験の準備に労力がかかることから，クローズテストや読解力テストと比較すると実施例は少ない。

3．専門家による評価

　専門家による評価は，主題の専門家によるものと，リーダビリティや関連分野の研究者によるものがある。いずれも，前述のテキストに対しリーダビリティフォーミュラやチェックリスト等のツールを使った評価や，読み手による評価より研究成果の文献数は少ない。また，そのほかの評価方法と組み合わせたり，比較したりして用いられることが多く，たいてい専門家以外の方法との評価結果の不一致が指摘されている。ここでは，健康医学テキスト以外を対象とし，リーダビリティにかかわる専門家と一般の人々による評価を比較した研究

について述べる。

　この研究は，専門家としてテクニカルライター15人と一般の人々30人が参加した市民向けの官公庁パンフレットを対象とした実験研究である[94]。実験は2段階に分かれている。第1段階は一般の人々が参加者となった，改善実験である。参加者は実験用のパンフレットを読み，指定された情報を探すよう指示される。同時に，パンフレット中の「用語」「見出し」「図」などあらゆる要素についてプラスまたはマイナスの評点をつけ，理由づけとして「内容理解のしやすさ」「信頼性」「魅力」「情報の重要性」などを結びつけて回答する。この実験結果からは，読み手としての視点から151の問題点が特定された。これらの点について改善したパンフレットは再度評価され，改善が確認されている。

　第2段階が専門家であるテクニカルライターによる評価である。彼らは改訂前の実験パンフレットを読み，一般の人々があげた問題点を指摘するよう指示された。その結果，テクニカルライターが指摘できたのは，一般の人々があげた151の問題点のうち各自平均では14.6％の22項目だけで，45.0％に相当する68項目は誰も指摘できなかった。特に両者の差が有意だったのは，一般の人々が指摘する割合の方が大きかったグラフィックデザインと理解に関する項目と，テクニカルライターの方がより多く指摘していた正確さと表現スタイルに関する項目だった。

F．健康医学情報を対象とした研究

1．米国における健康医学情報とリーダビリティの接点と研究対象

　米国では2000年以降，ヘルスリテラシー問題への対応としてリーダビリティが特に注目されている。しかし，健康医学情報を対象としたリーダビリティ研究の歴史はさらに古く，伝統的フォーミュラの時代までさかのぼることができる。たとえば，リーダビリティ研究の第一人者で語彙リストとの照合を提案したDaleは，1940年代に米国結核協会（National Tuberculosis Association）の一般の人々向け健康医学情報のコンサルタントを務めていた。Daleに師事し，リーダビリティに関する研究を引き継いだChallが，1948年にオハイオ州立大学

に提出した修士論文も,米国結核協会のパンフレットのリーダビリティの分析と難易度別の文例サンプルの作成である[91]。1970年以降は,健康医学情報を対象とした,それまでのリーダビリティ研究の成果を応用した評価研究等が盛んに行われ,さらに改善研究へと発展している。その対象は,患者教育資料[87, 95, 96, 97],医薬品添付文書[98, 99],退院時に渡す文書[100],インフォームドコンセントのための説明文書[101, 102, 103]といった紙を媒体としたものから,インターネット上の健康医学情報[104, 105, 106]までと幅広い。

ヘルスリテラシー問題が注目されてからは,医師向けのヘルスリテラシーの啓蒙書[107, 108],実践的なガイドブック[86]も刊行されている。それらの中にはリーダビリティの評価と改善についての解説が含まれ,改善や評価のためのチェックリストやガイドラインも紹介されている。リーダビリティに影響が大きいとされる医学・医療用語については,大規模なConsumer Health Vocabulary Initiative (CHVI) [109]において,一般の人々向けの語彙の研究と応用が進められている。

健康医学情報に特化したリーダビリティ研究はすでに応用研究及び実践への展開が見られる。したがって,本節では,健康医学情報を対象としたリーダビリティの応用研究として評価（2項）及び改善のための実証研究（3項）を取り上げ,続いて改善と評価法の比較と検討の議論（4項）をレビューする。さらに,大規模なConsumer Health Vocabulary Initiative (CHVI) [109]を中心とした医学・医療用語の研究（5項）を確認する。

なお,評価や改善の対象はテキストにとどまらず,レイアウトやデザインなど文書の単位に及んでいる。ここではテキストに限定的な場合「健康医学テキスト」,そうでない場合は「健康医学文書」,総括的には「健康医学情報」の用語を便宜的に用いる。

2. 健康医学文書を対象とした評価研究

健康医学情報を対象としたリーダビリティを測定する評価研究は,1970年代から行われていた。2004年発行のIOMのヘルスリテラシーの網羅的報告書[110] [p. 10]でも,300件を超えると報告されている。その理由には,伝統的リーダビリティフォーミュラが普及していたことと,米国の医療の特徴としてインフォー

ムドコンセントや処方薬の患者向けの説明文書が早くから普及していたこと[99]がある。最近では，私的医療保険の割合が大きい米国の Managed Health Care と呼ばれる医療制度の弊害により，コストの制約で医師が説明をする時間も限定的となり[111]，その補完として文書やインターネット上の健康医学情報が重要視される傾向もあって，リーダビリティへの関心が促進されている。

本項では，最も数の多い伝統的リーダビリティフォーミュラを単独で用いた研究（a），読み手のリテラシーテストの計測結果との比較を行った研究（b），読み手による評価研究（c）を確認し，チェックリストを用いた研究については改善手法の項で取り上げる。

a．リーダビリティフォーミュラ単独による評価研究

健康医学テキストの評価には Flesch Reading Ease, Flesch-Kincaid, Fog Index, SMOG, Fry Readability Formula の5種類の伝統的リーダビリティフォーミュラ（II-1表）がよく用いられている[112]。フォーミュラ単独による評価では，推奨学年レベルとの比較が行われる。米国での推奨学年レベルは，5～7年とされている。これは米国における平均的教育歴と，実際に理解ができるのは2～3年低いことが根拠とされている[95]。

リーダビリティフォーミュラによる測定の結果では，一貫して対象となった健康医学テキストのリーダビリティは推奨学年レベルを超えている。患者教育のための資料は10～12年生[95]，救急部門で退院時に渡される注意事項である退院指示書は平均9.8年生[100]などの結果が，1990年代に報告されている。2000年以降のインターネット上の健康医学テキストに関する測定結果も同様で，10年生以上[105]や大学レベルが平均[113]である。

b．フォーミュラと読み手のリテラシー測定結果との比較評価研究

特定の健康医学テキストに対するリーダビリティフォーミュラと実際の読み手のリテラシー測定の比較でも，同様のギャップが指摘されている。リテラシーテストは一般的な読解力テスト[114]と健康医学情報に特化して開発されたテスト[115]の両方が用いられるが，いずれも学年レベルが結果として出されるので，リーダビリティフォーミュラによる測定結果と照合が可能である。

たとえば，退院時の文書のリーダビリティフォーミュラによる測定結果と，82名の患者の読解テストによるリテラシー測定結果とを学年レベルで比較した研究がある[100]。10文書のリーダビリティは8〜14年生で，平均9.8年生レベルだった。患者のリテラシー平均は同じ9.8年生レベルだった。しかし，実際に配布される文書との組み合わせを考慮すると，リテラシーが9年生レベル以下の約45％の患者が退院時に渡される文書を理解できない可能性があると指摘している。

c．読み手による評価研究

読み手による評価では，クローズテストがよく用いられている。たとえば75人の患者による医薬品の説明文書の評価では，クローズテストの平均点数が46.85点であった。このクローズテストの点数分布から，44％の患者がこの文書を理解できず，33％は理解するためには何らかの補足的手段が必要であることがわかった[98]。

独自の評価項目を設けた研究もある。たとえば，リーダビリティと信頼性に関する3項目を設定して，7段階のリッカートスケールで読み手に判定させた研究がある。この研究では，大学生レベルの3種の異なる肺がんについて書かれた資料を519人にランダムに割り付け，判定させている。この研究ではまた，リーダビリティフォーミュラによる評価との比較を行い，評価結果が読み手によるものと異なることを指摘している[105]。

3．健康医学文書改善のための実証研究

健康医学分野でもリーダビリティの観点から文書に改善を加えた実証研究は，評価研究と比較するとその数は少ないが，1980年代から確認できる。最近では，自然言語処理の手法を用いた改善研究も進んでいる。本項では，テキストの改善と内容理解テストによる検証（a），視覚的要素の改善と読み手による評価（b），自然言語処理による改善と評価（c）に分けて，改善のための実証研究を概観する。

a．文書の改善と内容理解テストによる検証

1990年代に，救急部門の2種類の退院指示書を改善し，改善前と後の文書を合計840人の患者に読ませ，内容理解テストとして5問の記述式設問に回答させた研究がある[116,117]。平均正答数は，12年生以上の教育歴を持つグループでは改善前のテキストでは平均4.43問だったが，改善後のテキストでは平均4.61問と有意に高くなっている。教育歴が12年生に満たないグループでも改善前と後では，同様に平均3.78問から3.94問と高くなったが，その差は有意ではなかった。

ルイジアナ州立大学では，乳がんの臨床研究の参加者を募るインフォームドコンセントの文書を改善した実証実験が行われた[102]。伝統的リーダビリティフォーミュラによる測定結果では，オリジナルの実験テキストは16年生レベルで，患者の意見を取り入れて改善したテキストは7年生レベルであった。また，合計183人の患者及び健康な参加者に，いずれか一方の文書を読ませ，多肢選択問題による内容理解テストを実施した。さらに，テスト後にもう一方の文書を示して，どちらがわかりやすいかを回答してもらった。参加者の大多数の97％が改善後の文書の方が「易しい」と回答したが，内容理解テストの結果に差はなかった。

b．視覚的要素の改善と読み手による評価

視覚的な要素に特化した改善研究もある。救急患者の退院指示書に漫画を入れ，理解について口頭で質問した研究がそれである。漫画を入れた方が質問によく答えることができ，その効果はとくに高校以下の学歴の回答者に大きかった[118]。そのほかにピクトグラムと呼ばれる絵文字[119]やビデオ[120]が患者の理解や治療に役立つとされている。しかし，薬瓶のイラストには効果が確認できなかったとする報告もある[121]。

c．自然言語処理による改善と評価

自然言語処理の技術を用い，自動化処理による改善の成果を検証する研究も，近年次々と発表されている[90,122,123]。Sasikiran Kandulaらは，後述するCHVIの成果である専門家用語と消費者用語が対となっているデータベースを

F. 健康医学情報を対象とした研究

用い，医学・医療用語を一般の人々向けの語に置き換えたり，説明を自動発生させたりする仕組みを考案している[124]。実験では，10語以上の長い文を分割する仕組みを加え，医学論文と電子診療記録の2種類のテキストのリーダビリティ改善を試みた。専門家による点検により，自動発生した説明の32%には修正を加えている。

改善成果の検証には，テキスト分析とクローズテストを用いた読み手による評価を並行して行っている。テキスト分析には，Flesch-Kincaid と SMOG の2種類の伝統的リーダビリティフォーミュラを用いた。さらに，CHVI の成果データベースに収載されている出現頻度に基づいた「親密度得点」と，同じ語幹を持つ語の重複出現により測定する「結束性」を加えた，計4種類の指標を用いた。

テキスト分析の結果，医学論文では4指標ともリーダビリティの向上が確認された。一方，診療記録は親密度と結束性では向上が確認されたが，リーダビリティフォーミュラの評価はむしろ悪くなった。また，クローズテストによる読み手の評価は診療記録についてのみ実施されたが，この結果は平均35.8点が43.6点と良くなっている。診療記録におけるテキスト分析と内容理解テストの評価の食い違いの理由は，診療記録が通常短い文で，略語などの音節数が少なくとも理解が難しい医学・医療用語が含まれていたためとされている。

Gondy Leroy は，自動処理で改善を試みたテキストを用いて，実証実験を行っている[90]。改善のために変更したのは，テキストの文構造，名詞句，機能語の密度の3要素で，これらを組み合わせた複数の改善テキストを用意している。文構造の操作では受動態を能動態に，動名詞を含む長い主語を"it"に置き換えるなどしている。名詞句の改善では，たとえば"common prostate cancer treatment"を"common treatment of prostate cancer"のように前置詞で区切り，いくつも並列された名詞同士の関係を明確にしている。機能語は内容に直接かかわらない種類の語のことで，WやHで始まる疑問詞や，may, can, must, would, should などの法助動詞，限定詞等が含まれる。Leroy らの先行研究で，これらの機能語が患者ブログに多く含まれていることから[106]，リーダビリティの改善手法の一つとして密度を上げることにしたものである。

検証のための評価は，86名の学生による難易判定と内容理解テストの多肢選択問題で行った。難易度では，名詞句を平易にし，機能語の密度を高くした2要素を改善した文が，有意に易しいと判定された。文構造，名詞句，機能語の密度の3要素をすべて変更した改善テキストは，内容理解テストでは有意差は見られなかった。Leroyは，この研究における改善は構文的な簡単化にあたるととらえているが，難易判定による評価は「感じた難しさ（perceived difficulty）」で，内容理解テストによる評価は「実際の難しさ（actual difficulty）」と，異なる2側面を判定しているものと解釈している。結果として，構文的な平易化は前者の感じた難しさには効果があったものの，後者の実際の難しさを解消することはできなかったと結論づけ，意味論的アプローチやテキスト全体の構造を検討する必要性を主張している[90]。

4．健康医学文書の評価法及び改善方法の比較と検討

　健康医学文書においても，リーダビリティの評価は伝統的リーダビリティフォーミュラによるものが圧倒的だったが，読み手による評価も実施されるようになった。一部専門家による評価もなされ，リーダビリティフォーミュラへの問題点を補完するためにチェックリストも用いられている[71]。改善についても，チェックリストの適用も含め，様々な手法が提案されている[49]。

　本項では，健康医学情報を対象としたリーダビリティの評価と改善のためのツールや手法についての比較，検討の議論についてレビューする。なお，改善と評価の両方の目的で用いられることもあるため，ツールや手法別に，リーダビリティフォーミュラ（a），チェックリストとガイドライン（b），人による評価（c）の順にふれ，最後に改善の手法と要素の研究（d）について取り上げる。

a．リーダビリティフォーミュラ

　Daniela B. Friedmanらの健康医学情報に特化したシステマティックレビューによると，健康医学情報の評価に用いられたフォーミュラは，主に伝統的フォーミュラと呼ばれるうちの，Flesch Reading Ease, Flesch-Kincaid, FOG Index, SMOG, Fry Readability Formulaの5種類である[112]。中でもSMOGが

最もよく使われているのは，①変数が複数音節語数のみと実施が楽である，②米国保健社会福祉省（Department of Health and Human Services, HHS）や米国癌協会などがSMOGを推奨している，③学年レベルで結果が示され，読者の教育歴や読解力やヘルスリテラシーテストの結果と比較ができるためとされている。また，Flesch-Kincaidが使われるのは普及しているワープロソフトウェア，Microsoft Wordに搭載されているためである[125]。

伝統的リーダビリティフォーミュラに対する批判は，健康医学分野でも同様にある。変数が限定的で，テキストに関してもテキスト構造など，リーダビリティに影響を与える可能性のある要素を網羅していないこと，レイアウトなど視覚的要素を排除していること，人による実際の理解を測定していないこと，人の特性による影響を考慮していないことなどが指摘されている[125]。

健康医学文書で特に強調されてきた批判は，伝統的フォーミュラの多くが教育分野の標準として用いられている規範テキストを用いて開発されており，健康医学文書に対する人による評価実験で検証していなかったという点である[86, 126]。フォーミュラの規範テキスト作成者のWilliam A. McCallも「目的外使用」と指摘しているという[127]。また，文の長さと語の音節数という2つの変数が，健康医学テキストの評価には適さないと主張する人もいる。たとえば，"かっこで定義をつければわかりやすくなるが文が長くなる"，"多音節語の医学・医療用語はすぐ慣れる"[127]，"略語や，ギリシャ語やラテン語起源のため，音節数は少ないが難しい医学・医療用語が多い"[112, 128]といった指摘である。

しかし，健康医学テキストに対するリーダビリティフォーミュラの有効性を人によるテストで検証する実験が最近になって行われ，その有効性は一定程度認められるとした研究も出てきた。この研究では，多くのフォーミュラで使われている語の音節数に基づいて，新たにReadability Analyzerというツールを開発し，人の文章の理解を測定するクローズテストと相関があることを確認している[128]。

b．チェックリストとガイドライン

リーダビリティフォーミュラによる評価は必須だが十分ではない，というのが一般的な理解である。これを補うための一手法がチェックリスト等の評価ツ

ールである[125]。

　Alice Luk の健康医学文書の評価ツールに関する網羅的レビュー[125]によると，レイアウトや図表など視覚的要素も含めた評価ではチェックリスト形式のガイドラインである Suitability Assessment of Materials（SAM）が最も多く使われている。SAM は，Cecilia C. Doak らによってジョンズホプキンス大学の栄養教育のためのプロジェクトで開発され，172の病院等で複数の文化を背景にもつ参加者によって検証が行われたとされる[85]。ヘルスリテラシー問題への対応をするための実践的ガイドブック *Teaching Patients with Low Literacy Skills*[85]にも掲載されているため，一定程度普及していると考えられる。

　チェックリストは22項目から成る（Ⅱ-6表）。項目は，①内容，②リテラシー要件，③画像デザイン，④レイアウトと文字フォント，⑤学習のための刺激やモチベーション，⑥文化的な適切さの6種類に分けられ，いわゆるリーダビリティの範疇とされている読みやすさ，内容理解のしやすさ，見やすさを超える項目も設定されている。採点は解説の目安に従って「優れている」に2点，「適正」に1点を与え，合計の最大44点を100点に換算する。総合点70点以上を「優れている」，40点以上を「適正」，40点未満を「不適正」と判定する。

　SAM ではモチベーションや文化的適合性を測ることもできるが，複雑で時間がかかり，コンピュータ処理が開発されていないのが難点[86, 125]とされる。開発者の Doak らもガイドブックの中で，SAM による評価には30分から45分を要するとして，メイン州の地域健康教育センターで使われている，簡易に15分程度で実施できるチェックリストも紹介している。

　健康医学文書に特化した実践的な書き手のためのガイドラインも，ヘルスリテラシーへの対応のために政府や研究機関の文書やサイトで多く提供されている[63, 64, 129]。また，これらはそのまま評価，あるいは改善ツールとして適用することもできる。研究開発から提案されているチェックリストも多数ある。視覚的要素を取り入れた Readability Assessment Instrument（RAIN）[130]，テキスト構造を取り入れた Ensuring Quality Information for Patients（EQUIP）[131]や，専門家によって選択された8分類98項目から成る網羅的評価スケール[132]等である。

F．健康医学情報を対象とした研究

Ⅱ-6表　Suitability Assessment of Materials（SAM）

チェック項目	項目数
①内容	4
（a）目的が明白である （b）課題を解決するための患者の行動に関する記述が含まれている （c）範囲が限定的である （d）抄録か要旨がついている	
②リテラシー要件	5
（a）リーダビリティ学年レベルが適切である （b）会話的で能動態のライティングスタイルである （c）一般的な用語が使われている （d）文脈が最初に提示されている （e）新しいトピックの前に道案内とし先行オーガナイザーがある	
③視覚表現	5
（a）表紙の視覚表現は親しみやすく魅力的で目的を表している （b）図表や絵はシンプルな線描で，見ている人に親しみがある （c）図表や絵は主要メッセージを明示したもので不必要なものがない （d）リストや図表に適切な説明がついている （e）図表や絵に内容を明確に表す見出しがついている	
④レイアウトと文字の体裁	3
（a）レイアウトに関する要件に見合っている （b）文字の体裁に関する要件に見合っている （c）小見出しによる適切な細分化がなされている	
⑤学習のための刺激やモチベーション	3
（a）QA形式等による文書と読み手の相互作用の機会が提示されている （b）求められる行動様式について具体的な記述がされている （c）具体的で達成可能な目標について記述されている	
⑥文化的な適切さ	2
（a）読み手の論理，言語，経験に文化的に合致した内容になっている （b）イメージ例が文化的に肯定的に読み手に受け入れられるものになっている	

出典：Doak, C. C.; Doak, L. G.; Root, J. "Suitability Assessment of Materials". Teaching Patients with Low Literacy Skills. 2nd ed. Lippincott, 1996, p. 49-60.

c．人による評価

　健康医学分野でも，リーダビリティの評価には人，特に読み手が必要であるという点は一致した意見となってきている[106]。実際に用いられる手法は内容理解テストの一種であるクローズテストが多いが，その妥当性と信頼性については意見が分かれる。健康医学テキストにおいても「ある」とする立場と[98,112]，「ない」とする立場がある[128]。問題とされるのは，機械的に空白箇所を設けるため穴埋め対象となる語によっては推定でも正答できるということである。たとえば293語の医薬品添付文書を対象としたクローズテストでは，55か所の空白箇所があったが，うち内容を表す語は25か所で，残りの30か所は構文的な語であった。テストの正答率はそれぞれ40％と73％で，構文的な語は類推しやすいことが指摘されている[123]。

　クローズテストのほかに難易判定，多肢選択問題やインタビューなど，一般的なリーダビリティ研究で用いられる評価方法も使われている。健康医学文書に特有なものには，ヘルスリテラシー能力の測定と組み合わせたConsumer Evaluation Form（CEF），Consumer Information Rating Form（CIRF），PAINT Survey等がある。これらは設問数が多いため，積極的な回答者の参加を必要とすることが実施上の難しいところとされている[125]。

d．改善手法

　健康医学分野におけるリーダビリティの改善については，Alexa T. McCrayがヘルスリテラシー問題の対応のための改善研究20論文を対象に，詳細なレビューを行っている[49]。このレビューによると，改善にあたって多くが5-6年生レベルを目標に設定している。具体的な改善手法としては，テキストについて短い文で，能動態で既述すること，会話体や親密なスタイルをとること，重要な情報を直接的に伝えることが提案され，好ましいレイアウトや視聴覚資料が示されている。これらは一般的なリーダビリティ関連研究でも提案されてきたものである。健康医学文書に特有の点として，医療の専門家は文書の改善によって内容が不正確になることを恐れるため改善が難しいという点についても言及している。

　改善のためのツールとして，SAM等の文書評価や作成のためのガイドライ

ンも改善に役立てることができるが，反対する意見もある。その理由は主に実現可能性にある。"作文や文書作成のガイドラインはこれから書こうとしている場合には役立つが，すでに存在する無数のテキストには無力である。ガイドラインに沿って書き直しをするには何年もかかり，滞貨を減らすことはできない"[133]との主張である。また，"すべての新規のテキストにガイドライン順守を強要することはできない"というのも現実的な意見である[134]。

5. 医学・医療用語の研究 Consumer Health Vocabulary Initiative

医学・医療用語は一般的に難解で，健康医学情報においてリーダビリティに大きな影響を与えるといわれている[135, 136, 137]。患者や一般の人々が用いる英語の医学・医療用語については，米国ではヘルスリテラシー問題への対応の一環として，Consumer Health Vocabulary Initiative プロジェクトの成果がオープンソースとして公開され，応用研究にまで発展している。本項ではこのプロジェクトで行われた研究の流れに沿って，コーパスの構築と語彙の類型化（a），出現頻度と親密性の確認（b），応用研究（c）までを概観する。

a．コーパスの構築と語彙の類型化

CHVI 研究は，一般の人々が用いる医学・医療用語の収集と類型化から始められている。材料となったのは NLM の MedlinePlus[138]や，病院などが提供する様々な一般の人々向けの健康医学情報サイトに入力される検索用語や，投稿された質問の文章である。比較のために，医学論文データベース MEDLINE 収載の論文抄録から収集された医学の専門家の用語や，それらの中間に位置する語彙として，医学研究の成果を一般向けに報道する Reuters 社の健康医学情報サイトのテキストから抽出した用語も収集された。これらの医学・医療用語コーパスは繰り返し研究に利用されている[139, 140]。

収集された一般の人々の医学・医療用語の特徴を探り類型化するために，専門家の用語集である医学・医療用語シソーラスを複合的に集積した Unified Medical Language System（UMLS）が比較対象として用いられた。UMLS は用語と同義語情報から成る単純なリストではなく，特定の概念と用語同士の関係を表す Semantic Network や語の種類を表す Semantic Type など豊富な語

彙情報が含まれている。

　健康医学情報サイトのオンラインフォーラムの投稿テキストから抽出した10万語と UMLS とのマッピングでは，75％が UMLS の同義語にマッチした。概念として重なるのは80％だったが，1/2は形が異なっていた[141]。また，MedlinePlus のコーパスと UMLS のマッピング研究では，そのままマッピングできなかった語のさらなる類型化が行われた。その結果，用語が異なる「語彙の違い」，用語は同じだが意味の違う「語義の違い」，まったくあてはまらない語の3種類が特定されている[142]。逆にマッピングできた語の特徴としては，Semantic Type が「疾病」「治療」「病理学的機能」の用語が多かった[140]。

b．出現頻度と親密性

　CHVI 研究には，出現頻度を用語の親しみやすさの推定指標として確認した一連の研究がある。出現頻度と親密性との相関は，言語心理学の既存研究でも認められている。CHVI 研究では，これを健康医学分野でも確認し，情報システム中の語の難易度の自動判定に応用できるかを検討している。たとえば，一般の人々の医学・医療用語コーパスから抽出した語の出現頻度と，21人の実験参加者への理解度テストの結果と照合して，相関を確認した研究がある[143]。

　出現頻度に基づいた親密性推定ツールも構築されている。このツールの評価研究では，人に対する理解度テストの設問に改良を加え，表面的な理解だけでなく，概念レベルまでの理解を測定するため，選択肢を2通り用意している。たとえば，"biopsy"（生検）という用語について，表面レベルの選択肢では上位概念にあたる "test"（検査）が選べれば正解であるが，概念レベルでは，"removing a sample of tissue"（検査のために組織をとること）が正解の選択肢である[139, 144]。

c．応用研究

　UMLS とのマッチングの研究成果は，UMLS 中で Consumer Health Vocabulary[109]（以下，CHV）として一般公開され，応用研究で活用されている。たとえば，データベースの検索支援システムのプロトタイプ開発がある[145]。このプロトタイプでは，一般の人々が入力した検索語を専門用語に変換して，

網羅的な検索結果を導くために CHV が用いられている。また，難易度別に分類された語彙との照合から，メッセージの難しさを評価するテキスト分析に取り入れた応用研究も出てきている[139]。

診療記録を対象としたリーダビリティ分析では，CHV 中の一般向け医学・医療用語との距離を語彙的要素の難易度の指標としている。この指標による判定手法は，伝統的リーダビリティフォーミュラに代わるものとして，その有効性が確認されている[146, 147]。伝統的リーダビリティは文の長さによって構文の複雑さを，語の音節数によって語彙の難易を判断するが，診療記録の特徴として文が短いため，リーダビリティは常に高く判定されがちという問題があるためだ。また，語彙については，医療従事者間でやりとりされる記録であるため専門用語が多く，リーダビリティに大きな障害となることが指摘されていた。

CHV を活用した一般の人々向けの用語を表示させるツール Consumer Friendly Display とのマッチングによる判定を用いた評価研究では，ブログとウェブ上の易しいテキストが同じ傾向にあり，患者教育資料はむしろ難しい傾向にあることが確認されている[106]。そのほかの CHV の応用研究には，専門家向けのテキストから，一般の人々向けのテキストやわかりやすい概要テキスト，目次を生成するシステムの開発[148]も行われている。

● II 章の要点

本章では英語を対象としたリーダビリティと関連研究をレビューした。以下がその要点である。

- 英語のリーダビリティ研究は20世紀初頭時には，心理学的なテキスト理解のプロセスの研究だったが，1920年代からテキストの特徴に焦点が移り，現在も広く使われている伝統的リーダビリティフォーミュラが1960年代にかけて盛んに開発された。
- 1960年代から再び言語理解の心理学的プロセスが注目され，テキストと読者の相互作用に着目した新リーダビリティフォーミュラの開発が試みられた。
- 並行して，リーダビリティの改善や評価などの応用研究が取り組まれた。特に，移民が多く基本的な英語のリテラシー不足が問題となってい

た米国では，1978年の大統領令に象徴される"Plain Language"の政策や，同年に開始された公的文書を理解しやすくするためのDocument Design Projectなど，実践的な動きが目立つ。
- 1980年代から1990年代にかけてはRedish, Klare, Zakalukらによるレビューや Dale と Chall による成書が出版されるなどリーダビリティ研究成果のまとめが発表されるようになった。
- 2001年の伝統的リーダビリティへの批判的論文への反響を受けて，2016年には，言語学者の Bailin と Grafstein による初めてリーダビリティを独立して取り上げた成書 *Readability: Text and Context* が刊行された。同書では，リーダビリティの理論的及び実践面でも精緻化を求め，複数の研究課題を提示している。
- 現在も実用に普及している1960年代までに開発された伝統的リーダビリティフォーミュラのほとんどは，構文的複雑性を代替する文の長さ，語彙的難易度を代替する語の音節数の2変数を指標としている。既存の規範となる語彙リストと照合する手法，穴埋め問題のクローズテストなど，人による内容理解テストの評点を用いる手法も考案されている。
- 1980年代には伝統的フォーミュラに対する批判とともに，テキスト構造を取り入れた新リーダビリティフォーミュラ開発研究が行われた。人間のテキスト理解にかかわる認知のメカニズムに基づき，命題密度，1命題あたりの新規概念，テキスト中の事象の連鎖構造，テキスト全体の「設計」などが，リーダビリティに影響を与えるテキストの要素として提示された。この時代に提案された新フォーミュラは複雑で，伝統的フォーミュラと相関が認められたこともあり普及しなかった。
- 新たに，認知科学の理論からテキスト構造を取り入れ，自然言語処理の技術を駆使した分析ツール Co-Metrix が2004年に開発されウェブ上で公開されている。その指標はより多く106項目で，結果はテキスト要素の基本データと指標ごとに設定された得点で表示される。
- リーダビリティの改善は，リーダビリティフォーミュラではできないとされている。フォーミュラの変数はテキスト側の特徴でしかないこと，よく用いられている伝統的フォーミュラが2変数しかないこと，1要素

F．健康医学情報を対象とした研究

- を改善しても別の問題が生じるためと指摘されている。
- リーダビリティの改善には，関連研究から①テキスト構造，②人の興味を引き出すテキストの力，③専門家による改善，④読者の理解，⑤デザインなどより多くの視点が必要とされている。
- リーダビリティの改善手法の検討のためには，ガイドラインや要素を目安とした改善や参加者の指摘による改善を行い，リーダビリティフォーミュラによる判定や人の内容理解テストの結果による評価を行った実験研究が行われているが，一定の方向はまだ見えていない。ライティングやジャーナリズムの分野での実践的なテクニックの累積もあるが，現在でもなお理論的規範は生み出されていない。
- リーダビリティの評価はテキストに焦点を当てた評価，読み手による評価と専門家による評価がある。テキストに焦点を当てた評価ではチェックリストが用いられるのが一般的だが，規範テキストと比較する質的手法も提案されている。読み手による評価ではリーダビリティ研究で考案されたクローズテスト，一般的な読解力テストなどが用いられる。専門家による評価は，主題の専門家でもテクニカルライターでも，一般の人々との評価とは指摘に違いが見られた。
- 健康医学情報を対象としたリーダビリティ研究では，テキストの評価研究が1970年代から盛んに行われ，2004年の時点で300件を超えている。その多くは伝統的リーダビリティフォーミュラによる測定を行っている。ほとんどの場合，測定結果の学年レベルは，読み手の一般的な，あるいは測定したリテラシーレベルを超えていることが問題点として指摘されている。
- 健康医学文書のリーダビリティ改善のための実証研究は評価研究より数は少ないが，1980年代から確認されている。テキストの改善と内容理解テストによる検証，視覚的要素の改善と読み手による評価，自然言語処理による改善と評価などが行われている。
- 健康医学文書のリーダビリティ評価や改善は，リーダビリティフォーミュラやその変数を視点においたものが圧倒的に多い。ほかに健康医学文書を対象として開発されたSAMなどのチェックリストやガイドライン

も用いられている。人による評価では，クローズテストなどの内容理解テストが行われるほか，人の特性を考慮するために，ヘルスリテラシー能力測定が同時に行われている。
- リーダビリティに大きな影響を与えると言われる医学・医療用語については，Consumer Health Vocabulray Initiative（CHVI）の大規模研究プロジェクトが2000年代に推進された。コーパスの構築と語彙の類型化，出現頻度と親密性の確認などの基礎研究が行われた。その成果は NLM の UMLS に一般の人々の医学・医療用語集が，専門家の用語とのマッピングをもとに追加された。CHV はすでに応用研究に活用され，一般の人々の検索語を専門家用語に変換する検索支援システムのプロトタイプが開発されるなどしている。

注・引用文献

1：Weaver, C. A. "Reading". Encyclopedia of Human Behavior. Ramachandran, V. S. editor-in-chief. Academic Press, 1994, p. 1-11.
2：Weaver, C. A.; Renken, A. "Applied psychology of readability". International Encyclopedia of the Social & Behavioral Sciences. 2004, p. 12789-12791.
3：Chall, Jeanne S. "Readability and prose comprehension: continuities and discontinuities". Understanding Reading Comprehension: Cognition, Language, and the Structure of Prose. Flood, James; International Reading Association, eds. International Reading Association, 1984, p. 233-247.
4：Lively, Bertha A.; Pressey, S. L. A method for measuring the 'vocabulary burden' of textbooks. Educational Administration and Supervision. 1923, vol. 9, p. 389-398.
5：Chall, Jeanne S.; Dale, E. Readability Revisited: The New Dale-Chall Readability Formula. Brookline Books, 1995, 159p.
6：Kintsch, W.; Miller, J. R. "Readability: a view from cognitive psychology". Comprehension and Teaching: Research Reviews. Guthrie, John T. ed., International Reading Association, 1981, p. 220-232.
7：Chall, Jeanne S. Readability: In search of improvement. Publishers Weekly. 1979, Oct. 29, 40-41.

8： Redish, J. C. "Readability". Document Design: A Review of the Relevant Research. Felker, D. ed. American Institutes for Research, 1980, p. 69-93.
9： Davison, Alice. et al. ed. Text Readability: Proceedings of the March 1980 Conference. Technical Report no. 213. University of Illinois at Urbana-Champaign; Bolt Beranek and Newman, 1981, 170p.
10： Cutts, Martin. The Plain English Guide. Oxford University Press, 1996, 165p.
11： Dorney, Jacqueline M. The Plain English Movement. ERIC Digest. 1987. ERIC Identifier: ED284273. http://www.ericdigests.org/pre-926/english.htm, (accessed 2017-12-04).
12： Plain Language.gov. http://www.plainlanguage.gov/, (accessed 2017-12-04).
13： Center for Plain Language. https://centerforplainlanguage.org/, (accessed 2018-03-08).
14： Felker, D. B. Document Design: A Review of the Relevant Research. American Institutes for Research, 1980, 171p.
15： Sawyer, M. H. A review of research in revising instructional text. Journal of Reading Behavior, 1991, vol. 23, no. 3, p. 307-333.
16： Klare, G. R. "Readability". Handbook of Reading Research. Pearson, P.; Barr, R.; Kamil, M. L. eds. Longman, 1984, p. 681-744.
17： Zakaluk, Beverley L.; Samuels, S. Jay. Readability: Its Past, Present, and Future. International Reading Association, 1988, 144p.
18： Chall, Jeanne S.; Bisses, G. L.; Conard, S. S.; Harris-Sharples, S. Qualitative Assessment of Text Difficulty. Brookline Books, 1996, 110p.
19： Bailin, Alan; Grafstein Ann. Readability: Text and Context. Palgrave Macmillan, 2016, 224p.
20： Bailin, Alan; Grafstein Ann. The linguistic assumptions underlying readability formulae: a critique. Language and Communication. 2001, vol. 21, no. 3, p. 285-301.
21： Chall, J. S. "The beginning years". Readability : Its Past, Present, and Future. Zakaluk, B. L.; Samuels, S. J. eds. International Reading Association, 1988, p. 2-13.
22： Klare, G. R. Readable computer documentation. ACM Journal of Computer Documentation. 2000, vol. 24, no. 3, p. 148-168.
23： Flesch, R. A new readability yardstick. Journal of Applied Psychology. 1948, vol. 32, no. 3, p. 221-233.
24： Gray, W. S.; Leary, B. E.; Joint Committee on the Reading Interests and Habits of Adults. What Makes a Book Readable, with Special Reference to Adults of Limited Reading Ability. University of Chicago Press, 1935, 358p.
25： McLaughlin, G. H. SMOG grading: A new readability formula. Journal of Reading. 1969, vol. 12, p. 639-646.

26：McCall, W. A.; Crabbs, L. M. Standard Test Lessons in Reading: Teacher's Manual for All Books. Teachers College, Columbia University, 1925, 5vols.

27：McCall, W. A.; Crabbs, L. M. Standard Test Lessons in Reading: Teacher's Manual for All Books. 3rd ed. Teachers College, Columbia University, 1961, 5vols.

28：Thorndike, E. L. The Teacher's Word Book, Teachers College, Columbia University, 1921, 134p.

29：Dale, Edgar; Chall, Jeanne S. A formula predicting readability. Educational Research Bulletin. 1948. vol. 27, p. 11-20, 37-54.

30：Free Dale-Chall Readability Formula with Word List: Original and Revised Versions. http://www.readabilityformulas.com/free-dale-chall-test.php, (accessed 2017-12-04).

31：Bormuth, J. R. Readability: A new approach. Reading Research Quarterly. 1966, vol. 1, p. 79-132.

32：Bormuth, J. R. Development of Readability Analyses. U. S. Dept. of Health, Education, and Welfare, Office of Education, 1969, 2vols.

33：Coleman, E. B. On Understanding Prose: Some Determiners of its Complexity. (NSF Final Report GB-2604). National Science Foundation, 1965.

34：Coleman, E. B. "Developing a technology of written instruction: Some determiners of the complexity of prose". Verbal Learning Research and the Technology of Written Instruction. Rothkopf, E. Z.; Johnson, P. E., eds. Teachers College Press, 1971, 367p.

35：Taylor, W. L. Cloze procedure: A new tool for measuring readability. Journalism Quarterly. 1953, vol. 30, p. 415-433.

36：Graesser, Arthur C.; McNamara, Danielle, S.; Kulikowich, Jonna M. Coh-Metrix: providing mutililevel analyses of text characteristics. Educational Researcher. 2011, vol. 40, no. 5, p. 223-234.

37：Freda, M. C. The readability of American Academy of Pediatrics patient education brochures. Journal of Pediatric Health Care. 2005, vol. 19, p. 151-156.

38：Schriver, Karen A. Readability formulas in the new millennium: What's the use? ACM Journal of Computer Documentation. 2000. vol. 24, no. 3, p. 138-140.

39：Kemper, S. Measuring the inference load of a text. Journal of Educational Psychology. 1983. vol. 75, no. 3, p. 391-401.

40：Davison, Alice; Green, Georgia M. Linguistic complexity and text comprehension: Readability issues reconsidered. L. Erlbaum Associates, 1988, 291p.

41：Kintsch, W.; Vipond E. "Reading comprehension and readability in educational practice and psychological theory". Perspectives on Memory Research: Essays in Honor of Uppsala University's 500th Anniversary. Nilsson, Lars-Göran, ed. Wiley,

1979, p. 329-365.
42：Meyer, B. J. F. Reading research and the composition teacher: the importance of plans. College Composition and Communication. 1982, vol. 33, no. 1, p. 37-49.
43：Graesser, Arthur C.; McNamara, Danielle, S.; Louwerse, M. M. et al. Coh-Metrix: analysis of text on cohesion and language. Behaviour Research Methods, Instruments, & Computers. 2004, vol. 36, no. 2, p. 193-202.
44：Coh-Metrix. version 3.0. http://cohmetrix.com/, (accessed 2017-06-25).
45：Meade, Cathy D.; Smith, Cyrus F. Readability formulas: Cautions and criteria. Patient Education and Counseling. 1991, vol. 17, no. 2, p. 153-158.
46：Manning, D. Writing readable health messages. Public Health Reports. 1981, vol. 96, no. 5, p. 464-465.
47：Britton, Bruce K.; Van Dusen, Lani; Gulgoz, Sami; Glynn, Shawn M. Instructional texts rewritten by five expert teams: Revisions and retention improvements. Journal of Educational Psychology. 1989, vol. 81, no. 2, p. 226-239.
48：Duffy, Thomas M.; Kabance, Paula. Testing a readable writing approach to text revision. Journal of Educational Psychology. 1982, vol. 74, no. 5, p. 733-748.
49：Mccray, A. T. Promoting health literacy. Journal of the American Medical Informatics Association. 2004, vol. 12, no. 2, p. 152-163.
50：波多野完治，小笠原生子．やさしい文章とむずかしい文章：デール博士の立場．読書科学．1957, vol. 2, no. 2, p. 54-60.
51：Fry, E. B. "Writeability: the principles of writing for increased comprehension". Readability: its past, present, and future. Zakaluk, B. L. S.; Samuels, S. J., eds. International Reading Association. 1988, p. 77-95.
52：Flower, Linda S.; Hayes, J. R.; Swarts, H. Revising Functional Documents: The Scenario Principle. Document Disign Project Technical Report. 1980, no. 10. 43p.
53：Haas, Christina; Flower, Linda. Rhetorical reading strategies and the construction of meaning. College Composition and Communication. 1988, vol. 39, no. 2, p. 167-183.
54：Hartley, J.; Burnhill, P. Understanding instructional text: Typography, layout, and design. Adult Learning: Psychological Research and Applications. Howe, Michael J. A. ed. John Wiley & Sons, 1977, 310p.
55：Culbertson, H.; Powers, R. A study of graph comprehension difficulties. Audio Visual Communication Review. 1959, vol. 7, p. 97-100.
56：Feliciano, G.; Powers, R.; Kearl, B. The presentation of statistical information. Audio Visual Communication Review. 1963, vol. 11, p. 32-39.
57：Landa, V. Algorithmization in learning and instruction. Prentice Hall, 1974, 713p.
58：Wright, P.; Reid, F. Some alternatives to prose for expressiong the outcomes of

complex contingencies. Journal of Applied Psychology. 1973, vol. 57, p. 160-166.
59: Blaiwes, A. Formats for presenting procedural instructions. Journal of Applied Psychology. 1974, vol. 59, p. 683-697.
60: Write, P. Forms of complaing. New Behaviour. 1975, vol. 1, p. 206-209.
61: Collins, C. E.; Read, H. D. Plain English: A Guide to Standard Usage and Clear Writing. Prentice-Hall, 1989, 318p.
62: Reynolds, D. W. Assessing Writing, Assessing Learning: A Practical Guide for Evaluating and Reporting on Writing Instruction Programs. University of Michigan Press, 2010, 134p.
63: Simply Put: Guide for Creating Easy-to-Understand Materials. 3rd ed. Centers for Disease Control and Prevention, U. S. Dept. of Health and Human Services, 2010, 43p. http://www.cdc.gov/healthliteracy/pdf/Simply_Put.pdf, (accessed 2018-03-08).
64: Federal Plain Language Guidelines. Rev. 1. 2011, 112p. https://plainlanguage.gov/media/FederalPLGuidelines.pdf, (accessed 2018-03-08).
65: Felker, D. B.; Pickering, F.; Charrow, V. R; Holland, V. M.; Redish, J. C. Guidelines for Document Designers. American Institutes for Research, 1981, 117p.
66: Anderson, R. C.; Reynols, R.; Schallert, D.; Goetz, E. Frameworks for comprehending discourse. American Educational Psychology Journal. 1977, vol. 14, p. 367-381.
67: Kintsch, W.; Keenan, J. Reading rate and retention as a function of the number of propositions in the base structure of sentences. Cognitive Psychology. 1973, vol. 5, p. 257-274.
68: Forster, K. I. Visual perception of rapidly presented word sequences of varying complexity. Perception and Psychophysics. 1970, vol. 8, p. 215-221.
69: Forster, K. I.; Ryder, L. A. Perceiving the structure and meaning of sentences. Journal of Verbal Learning and Verbal Behavior. 1971, vol. 10, p. 285-296.
70: Knight, P. Clearly Better Drafting: Testing Two Versions of the South Africa Human Rights Commission Act, 1995. Plain English Campaign, 1996.
71: Ley, P.; Florio, Tony. The use of readability formulas in health care. Psychology, Health & Medicine. 1996, vol. 1, no. 1, p. 7-28.
72: Thorndike, Edward L.; Irving Lorge. The Teacher's Word Book of 30,000 Words, Teachers College Columbia University, 1944, 274p.
73: Durrel, D. D. Improved Reading Instruction. World Book, 1956, 402p.
74: Charrow, V. "Lowering the difficulty of texts intended for adults: implications for Plain Language in legal documents". Text Readability: Proceedings of the March 1980 Conference. Technical Report no. 213. Davison, A., ed. National Institute of Education, 1981, p. 74-81.

75：Britton, Bruce K.; Gulgoz, Sami. Using Kintsch's computational model to improve instructional text: Effects of repairing inference calls on recall and cognitive structures. Journal of Educational Psychology. 1991, vol. 83, no. 3, p. 329-345.
76：De Jong, M.; Schellens, P. J. Reader-focused text evaluation: An overview of goals and methods. Journal of Business and Technical Communication. 1997, vol. 11, p. 402-432.
77：Irwin, Judith Westphal; Davis, Carol A. Assessing readability: The checklist approach. Journal of Reading. 1980, vol. 24, no. 2, p. 124-130.
78：Singer, H. "Friendly texts: description and criteria". Reading in the Content Areas: Improving Classroom Instruction. 3rd ed., Kendall/Hung, 1992, p. 155-170. http://www.kendallhunt.com/contentarealiteracy/Articles/Singer.pdf, (accessed 2018-03-08).
79：Ulsory, M. Readability approaches: Implications for Turkey. International Education Journal. 2006, vol. 7, no. 3, p. 323-332.
80：Alvermann, D. E; Phelps, S. F. Content Reading and Literacy: Succeeding in Today's Diverse Classrooms. 3rd ed. 2002. 447p.
81：Ambruster, B. B. "Matching readers and texts: The continuing quest". Content Area Reading and Learning. 3rd ed. 2008, p. 35-54.
82：Cloze test creator. http://l.georges.online.fr/tools/cloze.html, (accessed 2018-03-08).
83：Create your own cloze. Click School. http://www.clickschool.co.uk/pages/cloze, (accessed 2018-03-08).
84：Cloze Generator. Kenji Kitao. Last updated on Aug. 2, 2017. http://www.oit.ac.jp/ip/~kamiya/mwb/mwb.html, (accessed 2017-12-07).
85：Doak, Cecilia Conrath; Doak, Leonard G.; Root, Jane H. Teaching Patients with Low Literacy Skills. 2nd ed. J. B. Lippincott, 1996, 212p.
86：Kandula, S.; Zeng-Treitler, Q. Creating a gold standard for the readability measurement of health texts. AMIA Annual Symposium Proceedings. 2008, p. 353-357.
87：Busselman K. M.; Holcomb C. A. Reading skill and comprehension of the dietary guidelines by WIC participants. Journal of the American Dietetic Association. 1994, vol. 94, no. 6, p. 622-625.
88：Kintsch, W.; Kozminsky, E.; Streby, W. J.; McKoon, G.; Keenan, J. M. Comprehension and recall of text as a function of content variables. Journal of Verbal Learning and Verbal Behavior. 1975, vol. 14, no. 2, p. 196-214.
89：Reder, Lynne M.; Anderson, John R. A comparison of texts and their summaries: memorial consequences. Journal of Verbal Learning and Verbal Behavior. 1980,

vol. 19, no. 2, p. 121-134.
90：Leroy, G.; Helmreich, S.; Cowie J. R. The influence of text characteristics on perceived and actual difficulty of health information. International Journal of Medical Informatics. 2010, vol. 79, no. 6, p. 438-449.
91：Chall, Jeanne S. Graded Reading Paragraphs in Health Education: Readability by Example. Ohio State University, 1947, Dissertation/Thesis, 192p. http://rave.ohiolink.edu/etdc/view?acc_num=osu1291291293, (accessed 2017-12-07).
92：Hunt, S. M. The communicative effects of a rewritten driver's manual. Master's thesis. Rugers University, 1982.
93：Birru, M., Monac, V. M., Chalres, L.; Few, H.; Njie, V.; Bierria, T.; Detlefsen, E.; Steinman, R. Internet usage by low-literacy adults seeking health information: An observational analysis. Journal of Medical Internet Research. 2004, vol. 6, no. 3, e25.
94：De Jong. Expert judgments versus reader feedback: A comparison of text evaluation techniques. Journal of Technical Writing and Communication. 1996, vol. 26, no. 4, p. 507-519.
95：Bauman, A. The comprehensibility of asthma education materials. Patient Education and Counseling. 2010, vol. 32, p. S51-S59.
96：Davis, T.; Crouch, M. A.; Willis, G.; Miller, S.; Abdehou, D. M. The gap between patient reading comprehension and the readability of patient education. Journal of Family Practice. 1994, vol. 31, no. 5, p. 533-538.
97：Schmitt, P. J.; Prestigiacomo, C. J. Readability of neurosurgery-related patient education materials provided by the American Association of Neurological Surgeons and the National Library of Medicine and National Institutes of Health. World Neurosurgery. 2013, vol. 80, no. 5, p. e33-39.
98：Holcomb, Carol Ann; Ellis, John K. The Cloze procedure: Measuring the readability of selected patient education materials. Health Education. 1978, vol. 9, no. 6, p. 8-10.
99：Morris, L. A. Patient package inserts: A new tool for patient education. Public Health Reports. 1977, vol. 92, no. 5, p. 421-424.
100：Williams, Donald M.; Counselman, Francis L.; Caggiano, Christopher D. Emergency department discharge instructions and patient literacy: A problem of disparity. The American Journal of Emergency Medicine. 1996, vol. 14, no. 1, p. 19-22.
101：Coyne, C. A. et al. Randomized, controlled trial of an easy-to-read informed consent statement for clinical trial participation: A study of the Eastern Cooperative Oncology Group. Journal of Clinical Oncology. 2003, vol. 21, no. 5, p. 836-842.

102：Davis, T. C.; Holcombe, R. F.; Berkel, H. J.; Pramanik, S.; Divers, S. G. Informed consent for clinical trials: A comparative study of standard versus simplified forms. Journal of the National Cancer Institute. 1998. vol. 90, no. 9, p. 668-674.
103：Paasche-Orlow, M. K.; Taylor, H. A.; Brancati, F. L. Readability standards for informed-consent forms as compared with actual readability. New England Journal of Medicine. 2003, vol. 348, no. 8, p. 721-726.
104：Bergman, J.; Gore, J. L.; Singer, J. S.; Anger, J. T.; Litwin, M. S. Readability of health related quality of life instruments in uroloyg. Journal of Urology. 2010, vol. 183, p. 1977-1981.
105：Bates, B. R.; Romina, S. M.; Ahmed, R. The effect of improved readability scores on consumers' perceptions of the quality of health information on the Internet. Journal of Cancer Education. 2007, vol. 22, no. 1, p. 15-20.
106：Leroy, G.; Helmreich, S.; Cowie, J. R.; Miller, T.; Zheng, W. Evaluating online health information: beyond readability formulas. AMIA Annual Symposium proceedings. 2008, p. 394-398.
107：Osborne, Helen. Health Literacy from A to Z: Practical Ways to Communicate Your Health Message. Jones and Bartlett, 2005, 293p.
108：Weiss, B. D. Health Literacy and Patient Safety: Help Patients Understand: Manual for Clinicians. 2nd ed. American Medical Association, 2007, 56p. http://www.partnershiphp.org/Providers/HealthServices/Documents/Health%20Education/CandLToolKit/2%20Manual%20for%20Clinicians.pdf, (accessed 2017-12-04).
109：Consumer Health Vocabulary Initiative. http://consumerhealthvocab.org/, (accessed 2011-07-19). ＊現在このサイトはアクセスできないが、プロジェクトで作成された用語が登録されている Unified Medical Language System の以下のページに説明がある。
CHV（CHV）：synopsis. U.S. National Library of Medicine. https://www.nlm.nih.gov/research/umls/sourcereleasedocs/current/CHV/, (accessed 2018-03-08).
110：Nielsen-Bohlman Lynn; Panzer, Allison M.; Kindig, David A; Institute of Medicine, Committee on Health Literacy. Healrh Literacy: A Prescription to End Confusion. National Academies Press, 2004, 345p.
111：Sieving, P. C. Factors driving the increase in medical information on the web: One American perspective. Journal of Medical Internet Research. 1999, vol. 1, no. 1, e3.
112：Friedman, D. B.; Hoffman-Goetz, L. A Systematic review of readability and comprehension instruments used for print and web-based cancer information. Health Education & Behavior. 2006, vol. 33, no. 3, p. 352-373.
113：Berland G. K. et al. Health information on the Internet: accessibility, quality, and

readability in English and Spanish. JAMA. 2001, vol. 285, no. 20, p. 2612-2621.
114：Wide-Range Achievement Test, Revised 2（WRAT-R2）などの難易度別の語彙の意味を回答する簡易なものもよく用いられている。
115：WRAT-R2と同様に，難易度別の語彙を用意し発音させるRapid Estimate of Adult Literacy in Medicine（REALM）が簡易で学年レベルが結果として示されるため，よく用いられる。
116：Jolly, B. T. et al. Functional illiteracy among emergency department patients: a preliminary study. Annals of Emergency Medicine. 1993, vol. 22, no. 3, p. 573-578.
117：Jolly, B. T. et al. Simplification of emergency department discharge instructions improves patient comprehension. Annals of Emergency Medicine. 1995, vol. 26, no. 4, p. 443-446.
118：Delp, C.; Jones, J. Communicating Information to Patients: The Use of Cartoon Illustrations to Improve Comprehension of Instructions. Academic Emergency Medicine. 1996, vol. 3, no. 3, p. 264-270.
119：Houts, P. S. et al. Using pictographs to enhance recall of spoken medical instructions. Patient Education and Counseling. 1998, vol. 35, no. 2, p. 83-88.
120：Murphy, P. W. et al. Comparing the effectiveness of video and written material for improving knowledge among sleep disorders clinic patients with limited literacy skills. Southern Medical Journal. 2000, vol. 93, no. 3, p. 297-304.
121：Hwang, S. W. et al. The effect of illustrations on patient comprehension of medication instruction labels. BMC Family Practice. 2005, vol. 6, no. 1, p. 26.
122：Zeng, Qing; Kim, Eunjung; Crowell, Jon; Tse, Tony. A text corpora-based estimation of the familiarity of health terminology. Biological and Medical Data Analysis. 2005, p. 184-192.
123：Miller, M. J.; DeWitt, J. E.; McCleeary, E. R.; O'Keefe, K. J. Applicationof the Cloze Procedure to evaluate comprehension and demonstrate rewriting of pharmacy educational materials. Annals of Phamacotherapy. 2009, vol. 43, p. 650-657.
124：Kandula, S.; Curtis, D.; Zeng-Treitler, Q. A semantic and syntactic text simplicfication tool for health content. AMIA Symposium Proceedings. 2010, p. 366-370.
125：Luk, A.; Aslani, P. Tools used to evaluate written medicine and health information: Document and user perspectives. Health Education and Behavior. 2011, vol. 38, no. 4, p. 389-403.
126：Keselman A.; Tse T.; Crowell, J.; Browne, A.; Ngo L.; Zeng, Q. Relating consumer knowledge of health terms and health concepts. AMIA Annual Symposium Proceedings. 2006, p. 980.
127：Pichert, James W.; Elam, Peggy. Readability formulas may mislead you. Patient

Education and Counseling. 1985, vol. 7, no. 2, p. 181-191.
128：Gemoets, D.; Rosemblat, G.; Tse, T.; Logan, R. Assessing readability of consumer health information: An exploratory study. Medinfo. 2004, vol. 11, no. pt. 2, p. 869-873.
129：How to write easy-to-read health materials. MedlinePlus. National Library of Medicine. Last updated on 28 June 2017. https://medlineplus.gov/etr.html, (accessed 2018-03-08).
130：Kirkpatrick, Mary Ann F.; Mohler, Cherri P. Using the readability assessment instrument to evaluate patient medication leaflets. Drug Infectious Journal 1999, vol. 33, no. 2, p. 557-557.
131：Moult, B.; Franck, L. S.; Brady, H. Ensuring quality information for patients: Development and preliminary validation of a new instrument to improve the quality of written health care information. Health Expectations. 2004, vol. 7, p. 165-175.
132：Provost, M.; Koompalum, D.; Dong, D.; Martin, B. C. The initial development of the webMedQual scale domain assessment of the construct of quality health web sites. International Journal of Medical Informatics. 2006, vol. 75, p. 42-57.
133：Miller, Trudi; Leroy, Gondy. A balanced approach to health information evaluation: A vocabulary-based naive Bayes classifier and readability formulas. International Journal of biomedical Engineering Technology. 2008, vol. 1, no. 4, p. 395-414.
134：Keselman, A.; Logan R.; Smith. C. A.; Leroy G.; Zeng-Treitler, Q. Developing informatics tools and strategies for consumer-centered health communication. Journal of the American Medical Informatics Association. 2008, vol. 15, no. 4, p. 473-483.
135：Ownby, R. L. Influence of vocabulary and sentence complexity and passive voice on the readability of consumer-oriented mental health information on the Internet. AMIA Annual Symposium Proceedings. 2005, p. 585-589.
136：Baker, Lynda M.; Gollop, Claudia J. Medical textbooks: Can lay people read and understand them? Library Trends. 2004, vol. 53, no. 2, p. 336-347.
137：Rosemblatt, G.; Logan, R.; Tse, T.; Graham, L. How do text features affect readability: Expert evaluation of consumer health text. Mednet 2006: 11th World Congress on Internet in Medicine the Society for Internet in Medicine. 2006.
138：MedlinePlus. https://www.nlm.nih.gov/medlineplus/, (accessed 2018-03-08).
139：Keselman, A.; Tse, T.; Crowell, J.; Browne, A.; Ngo. L.: Zeng, Q. Assessing consumer health vocabulary familiarity: An exploratory study. Journal of Medical Internet Research. 2007, vol. 9, no. 1, p. e5.

140：Elhadad N. Comprehending technical texts: Predicting and defining unfamiliar terms. AMIA Annual Symposium Proceedings. 2006, p. 239-243.
141：Tse, T.; Soergel, D. Exploring medical expressions used by consumers and the media: An emerging view of consumer health vocabularies. AMIA Annual Symposium Proceedings. 2003, p. 674-678.
142：Keselman A. et al. Consumer health concepts that do not map to the UMLS: where do they fit? Journal of the American Medical Informatics Association. 2008, vol. 15, p. 496-505.
143：Zeng, Qing; Kim, Eunjung; Crowell, Jon; Tse, Tony. A text corpora-based estimation of the familiarity of health terminology. Biological and Medical Data Analysis. 2005, p. 184-192.
144：Keselman, A.; Tse T.; Crowell. J.; Browne, A.; Ngo L.; Zeng, Q. Relating consumer knowledge of health terms and health concepts. AMIA Annual Symposium proceedings. 2006, p. 980.
145：Zeng Q. T.; Crowell J.; Plovnick, R. M.; Kim E.; Ngo L.; Dibble, E. Assisting consumer health information retrieval with query recommendations. Journal of the American Medical Informatics Association. 2006, vol. 13, no. 1, p. 80-90.
146：Kim, H.; Goryachev, S.; Rosemblat, G.; Browne, A.; Keselman, A.; Zeng-Treitler, Q. Beyond surface characteristics: a new health text-specific readability measurement. AMIA Annual Symposium Proceedings. 2007, p. 418-422.
147：Zeng-Treitler, Q.; Kim, H.; Goryachev, S.; Keselman, A.; Slaughter L.; Smith, C. A. Text characteristics of clinical reports and their implications for the readability of personal health records. Medinfo. 2007, vol. 12, no. Pt 2, p. 1117-1121.
148：Miller, T.; Leroy, G.; Wood, E. Dynamic generation of a table of contents with consumer-friendly labels. AMIA Annual Symposium Proceedings. 2006, p. 559-563.

III章

日本語のリーダビリティに関する研究

　本章は,「【研究課題2】①日本語のリーダビリティ研究は存在するのか。②関連の研究はどこまで進んでいるのか。③健康医学情報のコミュニケーションギャップ解消を目的とした研究はほかにないか。④日本語のリーダビリティ研究として取り組むべきトピックは具体的に何か」を明らかにするために行った,日本語を対象としたリーダビリティに関する研究の文献レビューである。

　英語を対象とした研究と比較すると,日本語についてリーダビリティを冠した研究は少ない。したがって,日本語を対象とした本章では,日本語学[1]で実質リーダビリティにかかわる研究や工学などの関連分野,及び実践的な試みも含め範囲を広く設定する。

　リーダビリティを表す用語については,日本語では英語のReadabilityに対し,関連研究の中で,「リーダビリティ」「可読性」「難易度」「やさしさ」「わかりやすさ」「読みやすさ」など,いくつかの語が用いられている。本文中では引き続き「リーダビリティ」を用い,前章の英語を対象としたレビューと同様に,見やすさ(legibility),読みやすさ(ease of reading),内容理解のしやすさ(ease of understanding)の3つの側面についてすべて取り上げる。

　以下では,まず一般的な日本語のリーダビリティと関連研究について,その歴史を概観する(A節)。続いて,トピック別に,1950〜1960年代を中心とした日本語リーダビリティフォーミュラ開発を目指した基盤研究(B節),1980年代以降の自動処理を用いた評価研究(C節),書き換えの試みと実践としての改善研究(D節)日本語学におけるやさしさ,わかりやすさ,読みやすさ(E節)について述べる。最後に健康医学情報を対象とした研究と実践を取り上げる(F節)。

A．日本語のリーダビリティと関連研究の歴史

1．リーダビリティ研究のはじまり

　1940年代終わりから1950年代にかけ，現在もよく利用されている Rudolf Flesch[2]と J. Peter Kincaid[3]や Edgar Dale と Jeanne Chall[4]らによる英語のリーダビリティフォーミュラが発表され，人による評価のためのクローズテストの提案が Wilson L. Taylor[5]からなされると，日本でもリーダビリティが注目された。波多野完治[6]，上野英夫[7]らが詳細な文献レビューを発表している。また，これらに続いて，教育やマスコミュニケーション分野での応用を視野に，日本語のリーダビリティフォーミュラを開発しようとする研究が1950年代から1960年代にかけて実施された。テキスト分析によるリーダビリティに影響を与えるテキスト要素の抽出研究が多いが，英語のように今も広く使われるフォーミュラが確立した形跡は確認できない。

　一方，言語としての日本語を対象とした日本語学でも，「リーダビリティ」の語は使われなくても，文字を含む表記，語，文，そして文章の様々なレベルでのリーダビリティにかかわる「やさしさ，わかりやすさ，読みやすさ」は検討されてきた。たとえば，日本語学研究者による1960年代から刊行されている「文章表現」に関する技術的な著書にも，わかりやすい文章の書き方として記述が見られる[8]。また，1981年の木下是男の『理科系の作文技術』に代表される論文の書き方に関する実用書にも，「わかりやすい」あるいは「読みやすい」文章の要件が示されている[9, 10, 11, 12, 13]。

2．1980年代以降の自動処理を前提としたリーダビリティ関連研究

　日本語のリーダビリティに関する研究は，フォーミュラが普及しなかったためか，1970年代にはほとんど見当たらない。1980年代以降になって，情報技術の発達に伴い自動処理を用いたリーダビリティ研究が出現している。中でも1988年の東京大学理学部情報科学科の建石由佳らの研究[14]は，最も早い時期に発表されたコンピュータを用いたテキスト分析による，リーダビリティフォー

ミュラの提案である。

　2000年頃から，自動処理による分析を適用した言語学「自然言語処理」が発展するに伴い，複数のリーダビリティを計測するツールがウェブ上に公開されるようになった。名古屋大学工学部情報・通信工学専攻の佐藤理史らが開発した『日本語テキストの難易度を測る』[15]（2008年5月公開），長岡技術大学工学部基盤共通教育部日本語教育講座の柴崎秀子らが開発したツール『日本語リーダビリティ測定』[16]（2009年公開），当時筑波大学で現在早稲田大学大学院日本語教育研究科の李在鎬らによる『jReadability』[17]（2013年公開）がそれである。リーダビリティを冠してはいないが，東京国際大学言語コミュニケーション学部の川村よし子らによる『チュウ太の道具箱』[18]（1999年公開）や，一ツ橋大学国際教育センターの庵功雄らによる「やさしい日本語」サイト[19]で公開されている2種類の『やさ日チェッカー』（2012年公開）もリーダビリティ測定ツールといえる。

　さらに，自動処理を前提としたリーダビリティの改善研究に相当する，日本語の書き換えツールも提案されるようになっている。工学分野での書き換え研究や後述する日本語学の「やさしい日本語」あるいは「わかりやすい日本語」のためにも書き換えや支援ツールが開発されている。

3．日本語学の広がりとしてのリーダビリティ

　日本語学は言語学の一分科で，日本語を対象とする学問分野であるが[1]，「リーダビリティ」は，現在のところ日本語学の中で確立した一領域とはいえない。たとえば『日本語学研究事典』[20]の中に「リーダビリティ」に相当する項目は見当たらない。しかし，近年 George R. Klare の定義するリーダビリティの「読みやすさ」「理解のしやすさ」「見やすさ」に通じる「やさしい日本語」あるいは「わかりやすい日本語」が注目を集め，関連の研究成果でリーダビリティ研究が取り上げられている。

　やさしい日本語という考え方自体は，日本人を対象とした漢字の制限などにより，その実現が古くから試みられていた。外国人を対象としたものは比較的新しいが，佐藤和之が「やさしい日本語」を1995年に提唱したことを機に，この表現が普及した[21]。佐藤らの「やさしい日本語」は，阪神・淡路大震災をき

っかけとした，災害時の外国人への緊急情報や避難時の生活情報の伝達を目的とした概念と実践である[22]。

「やさしい日本語」は定住外国人にとって平時にも必要であるとして，庵功雄が率いる研究グループでもこの語が用いられている[23]。2013年出版の『「やさしい日本語」は何を目指すか：多文化共生社会を実現するために』[24]は庵らの2008年からの科研費を機に本格的に始まった研究成果の1つである。この図書にはリーダビリティ測定ツール「チュウ太の道具箱」を用いた書き換えについて，開発者の川村が解説している。また，2014年の『日本語教育』誌でも「『やさしい日本語』の諸相」と題した特集号[25]が組まれ，柴崎がリーダビリティ研究[26]とのかかわりについて寄稿している。

日本語学研究者が用いるリーダビリティにかかわる表現に「わかりやすい日本語」もある。2016年に出版された『わかりやすい日本語』[27]では，同書の1章「わかりやすい文章表現の条件」で，石黒圭が語学的条件による読みやすさをリーダビリティ（readability）と説明し，その要件を概説している[28]。

これらの「やさしい日本語」あるいは「わかりやすい日本語」が，近年注目を集めてきた背景には，日本語学の応用機会の広がりと，それに伴う学問分野の範囲の広がりがあると考えられる。応用機会の第1には，第二次世界大戦に中断はあったものの，古くから関心が寄せられてきた，マスメディアの進展に伴う誰にも「わかりやすい」日本語の追究がある[29]。第2には，佐藤や庵らの取り組みに見られる，増えてきた在日外国人への対応である。第3には，一般の人々への専門情報の伝達機会である。たとえば，2009年5月に開始された裁判員制度の導入に対して，"分かりやすくかつ正確な法廷用語"を検討するプロジェクトチームが組織され，2008年にはその最終報告書が刊行された[30]。もう1つ伝達機会が多くなっている専門情報は，本書の主題でもある健康医学情報で，そのニーズの高まりについてはⅠ章で記述したとおりである。これに応えた日本語学とかかわりの深い動きが，F節で詳述する国立国語研究所が主導した「『病院の言葉』を分かりやすくする提案」プロジェクトを中心とした，医療用語をわかりやすくする工夫[31]である。

日本語学は，従来は言語そのものに焦点をあてていた。ところが最近では，言語を用いた生活やいろいろな場面でのコミュニケーションツールとしての位

置づけを検討する社会言語学的な研究が進展している，と言われている[32]。リーダビリティとの接点となる「やさしい日本語」や「わかりやすい日本語」の提唱も，そのような日本語学の広がりの表れといえるだろう。

B．リーダビリティ基盤研究

　本節からトピック別に日本語のリーダビリティにかかわる研究を取り上げ，詳述する。本節では日本語のリーダビリティを扱った基盤研究として，1950～1960年代のリーダビリティに影響を与える要因を探った研究を網羅的に取り上げ（1項），1960年代までの人を使った評価を行った研究にもふれる（2項）。

1．リーダビリティに影響を与える要因に関する研究

　1950～1960年代のリーダビリティに影響を与える要因を探った研究を，Ⅲ-1及びⅢ-2表にまとめた。以下，テキスト分析のみを行った庵逧嚴と阪本一郎，加えて人による評価も実施した森岡健二と堀川直義の4名の研究を取り上げる。

a．庵逧嚴の読書のための適書選択基準作成

　中学校教諭の庵逧嚴は，読書指導のために適切な図書選択をする客観的な手掛かりを求め，文章の難易度に影響する要因を小学校の国語教科書から無作為抽出した1,504の文書の分析から抽出している。文の長さを文長偏差値，漢字含有率を漢字数偏差値として，これら2つの指標で難易度を測定できるとした。この成果は『読書科学』誌に掲載されている[33]。

b．阪本一郎の読みやすさのインデクス開発

　東京学芸大学から日本女子大学に移った阪本一郎も，『読書科学』誌に一連の研究成果として6論文を発表している。研究の目的は文章による通信の促進，読書指導者の文章選択，そして語彙教育への応用である。
　阪本は，米国で語彙表との照合を提唱したDaleらの成果を受け，新村出の『言林』をもとに国語学者による重要度の確認，さらに大学と国語教育関係の教員5名による点検を経て，まず日本語の『教育基本語彙』を刊行している[34]。

Ⅲ-1表　リーダビリティに影響を与える要因に関する研究（テキスト分析）

研究者名 所属	実施年	名称 (目的)	テキスト	参加者	
庵逧巖 兵庫県佐用中学校	1956[*1]	読書のための適書選択基準作成	小学校の国語の教科書昭和31年度版全巻から無作為抽出した1,504の文章	—	
阪本一郎 東京学芸大学 →日本女子大学	1962[*2]	読みやすさのインデックスの開発（文章による通信の促進＋指導者の文章選択＋語彙教育への応用）	小中高の昭和36年度国語，社会，理科教科書から抽出した400章	—	
	1963[*3]		国語教科書から小学校1，2年は全部，3年以上中学校まで各学年300文	—	
	1964[*4]		小学校の国語，社会，理科と中高校の国語教科書から，国語は生活文と説明文各1,000文，社会・理科は各2,000文	—	
	1965[*5]		週刊誌の情報記事，小説，論説	—	
	1965[*6]	読みやすさのインデックスの開発	国文学専攻の大学生が選んだ昭和25年以前に出版された現代文学の代表作10編	—	
	1971[*7]		小中高の昭和42年度版国語及び高校の日本史，世界史，地理，倫理，生物，物理の教科書から720編	—	

B. リーダビリティ基盤研究

テキスト分析	人による評価	方法	結果
○	×	文の長さ，漢字含有率の分析	難易度＝文長偏差値＋漢字数偏差値
○	×	「教育基本語彙」の語彙比重によるテキスト分析	学年別語彙比重構成の標準の作成
○	×	１文の字数，漢字数，語数，句数の学年ごとの比較分析	学年が進むに従って文は長くなる；語数計算による文の長さの査定が合理的である
○	×	一文の語数の中間値，四分位を用いた分析	分散の違いを踏まえた文長比重点の査定基準の開発
○	×	文長比重法による分析	情報記事の１文あたりの語数は小学校４年生，小説は小学校３年生相当。ただし差が大きい。話の文は地の文の1/2の長さ。論説は14語文で高等学校相当より長い。
○	×	文長比重法による分析	地の文の代表値は１文あたり10語で，昭和37年の週刊誌小説７語より長い。話の文は４語とかわらない。作家により長文傾向がある。
○	×	漢字率，基本語彙率，長文率，短文率，会話文率による分析の比較	1000字の漢字率，500語の基本語彙率，200文の長文率によってリーダビリティ評定が可能

＊１　庵逧巌．文章の難易度よりみた適書選択の基準について（試案）．読書科学．1956, vol. 1, no. 1, p. 29-33.
＊２　阪本一郎．文章の語彙比重の査定法：Readability 研究の一つの試み．読書科学．1962, vol. 6, no. 1/2, p. 37-44.
＊３　阪本一郎．国語教科書の文の長さとその測定法．読書科学．1963, vol. 7, no. 2, p. 17-24.
＊４　阪本一郎．文の長さの比重の査定法．読書科学．1964, vol. 8, no. 1, p. 1-6.
＊５　阪本一郎．現代ジャーナリズムの文の長さ．読書科学．1965, vol. 8, no. 2, p. 11-17.
＊６　阪本一郎．現代小説の文長構造．読書科学．1965, vol. 9, no. 1, p. 30-37.
＊７　阪本一郎．読みやすさの基準の一試案．読書科学．1971, vol. 14, no. 3/4, p. 1-6.

Ⅲ-2表　リーダビリティに影響を与える要因に関する研究（テキスト分析＋人による評価）

研究者名 所属	実施年	名称 (目的)	テキスト	参加者
森岡健二 国立国語研究所→東京女子大学→上智大学	1951[*1]	読みやすさの基礎調査 (測定の基礎資料作成)	雑誌記事（児童読物，大衆読物，文芸小説，論説，学術論文）10ページにつき1ページ	—
	1952[*2]		小学校〜高校の国語，社会，理科の教科書から等間隔に200文を抜いた文	—
	1952[*3]		小学校〜高校の国語，社会，理科の教科書から等間隔に200文を抜いた文	—
	1954[*4]		文の長さと漢字含有率によって推定した，5段階の難易度の800字〜1000字のテキスト	小学校3年生〜中学校2年生
堀川直義 朝日新聞社→立教大学／上智大学→成城大学	1955-1957[*5]	文章のわかりやすさの研究 (記事をやさしくするための難易3要素の確認)	独自テキスト（社会面，学芸・家庭面，政経面，外電記事に相当する4種）	—
			独自テキスト 内容4種×（文の長短×構文の複雑多少×漢字多少の要素の組み合わせ）8種＝32種	層化サンプリングした東京都内の中学3年生1300名
			新聞記事 内容と3要素が多段階に異なる15種	
			新聞記事の事実文と文学文章それぞれ3要素が多段階に異なる132種	同上の2600名

B．リーダビリティ基盤研究

テキスト分析	人による評価	方法	結果
○	×	文の長さ，漢字・漢語の含有率，親しみ指標の分析	児童読物，大衆読物，文芸小説，論説，学術論文の順で文は長くなり，漢字・漢語の割合が増える。外来語・原語，文語的表現も増えるが，親しみやすい会話文，呼びかけ，人称代名詞は減る
○	×	文字及び文字種，語彙，文法の分析	学年が進むに従い，すべての言語的要素は複雑化しており，読解力の発達に対応している
○	×	文の長さ，漢字・漢語含有率分析	学年が進むに従い，文が長く，漢字・漢語の割合が増える。社会科が特に難しい。出版社により同学年でも度合は異なる
○	○	選択肢問題による内容理解テスト	各学年とも難易度が高いテキストほどテストの正答率が下がる
○	×	サンプル収集と難易別の類型化	主観的な難易文例から，記事種類別の漢字の含有率，文の長さの平均と標準偏差，構文の複雑なパターンの収集
○	○		・事実文は，漢字が多く，構文は複雑な方がわかりやすい。文の長さに有意差なし ・文学文は，漢字が少なく，文は短い方がわかりやすい。構文の複雑さに有意差なし
○	○	2種ずつ提示する難易度判定	・漢字は100字あたり20字が一番わかりやすい。 ・文の長さは200字が最も読みやすい。 ・構文の複雑箇所は100字あたり2.5個が最もわかりやすい
○	○		・結論：事実文は文の長さ1，漢字3；文学文は構文1，漢字6のウエイトである

* 1　森岡健二. 読みやすさの基礎調査. 国立国語研究所年報. 1953, vol. 4, p. 114-131.
* 2　森岡健二. 教科書文章の難易調査. 言語生活. 1954, p. 35-39.
* 3　森岡健二. 読みやすい文章とは？：測定方法の試案. 新聞研究. 1954, no. 32, p. 28-31.
* 4　森岡健二. "リーダビリティー". コトバの美学. 中山書店, 1958, p. 210-226.
* 5　堀川直義. 文章のわかりやすさの研究. [朝日新聞調査研究室], 1957, 213p.

1962年には，小中学校の国語，社会，理科の教科書から抽出した400章とこの『教育基本語彙』の照合から学年別語彙比重構成の標準を作成した[35]。文の長さについては，やはり小中学校の教科書の分析から，文字数よりも語数による測定の方が合理的であることを確認し[36]，分散の違いを踏まえた査定基準として文長比重法を開発した[37]。さらに，この文長比重法を用い，週刊誌の情報記事[38]，小説，論説や，国文学専攻の大学生が選んだ昭和25年以前に出版された現代文学の代表作10編の分析も実施している[39]。教科書では生活文と説明文に，小説では地の文と会話文に分けて分析し，異なる傾向があることも指摘している。1971年には小学校から高校までの教科書から720編を抽出し，5要因によるテキスト分析を比較している。その結果，漢字率，基本語彙率，長文率の3要因によってリーダビリティ評定が可能であると結論づけている[40]。

c．森岡健二の読みやすさの基礎調査

　森岡健二は文章の読みやすさを測定する基礎資料を作成するために，「読みやすさの基礎調査」としてテキスト分析と人による評価で確認する実験研究を行った。最終目標は読みやすさの尺度を設定して記事の改善に寄与するとあるが，そこまでにはいたっていない。

　前半の国立国語研究所におけるテキスト分析は，1951年には雑誌記事[41]，1952年には教科書[42, 43]を題材として実施された。雑誌記事では，児童読物，大衆読物，文芸小説，論説，学術論文という順で，一般的に難しいとされる種類のテキストになるに従い，文の長さ，漢字・漢語の含有率が増加，親しみの指標である会話文等は減少していくことが確認された。また，教科書でも学年が進むにつれ同様の傾向があった。これらの結果から「読みやすさ」の尺度化にはこれらの言語的要素のうち構文にあたる①文構成の複雑さ，語彙にかかわる②難語の含まれ方，③文語的表現を示す要素から1つずつの要素を選ぶとよいとしている。

　後半の実験研究は，1954年に小学校3年生〜中学校2年生を参加者として実施された[44]。顕著で機械的に数えることができる要因として，文の長さと漢字含有率について「非常にやさしい」から「非常に難しい」までの5段階の目安を仮に提案している。実験ではこの目安に合致した既存のテキスト800字〜

1,000字を読ませ，多肢選択問題による内容理解テストを実施している。テストの結果では，段階を追って最も難しいテキストの正答率が下がることから，2つの要因が理解に関係していると結論づけている。

d．堀川直義の文章のわかりやすさの研究

　朝日新聞の「記事をやさしくする委員会」の委員だった同社調査研究室員の堀川直義は，文章のわかりやすさに関する，他に類を見ない大規模な実験研究を1955年から行い，1957年に社内用報告としてまとめている[45]。堀川は実験に先立ち，文筆家など計442人に依頼して絵や英文をもとに作成してもらった，様々な文章のサンプルの収集，分析から研究を始めている。依頼した4種類の絵や英文は社会面，学芸・家庭面，政経面，外電記事に相当する。この手法は，それまでの読み易さの研究が，異なる内容のテキストを題材にしているという批判に基づき，同内容で難易度の異なるテキストを分析するべきであると主張して考案されたものである。

　実験は，3回行われているが，いずれも東京都内の中学校3年生を対象としている。参加者は，代表性を確保するために層化抽出し，第1，2回は各回1,300名，第3回は2,600名を対象としている。地域を東京都内としたのは実現可能な地理的な条件からである。中学3年生を選んだのは，新聞の読者として想定している多くの日本人の最低限の読み書き能力が義務教育修了の人々のそれに相当する，という前提に立っている。

　実験はいずれも，要素の難易度が異なる同内容のテキストを2つずつ提示し，どちらのテキストがわかりやすいか難易判定をさせている。最初の実験では，4種類の内容を取り上げ，収集サンプルを参考に，それぞれ①文の長短，②構文が簡易か複雑か，③漢字の多少の3要素について異なる組み合わせで8種類に変化させた合計32のテキストを用意している。第2回のテストでは，実際の新聞記事を3種類用意し，1種類は文の長短を，2種類目は漢字の多少を，3種類目は文の複雑さを5段階に変化させて提示した。第3回のテストでは，まず，漢字を教育漢字や当用漢字，朝日新聞への出現頻度などから初級，中級，上級に分けている。テキストはこれらの級別の漢字含有率と，文の長短，文の複雑をそれぞれ8段階に変化させ，事実文と文学文に分けて合計132種類を用

Ⅲ-3表　文章の種別ごとの文章の難易要因と比重

	事実的文章		文学的文章	
センテンスの長さ	長い方がよい	1	（短い方がよい）＊	0
構文	（複雑がよい）＊	0	単純がよい	1
漢字	多い方がよい	3	少ない方がよい	6

＊（　）は実験で有意差は認められなかった傾向
出典：堀川直義．文章のわかりやすさの研究．［朝日新聞調査研究室］，1957，p. 197, 209．から筆者が作表。

意して提示している。

　以上の実験研究の結果を，堀川はⅢ-3表のようにまとめている。事実的文章ではセンテンスは長い方がよく，構文は複雑で，漢字の多い方がわかりやすい。またこれと逆に，文学的文章ではセンテンスが短く，構文は単純で，漢字が少ない方がわかりやすいと結論づけている。また，実験結果の要因の比重から，事実文ではセンテンスの長さ1，漢字3，文学文では構文1，漢字6という要因のウェイトも提示している。しかし，これらの結論は"一定の極限において"という但し書きがあり，事実文で漢字が多い方がわかりやすいといっても初級漢字は100文字あたり26文字以上ある方がいいが，上級漢字は20字くらいまでが良いこと，センテンスは40字～100字がわかりやすいこと，構文は100字中複雑箇所が4～5箇所あるのがわかりやすいなど，条件を細かく提示している[45]。

2．人による評価に関する研究

a．クローズテスト

　クローズテストは，英語のリーダビリティフォーミュラにかわる「人によってリーダビリティを測定する」方法として提案された，読解力テストに似た穴埋め問題テストである。リーダビリティフォーミュラと同時期に日本にも伝えられ，日本語にも適用できることが確認された。

　東京大学の芝祐順は，クローズテストの日本語への適用の可否と手法の確認のために3回の実験を行っている[46]。まず，抜き取り率を変えたテスト結果を

比較して，正答率が下げ止まりとなる抜き取り率20%が最も好ましいことを確認した。また，抜き取りの単位を「字」としたサンプルと「語」としたサンプルのテスト結果比較と，評定者による読みやすさの序列の比較から，「語」を単位とした方が差は出やすいと結論づけている。また，参加者数については，30名程度で十分であることも示している。

　波多野完治に師事した東京大学の小笠原生子は，大学生200名に対し，随筆文，文学文，児童文学文，社説，新聞記事を読ませ，クローズテストを実施している。教育への応用を目的とした研究で，短文でも抜き取り箇所を操作して実験参加者を増やせばクローズテストが適用できるので，児童文や広告文でも応用できると結論づけている[47]。クローズテストはその後も，たびたび日本語の関連研究で利用されている[48, 49, 50, 51]。

b．そのほかの人による評価研究

　大阪学芸大学の北尾倫彦による「読みやすさの比較研究」[48]では，同内容のひらがな文と漢字文を大学生10名に読ませ，比較を行っている。評価方法は3種類で，読みの速さ，eye-voice span と呼ばれる視野にとらえられているテキスト箇所と口に出して読んでいる箇所の比較，そしてクローズテストである。ひらがな文より漢字交じり文の方が速く読まれ，クローズテストの成績も良いが，知覚には差がないことを確認している。

C．自動処理を用いた評価研究

　本節では，コンピュータによる自動処理を前提とした，リーダビリティの評価研究に相当する研究を扱う。初期の研究として，1988年の日本語の文体をチェックするためのフォーミュラを提案した建石由佳らの研究（1項）と，2017年7月現在ウェブ上に公開されている自然言語処理の技術をもとにした測定ツールと，それらの開発研究及び応用研究（2項）について述べる。

1．建石らのフォーミュラ

　東京大学理学部情報科学科の建石らの研究[14]は，コンピュータで日本語テキ

ストの読みやすさの指標を計算するリーダビリティフォーミュラを得ることが目的である。サンプルとしたテキストの主成分分析によってフォーミュラを構築し，クローズテストによって検証している。読み易さの要因として取り上げたものは以下の4種類の，合わせて10変数である。
　(1)　文字種ごとの連の頻度（アルファベット，ひらがな，漢字，カタカナ）
　(2)　文字種ごとの連の長さ（アルファベット，ひらがな，漢字，カタカナ）
　(3)　文の長さ
　(4)　文あたりの読点の数
　主成分分析でサンプルとしたのは，情報科学に関する論文，翻訳，入門書，雑誌記事に，難しいと考えられる法律関係の文書と，やさしいと考えられる作文技術に関する文章を加えた77編のテキストである。テキストの選定では，大人が普通に書くような表記法であるべきとの立場から，通常漢字で表す語をひらがなで表記する小学校の教科書などは不自然なものとして除外している。
　主成分分析の結果，テキストの特徴との照合，主観評価との一致などから，負の寄与が大きい「漢字連の長さ」「カタカナ連の長さ」「文の長さ」の成分が読みやすさに影響していると特定した。その後，この成分をもとに77編の平均が50，標準偏差10になるようにしたフォーミュラが構築され（Ⅲ-1図），難しいサンプルと易しいサンプルが作成された。
　サンプルは主観評価得点のほかに，クローズテストの得点とクローズテストにおける1つの穴埋めに要した平均時間数が測定され，フォーミュラの妥当性の検証が行われた。その結果，クローズテストの平均穴埋め所要時間は，テキストによって有意な差があった。しかし，主観評価得点とクローズテストの正答率に相関はなかった。これはクローズテストが読者の背景知識やテキストの内容に影響されるためであると説明されている。したがって，この研究で開発されたフォーミュラは，文章の「表面的，文体的な読み易さ」を反映していると結論づけている。
　さらに，フォーミュラは変数を6に減らして以下のように簡略化された。近藤陽介ら[52]が指摘するように，このフォーミュラは相対指標で，複数テキストの難易度の比較に用いることはできるが，どの程度の難易度であるかがわかる絶対指標ではない。

C. 自動処理を用いた評価研究

$$-0.12 \times \mathrm{ls}$$
$$-1.37 \times \mathrm{la} + 7.4 \times \mathrm{lh} - 23.18 \times \mathrm{lc} - 5.4 \times \mathrm{lk}$$
$$-4.67 \times \mathrm{cp}$$
$$+115.79$$

ls：文の平均長さ（文字）
la：アルファベット連の平均長さ（文字）
lh：ひらがな連の平均長さ（文字）
lc：漢字連の平均長さ（文字）
lk：カタカナ連の平均長さ（文字）
cp：句点あたりの読点の数

Ⅲ-1図　建石らのリーダビリティフォーミュラ
出典：建石由佳，小野芳彦，山田尚勇．日本文の読みやすさの評価式．文書処理とヒューマンインターフェース．1988，vol. 18, no. 1, p. 1-8.

2．ウェブ上に公開されている日本語リーダビリティ測定ツール

　2017年7月現在，ウェブで公開されている日本語のリーダビリティを測定できるツールは5件が確認できる（Ⅲ-4表）。以下では，それぞれのツールについて，そのもととなった研究と仕組みについて述べる。

a．『日本語テキストの難易度を測る』

　『日本語テキストの難易度を測る』[15]は，名古屋大学工学部情報・通信学専攻の佐藤理史らが開発したツールである。ここで用いられているのは「帯」と呼ばれるプログラムで，2008年5月に佐藤研究室の「ことば不思議箱」のサイトに公開された[52]。その後バージョンアップがあり，2008年8月からは「帯2」，2012年9月からは「帯3」となっている。

　「帯」では，文字の出現確率を用いて，教科書コーパスとの類似度から難易度を推定している。基準となる教科書コーパスは，小学校から高校までの全科目の教科書と，大学の教養科目の教科書127冊から抽出された1,478のサンプル

Ⅲ-4表　ウェブ公開されている日本語リーダビリティ測定ツール

名称	開発者と公開年	方法	評点
①日本語テキストの難易度を測る*1	佐藤理史ら 2008	教科書コーパスから開発した文字単位のモデルとの比較	学年レベル
②日本語リーダビリティ測定*2	柴崎秀子ら 2009	1文の平均文字数・述語数・文節数＋文字種の割合	
③jReadability 日本語文章難易度判別システム*3	李在鎬ら 2013	文の平均的長さ、動詞や助詞の含有率	難易度（6段階）リーダビリティ値
④チュウ太の道具箱*4	川村よし子ら 1999	日本語能力試験の出題基準による語彙／漢字チェッカー	難易度（5段階）
⑤やさ日チェッカー文章診断版（一般向け）：作成した文章を診断する*5	庵功雄ら 2012	日本語係り受け計測器、高頻度辞書、漢語辞書、語彙データベースとの照合	総合判定（5段階）語彙・漢字・硬さ・長さ・文法の判定（5段階）17項目の計測値

＊1　日本語テキストの難易度を測る：帯3．http://kotoba.nuee.nagoya-u.ac.jp/sc/obi3/．
＊2　日本語リーダビリティ測定．Ver. 0.1．http://readability.nagaokaut.ac.jp/readability．
＊3　jReadability．https://jreadability.net/．
＊4　チュウ太の道具箱．http://language.tiu.ac.jp/tools.html．
＊5　やさしい日本語．http://www4414uj.sakura.ne.jp/Yasanichi/．

テキスト，約100万文字から成る。測定結果は，コーパスで用いた教科書の対象学年に相当する13段階で判定される。高校3年生が12年生にあたり，大学生は13年生である。あらかじめ難易度が学年で表された教科書以外のテキストを判定した検証も行われ，おおむね一致していることを確認している[53]。

しかし，教科書のテキストは日本語テキストを必ずしも代表しないという限界があり，照合するテキストとして現代日本語書き言葉均衡コーパス（Balanced Corpus of Contemporary Written Japanese，以下BCCWJ）が後に追加された。均衡コーパスとは，ある言語を代表するバランスのとれた言語資源のことで，

C. 自動処理を用いた評価研究

BCCWJは日本語について初めて構築された均衡コーパスである。「帯2」からは，この均衡コーパスに基づいた9段階の難易度の測定を一般テキスト用，教科書コーパスに基づく測定を教育用途として，同時に測定できるようになっている[54]。

b．『日本語リーダビリティ測定』

『日本語リーダビリティ測定』[16]は，長岡技術大学工学部基盤共通教育部日本語教育講座の柴崎秀子らが開発したツールである。このツールで適用されているリーダビリティフォーミュラ（Ⅲ-2図）は，「文章の読み易さ評価システム」として特許を取得している（特許第5322047号）[55]。

同フォーミュラは，小学校1年生から高校3年生までの国語教科書51冊の読解教材で作成したコーパスを用いた線形重回帰分析の結果から作成された。この分析で説明変数としたのは，①1文の平均文字数，②テキストの文字種の割合，③語種（和語・漢語・外来語・混種語）の割合，④1文の平均述語数，⑤係の文節と受けの文節の距離，⑥1文の平均文節数である。その結果，線形とならない⑤の変数と，ステップワイズ法で予測力のない変数となった③を除く，①，②，④，⑥が変数として残った。

その後，信頼性の検討のために，9つの学年の教科書サンプルから無作為に各学年から計9テキストを選択し，学年が均等になるように3グループに分け，実学年（平均5年生）と比較した。3グループとも相関係数が有意水準0.1％で

$$Y = -0.148X1 + 1.585X2 - 0.117X3 - 0.126X4 + 15.581$$

Y＝学年
X1＝文章中の平仮名の割合
X2＝1文の平均述語数
X3＝1文の平均文字数
X4＝1文の平均文節数

Ⅲ-2図　『日本語リーダビリティ測定』のフォーミュラ
出典：リーダビリティー測定の仕組み．リーダビリティー・リサーチ・ラボ．http://readability.nagaokaut.ac.jp/readability.html#id11.

有意であることを確認している。また，教科書コーパスに基づく学年予測値の他のツールとの比較では，「帯」よりも正確であると報告されている[56]。一方，「帯」の開発グループは，柴崎らの研究対象が国語の教科書のみに限定したことに，疑問を投げかけている[52]。

c．『jReadability 日本語文章難易度判別システム』

『jReadability 日本語文章難易度判別システム』（以下，『jReadability』）[17]は，研究代表者である筑波大学，（現在，早稲田大学大学院日本語教育研究科）の李在鎬らが2013〜2015年度の科学研究費により開発した，日本語教育における読解教育支援を目的として開発されたツールである。開発研究では，初級から上級までの日本語教育で用いられる教科書83冊から作成した基準コーパスを重回帰分析によって分析し，最も予測精度の高いモデルから文の長さを含むリーダビリティフォーミュラを求め適用している（Ⅲ-3図）。

$$Y = -0.056X_1 - 0.126X_2 - 0.042X_3 - 0.145X_4 - 0.044X_5 + 11.724$$

Y＝リーダビリティ値
X1＝平均文長
X2＝漢語率
X3＝和語率
X4＝動詞率
X5＝助詞率

Ⅲ-3図　『jReadability』フォーミュラ
出典：李在鎬．日本語教育のための文章難易度に関する研究．早稲田日本語教育学．2016，vol. 21，p. 8．から作図。

『jReadability』の測定結果は，リーダビリティ値で示される。Ⅲ-5表にあるとおり，日本語教育を想定した初級前半から上級後半までの6段階のレベルに割り当てて解釈する。李らはまた，開発したときとは別の旧日本語能力試験4級から1級の読解領域の172テキストを用意して，フォーミュラの検証を行い，その結果をあてはめて示している。さらに，読解テキストの難易度の差とリーダビリティ値に有意な差が確認されたことから，『jReadability』で用いら

C．自動処理を用いた評価研究

Ⅲ-5表　日本語教育レベル・旧日本語能力試験等級・リーダビリティ値対照表

リーダビリティ値 上限	リーダビリティ値 下限	日本語教育レベルと能力記述文		旧日本語能力試験等級
5.5	6.4	初級前半	単文を中心とする基礎的日本語表現に関して理解できる。複文や連体修飾構造などの複雑な文構造は理解できない。	4級
4.5	5.4	初級後半	基本的な語彙や文法項目について理解できる。テ形*による基本的な複文なども理解できる。	3級
3.5	4.4	中級前半	比較的平易な文章に対する理解力があり，ある程度まとまった文章でも内容が把握できる。	2級
2.5	3.4	中級後半	やや専門的な文章でもおおまかな内容理解ができ，日常生活レベルでの文章理解においてはほぼ不自由がなく遂行できる。	1級
1.5	2.4	上級前半	専門的な文章に関してもほぼ理解できる。文芸作品などにみられる複雑な構造についても理解できる。	
0.5	1.4	上級後半	高度な専門的な文章に関しても不自由なく，理解できる。日本語のあらゆるテキストに対して困難を感じない。	

＊「テ形（てけい）」とは，動詞や形容詞の活用形の1つ。「書いて」「食べて」「安くて」のような形のこと（小池生夫編集主幹．応用言語学辞典．研究社，2003．p.807.）。
出典：李在鎬．日本語教育のための文章難易度に関する研究．早稲田日本語教育学．2016, vol. 21, p.6, 8.の表2と表5を統合し改変。

れているフォーミュラは，日本語教育で基準とされているテキストの難易度の把握に妥当であるとしている[57]。

d．『チュウ太の道具箱』

『チュウ太の道具箱』[18]は東京国際大学言語コミュニケーション学部の川村よし子らが1999年に開設した『日本語読解学習支援システムリーディング・チ

ュウ太』(以下,『リーディング・チュウ太』)のサイトにある。このサイトでは,学習者のための日本語の読解教材の難しさを判定するツールや教材,関係資料が多く提供されている。川村らは,読解教材の難易度を決定する要素は漢字・語彙・文法等がいろいろあって複雑に絡み合っていること,そして内容自体も大きくかかわっているとして,それらの要素を個々に分解してコンピュータで自動判定することとしたものである[58]。

『チュウ太の道具箱』には,日本語能力試験の旧出題基準に準拠した難易度を判定するツールとして「語彙チェッカー」と「漢字チェッカー」がある[58]。「語彙チェッカー」では,その判定結果は「難しい」の5つから「易しい」の1つまで,星の数で表示される。判定は,①与えられたテキストの形態素解析を「茶筌」で行う,②各形態素をレベル別語彙リストに照合する,③テキスト内の語彙にレベル表示を行う,④テキスト内語彙のレベル別分類表を作成する,⑤語彙のレベル別含有率を算出するという仕組みで行われる。照合に用いられているレベル別語彙リストは,日本語能力試験の1級から4級までの各級の語彙表をもとに,読みや異なる表記を追加したり,茶筌にあわせて形容動詞やサ変動詞の形式を変更したり,品詞を入力するなどして作成された。

語彙チェッカーの課題としては,茶筌に形態素解析を依存していることから,茶筌に登録のない語を抽出できないことがある。また,級別語彙リストに掲載のない語彙はすべて級外と判定され,難易度を上げてしまうことから,読みさえわかれば問題のない固有名詞など,必ずしも難しさと関係ない語彙が影響してしまう恐れがあることである。

「漢字チェッカー」では,テキスト中の漢字を個別に分解した後,語彙と同様に日本語能力試験の級別の漢字表と照合する。それぞれの漢字にレベル表示を行い,級別の漢字数を算出する。漢字チェッカーではそれ以外の総合的な判定結果は表示されない。

さらに『リーディング・チュウ太』には,テキストを分析し単語をやさしい単語に置き換える「チュウ太のやさしくなーれ」も提供されているが,これについては「D節 書き換えの試みと実践としての改善研究」でふれる。

C. 自動処理を用いた評価研究

e.『やさ日チェッカー』

『やさ日チェッカー』は一ツ橋大学国際教育センターの庵功雄が研究代表者だった「やさしい日本語」科研グループが開発したテキスト分析ツールで,実質的にリーダビリティ測定ツールとなっている。一般向けの文章診断版『作成した文章を診断する』[59]と研究者向けの詳細版『やさ日チェッカー α 版』[60]の2種類があり,それぞれ2017年12月現在 Ver0.23y と Ver0.25b が研究グループのホームページ上[19]で公開されている。

テキストの解析には,既存の形態素解析器,日本語係り受け解析器,高頻度辞書,漢語辞書,語彙データベースを用いている。一般向け文章診断版では,総合判定及び語彙,漢字,硬さ,長さ,文法の項目別の5段階の評定がレーダーチャートと表に示され,表の対応欄に具体的に難しい点が記述される(Ⅲ-4図)。

研究者向けの詳細版では,Ⅲ-6表のような計測データが提示される。指標として示された数値にはリンクがあり,該当語や文字を参照することができるようになっている。

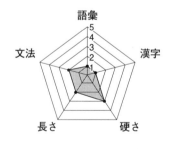

317語です。総合判定D難しいです

項目	評定	解説	対応
語彙	1	とても難しいです。	初級語彙が70%未満です。
漢字	1	とても難しいです。	難し過ぎる漢字を含む語が多すぎます。
硬さ	3	専門書レベル	1文あたりの平均名詞数が9を超えています。
長さ	2	難しいです。	1文が長いものが7あります。
文法	2	難しいです。	難しい文法が3種類含まれています。

Ⅲ-4図 『作成した文章を診断する Ver 0.23y』の測定結果表示例

出典:作成した文章を診断する. ver 0.23y. http://www4414uj.sakura.ne.jp/Yasanichi1/nsindan/.

Ⅲ-6表 『やさ日チェッカーα版』結果項目一覧

項目		指標の単位
総文字数		文字数
総名詞数		語数
複合名詞句の長さの平均		小数
文の長さの平均		語数
見出しを除いた文の長さの平均		文字数
		語数
初級語彙の比率		％
漢語使用率	名詞＋動詞	小数
漢字語彙難易度	低	小数
	高	小数
	常	小数
	外	小数
漢語使用率	名詞のみ	小数
	動詞のみ	小数
カタカナ語使用率	名詞＋動詞	小数
	名詞のみ	小数
	動詞のみ	小数
高頻度語使用率	延べ語	小数
	異なり語	小数
漢字使用率		小数
漢字難易度	低	小数
	高	小数
	常	小数
	外	小数
延べ語数		語数
異なり語数		語数
連体修飾率		小数
連体修飾句の長さ		文字数
		語数
連体修飾句の長さの平均		文字数
		語数

出典：やさ日チェッカーα版．ver 0.25b．http://www4414uj.sakura.ne.jp/Yasanichi1/checker/．

D．書き換えの試みと実践としての改善研究

　日本語を対象とした「リーダビリティの改善研究」と称した領域は，明確には確認できない。しかし，実質的にはリーダビリティ改善研究に相当する，工学分野の領域や日本語学における「やさしい日本語」，あるいは「わかりやすい日本語」のための書き換えの試みや実践がみられる。手動による書き換えの提案のほか，すでに自然言語処理を応用した換言処理の自動化として複数の実験システムも開発され，評価されつつある。

　本節では工学分野における「テキスト簡単化」（1項）と，日本語学で注目されている，佐藤らの災害時における「やさしい日本語」への書き換えの実践（2項），庵らの「やさしい日本語」への書き換え自動化への試み（3項），及び *NHK News Web Easy*（4項）の順に取り上げる。

1．「テキスト簡単化」

　リーダビリティの改善に相当する工学分野の一領域に，2000年以降盛んになった言い換え研究がある。応用範囲は機械翻訳や文書要約までと幅広いが，その研究課題に「テキスト簡単化」がある。ここでは，語，文のほかに文章の単位の言い換えも視野に入れた研究がすすめられているが，これまでの多くの成果は語彙的・構文的言い換えに関するものである。言い換え研究の方向性には，"大規模コーパスを用いた統計的手法の高度化を追求する方向と，意味の問題に踏み込んで古くて新しい問題に再挑戦する方向がある"[61]。テキスト簡単化に評価を取り入れた研究には，聾者の読解支援のための「文可読性基準のモデル化」[62]と博物館などの解説文の「リライト支援」[63]の研究がある。評価者は読み手ではなく，前者は聾学校の教諭，後者は子供向けの解説文の書き手である。

2．佐藤らの災害時における「やさしい日本語」

　佐藤和之が提唱した「やさしい日本語」は，災害発生時に外国人が適切な行動ができるような情報提供を目的としている。災害時に多言語で情報を提供す

るのは現実には無理があるため,在日1年ほどの外国人でも理解できる「やさしい日本語」をつくることになった。佐藤らの「やさしい日本語」は東日本大震災で実践に用いられたほか,音声だけの1実験を含む3種類の理解率を測定する実験研究で有効性が確認されている[21]。

佐藤らの「やさしい日本語」が規範としたのは,日本語能力試験3級程度の語彙や文法である[64]。具体的な作成方法については,弘前大学社会言語学研究室のサイトに公開されている,練習問題つきの詳細なガイドライン[65]があるほか,『やんしす:やさしい日本語支援システム』(以下,『やんしす』)という書き換え支援システムも提供されている[66]。ガイドラインは,災害時の口頭コミュニケーションを想定して読み言葉も含んでいるが,以下ではリーダビリティにかかわる書き言葉に関するガイドラインについて,文字,語,文のレベル順に確認し,最後に『やんしす』について述べる。

a. 文字

文字表記では,まず漢字の使用量を1文に3,4文字程度とし,振り仮名をつける必要がある。次に,漢字を『チュウ太の道具箱』の漢字チェッカーで点検して,日本語能力出題基準の3級4級程度のものに限る。また,仮名が多くなることから,文節ごとに余白で分かち書きをする(Ⅲ-5図)。さらに,アルファベットで表記される固有名詞と混乱するため,ローマ字は使うことはできないというルールがある。

```
例:東北地方で大きい地震がありました
  →東北地方で 大きい 地震が ありました
     とうほくちほう  おお   じしん
```

Ⅲ-5図 振り仮名と分かち書きの例
出典:弘前大学社会言語学研究室.「やさしい日本語」作成のためのガイドライン.増補版.2013, p. 8. http://human.cc.hirosaki-u.ac.jp/kokugo/ej-gaidorain.pdf.

D. 書き換えの試みと実践としての改善研究

b．語

語彙については，『チュウ太の道具箱』の語彙チェッカーまたは『やんしす』で点検して，日本語能力出題基準の3級4級の用語から選択する。災害時に必要な語は難しくても使用できるが，言い換えを付記する（Ⅲ-6図）。

```
例： 「消防車」 →消防車〈火を消す車〉
     「余震」   →余震〈あとから来る地震〉
     「避難所」 →避難所〈みんなが逃げるところ〉
     「津波」   →津波〈とても高い波〉
```

Ⅲ-6図　言い替え付記の例
出典：弘前大学社会言語学研究室．「やさしい日本語」作成のためのガイドライン．増補版．2013．p.8．http://human.cc.hirosaki-u.ac.jp/kokugo/ej-gaidorain.pdf.

　語彙の選択ではほかに，外来語は原語と異なる発音で表記したり，意味が異なる場合があるため，使用に注意が必要である。たとえば「ダイヤル」の発音は原語では「ダイアー」に近くわかりにくい。また「ライフライン」は原語では命綱あるいは輸送網のことだが，日本では電気，ガス，上下水道，電話などの社会基盤を指し，時に交通網や経済・物流・情報などの各種ネットワークを含めることもある。さらに，伝わりにくい「めちゃめちゃ」や「どきどき」などの擬態語は避けなければならない。「おそらく」「たぶん」などの曖昧な表現も，災害時には不適切とされている。

c．文

　文構造すなわち構文はなるべく単純化するために，1文の長さを24文字程度とし，30文字を超えないという目安がある。また，主語述語を1文に1組だけにするため，複文や重文を使うことはできない。さらに，連体修飾節の構造を単純化する（Ⅲ-7図）や，二重否定を避ける，文末表現を統一するといった細かい指示がある。

Ⅲ章　日本語のリーダビリティに関する研究

```
例：地震の揺れで壁に亀裂が入ったりしている建物
　→地震で　壊れた　建物
　　じしん　こわ　　たてもの
```

Ⅲ-7図　連体修飾節の単純化の例
出典：弘前大学社会言語学研究室.「やさしい日本語」作成のためのガイドライン. 増補版. 2013, p. 8. http://human.cc.hirosaki-u.ac.jp/kokugo/ej-gaidorain.pdf.

　これらの文構造や表記・表現は，小学校低学年の教科書相当であるとして，解説文献で比較表が示されている（Ⅲ-7表）[64]。

Ⅲ-7表　「やさしい日本語」における文の構造と国語教科書との比較

文の構造の細目	「やさしい日本語」作成時の原則	国語教科書との一致
①1文の文字数	平均24文字が適切*	小学1，2年生に相当する
②1文の文節数	平均6文節が適切	小学1，2年生に相当する
③1文に含まれる漢字数	平均3〜4文字が適切	小学3年生に相当する
④方向を示すときの言い方	「〜へ」が適切	どの学年の教科書にも相当しない
⑤主語の使い方	「〜は」が適切	小学2年生に相当する
⑥可能を表すときの言い方	「〜することができる」が適切	どの学年の教科書にも相当しない
⑦指示するときの言い方	「〜してください」が適切	どの学年の教科書にも相当しない

＊漢字仮名交じり文の場合，全文を仮名に戻して数えた文字数
出典：成田有梨沙.「やさしい日本語」におけるやさしさの基準について. 2008, p. 3. http://human.cc.hirosaki-u.ac.jp/kokugo/EJyasashisa-kijyun.pdf.

d．『やんしす』

通称『やんしす』は「やさしい日本語」化支援システム（YAsashii Nihongo SIen System）のことで，佐藤らが音声言語工学を専門とする伊藤彰則らと共同開発したテキスト改善支援ツールである。無料公開されているサイト[66]からダウンロードしてインストールすることで利用できるとされている。

『やんしす』では，入力文の解析から難解な語彙の警告，置き換え候補語の表示，長文や逸脱した文法への警告が表示される。難解な語彙に関する仕組みとしては，入力文を形態素解析器によって単語へ分割して品詞の同定を行い，日本語能力検定試験の1級～4級及び級外語彙に分類した上で，1，2級の語に「やや難しい」級外の語に「難しい」の警告を表示する。さらに難しい語に対して潜在意味解析ツールを使って3級～4級の類似の語を置き換え候補語として示すものである[67]。

3．庵らの「やさしい日本語」への書き換え自動化への試み

科研費による庵を研究代表者とした「やさしい日本語」研究グループ[19]は書き換えコーパスを作成し，これをもとに語彙の検討や，作成支援システムとコーパス検索システム，自動変換システムを開発し，書き換え自動化への試みを行っている。また，『チュウ太の道具箱』の開発者である川村よし子らも同様の自動書き換えシステムの実証実験を実施している。以下，書き換えコーパス（a），書き換えコーパスを応用した換言システム（b），川村らの『やさしい日本語への自動書き換えシステム』（c）の順に取り上げる。

a．書き換えコーパス

「やさしい日本語」研究グループは，外国人が日本で日常生活を送るにあたって障壁となっている公的文書を，いかにやさしくできるか検討するために，書き換えコーパスを作成した。試用コーパスには1,179文の公的文書と，2名の日本語教師が一定の文法基準と日本語能力試験2級レベルの語彙の範囲で書き換えた文が含まれている[68][p. 181]。2010年度版コーパスの原文は，全国11の自治体及び自治体国際化協会が提供した45,209文の公的文書である。書き換えは34名の日本語教師が行っている。書き換えにあたっては，文法制限を同様に

Ⅲ-8表　2010年度版書き換えコーパスの文字数・語数

	総文字数	総単語数	実質語数	実質語異なり語数	原文の実質語異なり語数に対する割合
原文	1,001,694	682,520	281,173	11,768	－－
逐語訳	1,121,926	760,366	304,893	8,567	(72.8%)
意訳	952,544	649,366	253,450	7,769	(66.0%)
要約	766,256	525,686	200,412	7,082	(60.2%)

出典：森篤嗣．"語彙から見た「やさしい日本語」"．「やさしい日本語」は何を目指すか：多文化共生社会を実現するために．庵功雄，イヨンスク，森篤嗣編．ココ出版，2013．p.104-10．表1を改変．

指示したものの，語彙表等の提示は行わずに語彙の選択を日本語教師の判断にまかせた．書き換えコーパスには，いずれも原文と語・句の言い換えだけ行った「逐語訳」，段落内での再構成を加えた「意訳」，そして複数の段落で内容の入れ替えもした「要約」の3段階の書き換えテキストが収載されている．

　森篤嗣は，2010年度版コーパスの形態素解析から文字数や単語数，語彙の差異を分析し，公的文書のための基本語彙の可能性を検討している（Ⅲ-8表）。その結果の1つとして，原文に対して逐語訳は，わかりやすく説明するために総文字数，総単語数及び意味を表す実質語数は増えているものの，実質語異なり語数は72.8%に圧縮されていることがわかった．すなわち，語彙表などによって既存の枠をはめなくとも，"やさしく書き換えようとした意識の集合体"が反映され結果として語彙制限に結びついたとされている[69][p.103]。

b．書き換えコーパスを応用した換言システム
①児玉茂昭らによる『庵版支援システム』

　児玉茂昭らは「やさしい日本語」プロジェクトで作成した2010年度書き換えコーパスから，その表現が使われている文例を検索し候補として表示する『庵版支援システム』を開発した[70]。システム開発にあたっては，2010年度版書き換えコーパスから原文と逐語訳のペアを作成し，重複処理をして約8,000の書き換え表現を搭載した．これに児玉が独自に収集した旧日本語能力試験1-4級

に含まれるサ変動詞を中心とした書き換えリストから3,200弱の書き換え表現を加えている。

『庵版支援システム』には優位な点がある一方、課題もある。優位なのは、ウェブ上で動作するためソフトウェアのインストールは不要であることと、書き換え表現ペアの追加が可能な点である。しかし、『やんしす』や『チュウ太の道具箱』の語彙チェッカーのように語彙表をもとにしていないため、語彙の難易度が示されない。また、「ほとんど～しない」などの呼応表現に対応していない点、ユーザビリティの検証が未実施である点が課題とされている[70] [p.174]。

②山本和英と杢真奈見による『やさしい日本語変換システム』

山本及び杢は、書き換えコーパスから自動変換システム『やさしい日本語変換システム』[71]を試作している。利用されたコーパスは試用、及び2010年度版書き換えコーパスの両方である。システム構築にあたって、事前にコーパスデータをもとに2段階の作業を行っている。第1は表現意図を読み取って図示化するための、意図情報の付与である。ここでは「やさしい日本語」研究グループで扱われている公的文書にふさわしい8種類の表現意図（Ⅲ-9表）が適用されている。第2は換言対の作成である。山本らは3種類の訳すべてから変換対を作成しており、その数は原文と逐語訳の6,236対、原文と意訳の4,772対、原文と要約の3,944対である[68]。

山本らは予備実験を経て、①重要部分の協調、②文の分割、③表現意図を用いた図示への変換、④「やさしい日本語」への変換、⑤システムの出力の5ステップからなる『やさしい日本語変換システム』を開発し、評価実験を行った。①の重要部分の強調では、人手で選択したコーパスの重要句の助詞の傾向から、重要性の優先度をつけて必要な情報を振り分ける。コーパス中40文の評価実験によると精度は81％である。②文の分割は、接続助詞と各キーワードで連結している文を分割し、節に分ける作業である。コーパス中500文の評価で精度は96％以上である。③表現意図を用いた図示には、意図情報を用いる。④「やさしい日本語」への変換では換言対を用いるが、出現頻度の多い対を優先させ、名詞が連続する場合はまとめて扱う複合名詞処理をするなどの工夫をしている。300文を抽出した変換率は約81％であった。⑤のシステムの出力では、入力域に入れられた文が、Ⅲ-8図の出力文のように表示された。

Ⅲ-9表　表現意図の種類

意図	例
忠告・助言	〜したほうがいいですよ
勧告	〜しませんか・しましょうよ
指示・命令	〜してください・しなさい・お願いします
理由	〜ので
条件・過程・項目	〜の場合・際，〜すれば（仮定形），（各種項目の形式となっているもの）
通知・事実	〜します・させてもらいます，（過去形）
禁止	〜いけません
接続詞	（接続詞のみの節）

出典：山本和英，杢真奈見．"「やさしい日本語」変換システム"．「やさしい日本語」は何を目指すか：多文化共生社会を実現するために．庵功雄，イヨンスク，森篤嗣編．ココ出版，2013，p. 184．表1．

　『やさしい日本語変換システム』では人による評価も行っている。無作為抽出した100文に対し日本語学習者8名による，①やさしさ，②語単位での理解，③文単位での理解の3種類の評価である。①やさしさについては，変換後の方がやさしいとされた文を指摘してもらったところ，平均は15文だった。実験参加者の日本での滞在期間によって差があり，滞在期間1年以上の参加者（11文）よりも1年未満の参加者（26文）の方が変換の評価が高かった。②語単位での理解については，わからなかった語の異なり数合計404のうち変換によってわかるようになった語は172で，変換されずわからないまま残った語も155あった。また，「接種→注射」などのように，変換されたことでかえってわからなくなってしまった語も77あった[72][p.40]。

ｃ．川村らによる『やさしい日本語への自動書き換えシステム』

　『リーディング・チュウ太』を開設した川村よし子は「やさしい日本語」研究グループにも加わり，『やさしい日本語への自動書き換えシステム』の試作と評価実験について報告している[73]。このシステムには，語彙の改善のために

D. 書き換えの試みと実践としての改善研究

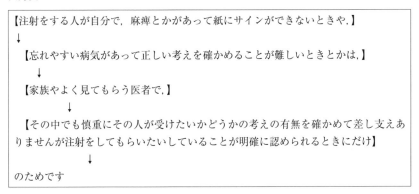

Ⅲ-8図 「やさしい日本語変換システム」変換例
出典：山本和英，杢真奈見．"「やさしい日本語」変換システム"．「やさしい日本語」は何を目指すか：多文化共生社会を実現するために．庵功雄，イヨンスク，森篤嗣編．ココ出版，2013，p. 195．図1の例を改変。

日本語能力試験の出題基準にある約8,600語から日本語教師が作成した，独自の書き換えリストが使われている。日本語能力試験3級及び4級相当の語を初心者レベルとして，可能なかぎりこれらの語に置き換えることを原則に作成された。1語で書き換えができない場合は，説明を記載している。このリストを実装した評価実験では，問題が生じた例を類型化し対応を検討している（Ⅲ-10表）。

　川村らはこの『やさしい日本語への自動書き換えシステム』をもとに，「チュー太のやさしくなーれ」[74]を開発して公開した。口頭発表の予稿集の文章を入力して，①どれだけ書き換えられたか，②やさしくなったか，③正しく書き換えられたかの観点から評価実験も行い報告している[75]。実験の結果，書き換えができなかった語が11.6％あり，日本語出題基準で級外の難しい単語が約10％残ったことから，書き換えリストに級外の語を対応させる必要が認められ

Ⅲ-10表 「やさしい日本語」への書き換えリストの問題点と対応

種類	書き換え例	問題点	対応と対応例
複合語	共生社会 ⇒一緒に生きる社会	一部を書き換えると意味がわかりにくくなる	複合語のリスト化 ⇒人々が一緒に生きていく社会
慣用句	身につける ⇒体につける		慣用句・表現のリスト化 ⇒つける
接尾辞	利用者 ⇒利用人		接尾辞の場合の前接名詞の書き換え方法を品詞によって変更 ⇒利用する人
直前に名詞のあるサ変動詞	自立支援 ⇒自立助けること	助詞が挿入されない	サ変動詞から動詞への書き換えに助詞を補記 ⇒自立を助けること
前後の語	変化に富む ⇒変化にたくさんある	助詞等が合わなくなる	前後の語を含めた書き換え情報の追加 ⇒変化がたくさんある

出典：川村よし子．"リーディング・チュウ太と「やさしい日本語」"．「やさしい日本語」は何を目指すか：多文化共生社会を実現するために．庵功雄，イヨンスク，森篤嗣編．ココ出版，2013，p. 212-214.の記述から作表．

た。しかし，47例中38例の文（80.9％）は適切に書き換えられ，問題があった例もリストの修正やプログラムの軽微な改良で対応可能であることを確認している。

4．NHK News Web Easy

放送業界では，ラジオの配信が始まった大正時代から，わかりやすい語彙についての取り組みが見られる[76]。最新の取り組みは，2012年4月に公開実験として，NHK放送研究所が運用を開始した*NHK News Web Easy*[77]である。書

き言葉を対象としていることから，リーダビリティにかかわる応用研究として取り上げる。

同サイトは国内に居住する外国人にニュースをわかりやすく伝えるために開発された。現在では対象を子どもにも広げ，1日5件程度のニュースが提供されている。もとのニュース記事は *NHK News Web* に掲載されているもので，同研究所が定めたニュースのためのやさしい日本語の基準で書き換えを行っている。以下ではこのサイトで使われているやさしい日本語の基準（a），運用（b），及び有効性を確認した評価実験（c）について述べる。

a．NHK News Web Easy の基準

NHK News Web Easy で用いられているニュースのためのやさしい日本語では，佐藤らの「やさしい日本語」と同様に，外国人の利用を想定しているため，日本語能力試験3級までの出題基準を原則の規範とし，文字表記では漢字に振り仮名をつけている[78]。

語のレベルでは，日本語能力試験3級と4級の約1,600語の語彙を用いることを原則としている。「補正予算案」「お内裏様」など，特定の分野や文化にかかわり，置き換えが難しい語を用いるときは，ウェブの機能を生かし，日本語能力試験2級以上の語には，マウスオーバーの操作で解説が表示されるようになっている。この解説は小学生向けの三省堂の『例解小学国語辞典．第5版』からの引用である。さらに，地名，会社名，人名など辞書に入っていない語は，その種類を表す色を付けて表示している。

文のレベルでは，その長さの目安を1文50文字以下とし，複雑さを回避している。ただし，単純に短くして意味が通じなくなる場合に留意している。受動態を避けるために能動態に置き換えを行う。また，「やさしい日本語」でも問題とした文末表現については，ニュースで独特な表現を改めている。たとえば「警察では～としています」は「警察は～といっています」と書き換えられる。

文章の単位では，能動態への置き換えによって文と文の関係がわかりにくくなった場合は前後の文の主語を変更したり，文を削除したりしてつながりをよくする調整を行っている。また，説明の追加などで全体量が長くなりがちなため，重複や周辺的な情報は削除している。

b．NHK News Web Easy の運用

　NHK News Web Easy は，やさしい日本語を学んだベテラン日本語教師と記者が共同で作業にあたっている。このほか，ニュースの選択や最終確認を行う記者とウェブページ作成の技術スタッフが運用にあたっている。月曜日から金曜日の毎日，前日の大きな話題，対象とする外国人や子どもに興味のありそうな話題が対象記事として選択される。

　やさしい日本語への改訂作業には，部内向けに開発された「書き換えエディター」と「用例検索システム」が用いられている。「書き換えエディター」では，文中の語が日本語能力試験の級別の色が表示され，1級，2級及び級外の語に注目して書き換えを行うことができる。また，文字数が80文字を超える文は赤い色で表示され，分割の対象を認識しやすくする。「書き換えエディター」ではまた，記事中の語の級，文の長さ，記事の長さの3指標をかけた値を記事全体の難易度として示す。

　「用例検索システム」は，もともとNHKの国際放送のための翻訳作業支援のために開発されたものである。毎日作成されるやさしい日本語によるニュースと元のニュース記事を自動的に蓄積して，過去の書き換え例を参照しながら改訂作業が進められるようになっている[78]。

c．NHK News Web Easy の評価実験

　NHK News Web Easy は外国人を対象としていたが，同時に子ども向けにも有効であることから対象が拡大された。そこで，その有効性を確認する評価実験では，漢字圏・非漢字圏の外国人計30名と小学生，及び中学生の子ども計30名を参加者とした内容理解テストが実施された[79]。2012年5月までに掲載した記事から4記事を無作為抽出し，元の記事とペアにして実験記事とした。それぞれのペアについて，理解度を測定する選択肢問題5問が内容理解テストとして用意された。選択肢には4つの内容を表す選択肢に「わかりません」という解答が加えられた。

　実験では，カウンターバランス法が適用された。1人の実験参加者は2つのやさしい記事と2つの元記事を読み，内容理解テストを受けるが，学習効果や記事に対する興味を相殺するために，記事の組み合わせや提示順序が参加者に

よって変えられた。結果は正答率だけでなく,「わかりません」を選択したあきらめ率,回答時間を測定し,その指標の有効性も確認している。

その結果,すべてのグループで,やさしい記事は元記事より実験参加者の正答率が向上していた。非漢字圏の外国人は正答率の効果が比較的低いが,回答の途中放棄を減らす効果は認められた。

E. 日本語学におけるやさしさ,わかりやすさ,読みやすさ

日本語のリーダビリティは,当然ながら語学的条件,すわなち日本語の言語としてのやさしさ,わかりやすさ,あるいは読みやすさに影響を受ける[27]。本節では,日本語のやさしさ,わかりやすさ,読みやすさに関する日本語学及び関連領域の研究成果を確認する。

各項では,理論的な説明は2016年の『わかりやすい日本語』の該当する章を主に参照し,具体的なわかりやすい文章の書き方については,1960年代から刊行されている「文章表現」に関する技術的な著書[8, 80, 81]及び主題分野の専門家による論文や文章の書き方に関する実用書[9, 10, 11, 12, 13, 82]を参照する。

以下では,日本語の文章理解のプロセスと言語的条件を整理(1項)した後,文字(2項),語(3項),文(4項),文章(5項)のレベルごとに取り上げる。

1. 日本語の文章理解プロセスと言語的条件

『わかりやすい日本語』では,石黒が認知科学で確認されている文章理解のプロセスを8段階で示し,そのうち6段階の活動を言語的条件で統制できるとして,それぞれの領域の日本語学の研究を紹介している[28]。Ⅲ-11表は,石黒の示した6段階の活動の説明に,言語的条件として,英語のリーダビリティ研究で扱われている3つの要素「語彙」「構文」「構造」に日本語特有の「表記」を加えた要素と,相当する言語の単位を表すレベルとの関係を整理したものである。

2. 日本語の「文字」の特徴とやさしさ,わかりやすさ,読みやすさ

佐竹秀雄は,日本語の表記の4つの特徴をあげ,その複雑さに起因する「わ

Ⅲ-11表　文章理解活動に影響を与える言語的要素とレベル

活動	内容	要素	レベル
1) 文字認識活動	1文字ずつ確認する	表記	文字
2) 語句文節活動	文字列を語に区切る	表記	
3) 意味変換活動	語の意味を理解する	語彙	語
4) 統語解析活動	文の組み立てを把握する	構文	文
5) 文脈連接活動	前後の文脈を結びつける	構造	文章
6) 文章構成活動	文章のまとまりを考える	構造	

かりにくさ」をまとめている[83]。第1の特徴は，文字体系が漢字，ひらがな，カタカナ，数字，アルファベットの5種類あり，それらを混在して使っていることである。第2の特徴は，文字種が多いことから文字数も多く，文章理解のプロセスの初期段階の「文字認識活動」は困難かもしれない。しかし，第3の特徴として，文字体系の混在では一般的に漢字ひらがな交じりが基本となるため，漢字とひらがなの切れ目から文字列を語に区切る「語句文節活動」が可能で，分かち書きは不要である。

　漢字とかなの混在が「語句文節活動」を容易にする点については，文章の書き方に関する実用書でも，"漢字と仮名の混じり具合は視覚的に読みやすい"として採用されている[82][p.98-100]。石黒は"実質語は漢字で，機能語はひらがなで書く"という基準を提唱している[84][p.55]。その理由も，名詞，動詞，形容詞のようなそれ自身意味を持つ実質語に表意文字である漢字を使うことで，目に入りやすくなると，同様に説明されている。

　しかし，一番の問題は，日本語表記の第4の特徴である。それはどの種類の文字で書くか正書法が確立していないことで，そのため表記がゆれてしまい，「表記法が複雑」となっていることである。これに対し石黒は，表記規則にかかわらず前述の"実質語は漢字で，機能語はひらがなで書く"に"漢字にできるものはすべて漢字で書く""和語はひらがなで，漢語は漢字で書く"を加えた簡易な3つの基準を提唱している。

　漢字と仮名の割合では，漢字が多いほど読みにくくわかりにくいという立場もある。平井昌夫は1961年の『わかりやすい文章の書き方』で，森岡の研究成

果を引用し，「非常にやさしい（10%）」から「非常に難しい（45%以上）」の5段階の漢字の比率を目安として紹介している[8]。後年の1984年の『何でも分かる文章の書き方百科』（以下，『百科』）[80]では，難しい漢字を避ける点のみ言及がある。漢字の多用をさけるべきというこれらの立場はむしろ，次項の語彙にかかわる表現の工夫であると考えられる。

3．日本語の「語」の特徴とやさしさ，わかりやすさ，読みやすさ

a．語種

　日本語には文字だけでなく，語についてもその出自から，4～5世紀以降の漢字が入る前の原日本語に由来を持つ和語，漢字文化圏から入ってきた古代の中国音に基づく漢語，16世紀以降欧米から入ってきた外来語，の3つの語種と呼ばれるバリエーションがあるという特徴がある[85]。語種の複雑さは文章理解においては語レベルの「意味変換活動」に影響すると考えられる。

　それぞれの語種はまた，漢語は漢字，和語は漢字またはひらがな，外来語はカタカナと，前述の表記にかかわる文字体系とも結びついている。石黒の提唱する"和語はひらがなで，漢語は漢字で書く"基準はここに依拠する。

　第二次大戦後の日本語政策において，難しい漢字を排除して日本語の表記をやさしくするために，漢字表が作成された。結果として難しい漢字に頼らないと意味が理解しにくい漢語を，多くの人にとってわかりやすい表現に変換する作業が必要となった[86]。そこで，研究者やマスメディアの現場などで，様々な立場から言い換え集が作成されるようになった[87,88,89]。

　外来語もまた，日本語を母語とする者にはなじみがなく理解しにくい。これについては国立国語研究所「外来語」委員会による『分かりやすく伝える外来語言い換え手引き』（以下，『外来語言い換え手引き』）が2006年に刊行されている[90]。この委員会は，国の言語政策を担う当時の国語審議会による2000年の第22期答申『国際社会に対応する日本語の在り方』[91]で取り上げられた外来語の氾濫の問題とそれへの対応の必要性を受け，設置されたものである。第22期答申では，特に政府刊行物や新聞・放送等の公共媒体での対応を求めているが，委員会の設置には行政用語の適正化を主張した当時の小泉純一郎首相の働きかけも背景にあった[92]。

国立国語研究所「外来語」委員会は，答申の流れを引き継ぎ，公共の場でのコミュニケーションを助けるための外来語の言い換えや注釈のための具体的な提案を目指した。しかし，研究機関としては客観的データを示すことが重視され，作業部会によってまず「語彙調査」と「世論調査」が行われた。具体的には「語彙調査」として省庁の白書，自治体の広報誌，新聞から抽出したカタカナ表記語から約400語に絞り込み，それぞれの語について「世論調査」で「見たり聞いたりする（認知率）」「意味も分かる（理解率）」「自分でも使う（使用率）」の3段階を設定して定着度を把握した。「世論調査」では「外来語を分かりやすく言い換えてほしい分野」についても質問し，医療・福祉を含めた生活に欠かせない知識や情報に要望が高いことがわかった。以上の調査結果から，提案の対象語は「その語を理解する人が国民の4人に3人に満たない段階」の語とされ，要望のきわめて低かったファッション，スポーツなどの語を除外して提案の対象がさらに絞り込まれた[92]。

具体的な提案は，言語研究者及び言葉の専門家，報道機関の専門家，科学者などの多様な委員からなる委員会で検討された。『外来語言い換え手引き』には，以上の手続きを経た176の外来語と具体的な言いかえの工夫及び調査結果が収録されている[90]。工夫のために，全外来語について理解度，言いかえ語，用例，意味説明を付し，一部にはどのように言い換えるかなどの手引きなどもつけられている。同書ではまた，わかりやすく表現するための留意点として，以下の6点をあげている。

　①語による理解度の違いに配慮を
　②世代による理解度の違いに配慮を
　③言いかえ語は外来語の原語に対するものではないことに注意を
　④場面や文脈により言い換え語を使い分ける工夫を
　⑤専門的な概念を伝える場合は説明を付け加える配慮を
　⑥現代社会にとって大切な概念の定着に役立つ工夫を[90] [p. 18]

b．語彙

文章の書き方においては，語レベルの問題は，語種の選択よりも語そのもの

の選択,すなわち語彙に留意することが主張されている。背景知識のない読み手にわかりにくい例として,説明もなく短い語や抽象的な語を用いて略述したり,特殊な専門用語を使ったりしている文が取り上げられている[8]。

平井の『百科』にはわかりにくい語をさけられない場合は,理解の手がかりとして下記の6つの手法があげられている(Ⅲ-12表)[80]。それぞれの手法は似ているところもある。たとえば,「⑥文脈でわからせる」の例を読むと,"科学的態度"について具体的に述べており,「②具体例をあげる」や「③事実や実例を使い解説する」手法を用いていることがわかる。

語彙については,前掲のとおり専門情報を伝える機会が多くなったため,外来語と同様に分野別に専門用語を分析し,わかりやすく伝えるための工夫について分野の特徴を踏まえた検討が最近いくつか見られる。次節で詳述する

Ⅲ-12表　わかりにくい語の理解を助ける手法

手法	例
①定義を与える	論理学とは,思想の正しい組立の法則と形式についての科学である*1。
②具体例をあげる	生命,自由,最低生活の保障などのような基本的人権を守るのは……
③事実や実例を使い解説する	不可能を可能にするものが魔術であり,可能を可能にするものが科学であるということになる*2。
④修飾語句をそえる	人はすべて平等であり自由であるという民主主義の根本理念に即して……*3
⑤言い換える	民族,換言すれば,言語・文化・習慣などを共有する集団は……
⑥文脈でわからせる	あの人は科学的態度に欠けたところがある。あの人は,物事をおこなうのに,情報を集め,それらを比較検討し,計画を立て,予定どおりに実施し,生じた結果を検討し,それを次の計画に反映させていくという態度に欠けたところがある。

＊1　Vinogradov, S. N., Kuzmin, A. F. 西牟田久雄,野村義男訳. 論理学入門. 青木書店,1959,286p.(青木文庫:238).
＊2　中谷宇吉郎. 科学と社会. 岩波書店,1949,150p.
＊3　末川博. 法と自由. 岩波書店,1954,167p.(岩波新書:青版173).
出典:平井昌夫. 何でも分かる文章の書き方百科. 新装版. 三省堂,2003(1984). p.299-304. を一部改変。

「『病院の言葉』を分かりやすくする提案」のほかに，法廷用語，経済連携協定（Economic Partnership Agreemen, EPA）によって来日する外国人が働く看護や介護領域のための言葉[93, 94]の取り組みがある。

4. 日本語の「文」の特徴とやさしさ，わかりやすさ，読みやすさ

文レベルでは，文構造すなわち構文のわかりにくさが「統語解析活動」に影響する。わかりにくい構造の文の典型は，2つの意味に解釈できる「二義文」である。これは英語のリーダビリティ研究でも指摘されている「ガーデンパス文」のことで[28 [p. 147], 95 [p. 85-89]]ある。二義文について，野田尚史は，6種類の代表例をあげて解説している（Ⅲ-13表）[96]。

文構造の複雑さを簡易に推定する方法として，リーダビリティ研究では文の長さを測定するが，文章表現の工夫でも「長すぎる文はわかりにくい」ことが指摘されている。この点についても，平井は1961年の『わかりやすい文章の書き方』[8]で，森岡の研究成果を引用している。提示されているのは，教科書中の学年別と，各種雑誌の記事種別の1文の長さの平均文字数である。1984年の『百科』[80]では，根拠は示されていないが，1文50〜60文字を目安とした文を提案している。この長さは，森岡が計測した高校3年生の教科書の平均47.0字や，文芸雑誌の42.5文字を超え，論説記事の平均58.6字に相当する。この目安は，近年の文章の書き方の指南書にも"一文は60文字までを原則とする"などと，引き続き採用されている[13 [p. 69]]。

これに対し石黒は，文は単純に短い方がよいという「短文信仰」に疑いの目を向け，前後の文脈や状況によって適切な長さは異なることを実例で説明している。1文の長さを短くするには，主従関係にある複数の文から成る複文や，並列関係にある複数の文から成る重文を分ける手法がある。石黒によると，長いからといって2文に分けにくい1文もあり，逆に1文にまとめにくい2文もある。また，複数の文に分けることには，文構造を単純にすることができるが，1文にまとめることにも繰り返しの述語を省いたり，一連の出来事を続いて表現できたりするメリットがあることを主張している[84 [p. 218-235]]。

そのほかに文章表現の工夫で，文レベルにおける読みやすさやわかりやすさにかかわる要件としてよくあげられているのは，1文では1つだけのことをい

E. 日本語学におけるやさしさ，わかりやすさ，読みやすさ

Ⅲ-13表　二義文の例

種類	例文	二義解釈
①名詞が修飾される構造	30歳の私の彼はまだ大学生です。	30歳なのは私
		30歳なのは私の彼
②述語が修飾される構造	2人で無人島で暮らす映画を見た。	2人で無人島で暮らす
		2人で映画を見た
③名詞が並列される構造	自転車や家具を運ぶためのトラックが用意されていた。	自転車や家具を運ぶトラック
		家具を運ぶトラック
④述語が並列される構造	彼は南洋子の弟で南商事創業者である南健一の息子だ。	南洋子の弟は南健一
		南洋子の弟は南健一の息子
⑤格助詞が現れない構造	山田は勝てない。	山田が勝てない
		山田に勝てない
⑥格成分が現れない構造	大橋さんと知り合ったのは5年前だ。そのころは東京の会社に勤めていた。	私が東京の会社に勤めていた
		大橋さんが会社に勤めていた

出典：野田尚史．"日本語の文の構造とわかりにくさ"．わかりやすい日本語．野村雅昭，木村義之編．くろしお出版．2016，p.36-37．の例から筆者作表．

う[10][p.216-223]，[13][p.71-72]，[80][p.84]，[82][p.70-78]，語と語の修飾関係を明確にする[82][p.80-95]，肯定文を優先する[13][p.75]，二重否定を避ける[13][p.44-46]などである。

5．日本語の「文章」の特徴とやさしさ，わかりやすさ，読みやすさ

　日本語を対象としたリーダビリティを冠した研究では，文章単位のテキスト構造に関する言及がほとんど見られない。しかし，日本語学においては，1950年代に時枝誠記に提唱された文章論以来，分析の対象である。また，理解される対象としても心理学や認知科学の側面からのアプローチがあり，文章のジャンルごとにふさわしい文章構造の類型が確認されていて，今後も拡大が期待される領域の1つと言われている[97]。しかし，現実のコミュニケーションにおい

て，文章がどのように機能するかということを含め，さらなる検討が必要であるとも言われている[20][p.262]。

文章論では，テキスト構造によって論理展開から理解を促す事象を，英語で発展したディスコースアナリシス，テキスト言語学や，学術的文章の書き方を指導するアカデミック・ライティングとは異なる用語で説明している。たとえば内容的な文と文や段落同士の連結を表す「連接関係」[98][p.101-121]は，ディスコースアナリシスで使われる「結束性」や「一貫性」と呼ばれる構造のことである。また，佐久間まゆみは1987年に，日本語の文章における形式的な段落と区別するために，パラグラフに相当する「文段」という単位を提唱し，トピックセンテンスに相当する「中心文」とともにそれらの役割を実証データで検証している[99, 100, 101]。ここでは，日本語の「中心文」は英語と異なり，実態としてその位置や数が多様であることが指摘されている[102, 103]。

文章表現の解説書でも，文章単位の構造については古くから取り上げられていた。1961年の『わかりやすい文章の書き方』[8]の「段落の組み立て」という章にそれが見られる。ここでは形式的に長い文章は段落で区切ることのほかに，1段落には1つの内容を込めること，中心文を冒頭におくこと，自然な展開に段落を並べることなど，いわゆるパラグラフライティングの基礎がすでに盛り込まれている。

パラグラフライティングに基づいた文章の書き方の技術は，ロングセラーとなっている，1981年出版の『理科系の作文技術』[9]に代表される「科学論文の書き方」の解説書において特に強調されている。表現は多様であるが，いずれの解説書においても，パラグラフを形成することとトピックセンテンスを置くこと，そして重点先行とすることを中心とした技術的改善手法が推奨されている。

パラグラフは"内容的に連結された，いくつかの文の集まりで，全体として一つのトピックについてある一つのことを言うもの"，トピックセンテンスは"パラグラフで何を言おうとするのか糸口に概論的に述べた文のこと"と定義されている。また，自然で論理的な文同士やパラグラフ同士のつながりをつけるためには，接続詞を有効に使うこと[13][p.81-82], [80][p.319-320]，既知から未知の内容へ[13][p.77-78]などが指示されている。

これらの技術的手法の根拠は，英語のテキスト構造に関する研究でも取り上げられていた認知科学の成果で，人間の脳の記憶作業領域が限られていることがここでも主張されている[10][p.198], [11][p.251]。ただし，修飾句や節が前置されている日本語の特性として，トピックセンテンスをパラグラフの冒頭に置くのが難しいこと，論理が枝葉から幹にいたるわかりにくい展開になりがちなことも解説されている[9][p.75-78]。

F．健康医学情報を対象とした研究と実践

　健康医学分野において日本語を対象としたリーダビリティにかかわる実証研究は数少ない。筆者の知る範囲では，野呂幾久子らによるインフォームドコンセントの説明文書等を対象とした一連の研究と，奥原剛らによるがん検診案内文書，及びウェブ上のインフルエンザワクチン接種メッセージの分析と評価のみが確認できる。それでも，医学研究や医療における実践的な取り組みはいくつか見られる。また，国立国語研究所が主導して行われた大規模な「『病院の言葉』を分かりやすくする提案」プロジェクトに代表される，リーダビリティに大きな影響を与えるとされる医学・医療用語の研究が見られる。

　以下では，リーダビリティの評価・改善に関する研究（1項）として野呂らと奥原らの研究を，続けて実践的な解説と報告（2項），医学・医療用語に関する研究（3項）の順に取り上げる。

1．リーダビリティの評価・改善に関する研究

a．野呂らの評価・改善研究

　東京慈恵会医科大学で医学生にコミュニケーションを教える言語学者の野呂幾久子は，筆者の知るかぎり日本語の健康医学情報のリーダビリティに関する実証研究を初めて行った研究者である。野呂は，日本語で書かれた患者向け文書のわかりやすさに関する研究の必要性[104]を訴え，日本語版のガイドラインの提案[105]，評価研究[106, 107]，改善研究[108]を行っている。

　野呂らが考案した日本語版ガイドラインは，英語の健康医学文書向けに最も多く使われている Suitability Assessment of Materials (SAM) を応用したも

のである。特に日本語のわかりやすさとして，外国人のための日本語能力試験1級を母語者のレベルに相当するとして，同試験の漢字，語彙，文の長さ，漢字の割合の4項目の目安をⅢ-14表のとおり適用している[105]。

評価研究では2つの研究を発表している。第1は，実際にある病院で使われている胃内視鏡と腸内視鏡の説明文書を，大学生などの一般の人々それぞれ181人と182人に読ませた研究である[106]。この研究では参加者に「わかりやすさ」「何がわかりにくかったか」を問い，内容理解テストとして正誤問題で14問または15問出題した。その結果，5段階のリッカートスケールでテキストについて"ややわかりにくい"または"わかりにくい"と回答した参加者は，胃内視鏡で34.8%，腸内視鏡で33.5%であった。わかりにくかった点として2種類の文書で共通して上位5位に入った項目は，18項目のうち，"大事なポイントが目立たない"（それぞれ61.1%，55.8%），"印刷が不鮮明"（44.8%，59.1%），"目的，方法，注意点などの情報がばらばらに書いてある"（44.4%，38.1%），"文字が小さい"（41.4%，35.4%）の4項目であった。内容理解テストの結果，"十分理解できた"とみなすことのできた80%以上正解だった参加者は，胃内視鏡では22.8%，腸内視鏡では25.3%であった。

第2の評価研究は，患者と医療従事者の理解度や評価の違いを見るものである。ここでも胃内視鏡の説明文書を用いているが，結果からは，医療従事者が正確に患者の理解度を推測していたこと（それぞれ55.1%，54.5%），文書改善に消極的であることが指摘されている[107]。

改善研究では，日本内科医学会が作成した髄液検査の説明文書を「わかりにくくした文書」と「さらにわかりやすくした文書」を用意し，この2種類の文書で比較実験を行っている[108]。わかりやすさの変更点は，計9点である（Ⅲ-15表）。理解や見やすさにかかわる「表現方法」だけでなく，「情報内容」まで変更しているのは，野呂の評価研究で[106]"情報が十分だとわかりやすいと感じられる"という結果が得られたためである。

この改善研究では，実験文書を読んだ大学生210名に正誤及び多肢選択問題合計16問による内容理解テストを受けてもらい，5段階のリッカートスケールで主観的なわかりやすさも回答させている。「わかりにくい」文書は内容理解テストの正答が16点満点で平均12.06点なのに対し，「わかりやすい」文書は平

F．健康医学情報を対象とした研究と実践

Ⅲ-14表　日本語版 SAM に適用された日本語検定1級レベルの基準

要素	得点	評価基準
漢字	2（優良）	2級レベルの漢字（1000種類）のみ使用
	1（適切）	1級レベルの漢字（2000種類）のみ使用
	0（不適切）	1級レベルにない漢字を振り仮名なしで使用
語彙	2（優良）	2級レベルの語彙（6000種類）のみ使用
	1（適切）	1級レベルの語彙（10000種類）のみ使用
	0（不適切）	1級レベルにない語彙を説明なしで使用
文の長さ	2（優良）	1文39文字以下
	1（適切）	1文40～65文字
	0（不適切）	1文66文字以上
漢字の割合	2（優良）	29％以下
	1（適切）	30～45％
	0（不適切）	46％以上

出典：Nagazato, Y.; Noro, I. Applying SAM's readability component to the Japanese language. 比治山大学文化学部紀要. 2006, no. 16, p. 80. の表を翻訳。

均14.04点と高かった。主観的なわかりやすさの評価も，それぞれ5段階評価で「わかりにくい」文書が2.51に対し「わかりやすい文書」は4.30と有意差が認められている。この研究ではさらに，情緒的配慮として親身な態度を表す文章を挿入した文書も作成している。成果として，安心感，満足度，情報提供量の評価，意思決定との関係をモデル化して提示している。

b．奥原らの評価研究

東京大学の奥原剛らは2種類の健康医学分野の文書のリーダビリティの評価研究を行っている。第1はがん検診の広報文書の評価である[109]。対象となったのは東京23区から2013年の1年間に発行された広報誌に掲載された129種類の記事で，評価は『日本語テキストの難易度を測る』によるリーダビリティ測定を含む，野呂が開発した日本語版ガイドライン SAM[105]によって実施した。リーダビリティ測定の結果では，93％の文書が SAM で推奨する中学校3年生

Ⅲ-15表　わかりやすさについての変更点（野呂研究）

種類	わかりにくい変更	わかりやすい変更
表現方法		
理解にかかわる点		
・表記	難しい漢字	仮名書きまたは読み仮名付き
・言葉・表現	専門用語	平易な言葉
見やすさにかかわる点		
・文字サイズ	10ポイント	12ポイント
・行間	狭い	広い
・見出し	なし	あり
・箇条書き	なし	あり
・図	なし	あり
情報内容		
・情報不足	理解のための情報不足	理解のための情報不足なし
・情報過多	不要な情報あり	不要な情報なし

出典：野呂幾久子．インフォームド・コンセント説明文書のわかりやすさと情報的配慮の記述が患者アウトカムに与える影響．日本保健医療行動科学会年報．2009, vol. 24, p. 106. の表1を改変。

以下のやさしいレベルで書かれている"Superior（優秀）"に相当する得点を得ていた。しかし，語彙については"Superior（優秀）"は39.5％，"Adequate（適切）"が59.7％でやや難しいという評点がつけられている。文書内容，リーダビリティ以外のリテラシーへの配慮，図表，レイアウト，学習意欲の促進の視点を加えたSAMの23項目全体の評点では73.1点であった。

　第2はインフルエンザワクチン接種に関するオンライン上のメッセージの分析である[110]。2016年8月に検索エンジンで収集した145のインフルエンザワクチン接種に関連するウェブサイトのメッセージを，接種に賛成または反対の立場か，著者が医療従事者または非医療従事者かで分類し，それぞれのリーダビリティを李らの開発した『jReadability』で計測，比較して分析を行った。『jReadability』は前出のとおり，得点が0から5の数値で表され，数値が大きいほどやさしく，日本語学習者のレベルで上級後半から初級前半に割り振られている。計測の結果，医療従事者が書いたメッセージは2.75に対し非医療従事

F. 健康医学情報を対象とした研究と実践

者のメッセージは3.04で，どちらも中級後半の範囲ではあるが，非医療従事者の方がやさしいという判定であった。また接種へ賛成のメッセージでは2.79に対し反対は3.19と，反対の立場のメッセージの方がやさしいことがわかった。奥原らはインフルエンザワクチン接種を勧める立場のメッセージの発信者にリーダビリティの事前点検を提案している。

2．実践的な解説と報告

健康医学分野における日本語のリーダビリティの改善にかかわる実践的な取り組みに，インフォームドコンセントのためのわかりやすい説明文書の解説（a），『くすりのしおり』作成プロジェクト（b），動物病院での実践（c）がある。以下で順に取り上げる。

a．インフォームドコンセントのためのわかりやすい説明文書

京都大学大学院医学研究科社会健康医学系専攻の佐藤恵子らは，1997年に『臨床評価』誌上に3回にわたって「みんなのためのわかりやすい説明文書」を連載し，臨床研究の参加者に読んでもらうインフォームドコンセントの説明文書の検討を行っている[111, 112, 113]。連載では米国ジョンズホプキンス腫瘍センター（Johns Hopkins Oncology Center）の説明文書，及び同意書を紹介するとともに，米国保健社会福祉省（Department of Health and Human Services）の規則及びWHOの国際医科学評議会のガイドラインが定める要件も確認した上で，日本の実情に合わせた文書例を作成し，提示している。佐藤の成果はその後，『新薬承認申請／早期申請を成功させるメディカルライティングのノウハウ』に「治験の説明文書・同意文書の書き方」としてガイドラインの形式で掲載されている[114]。

臨床研究のためのインフォームドコンセントという文書の性質上，法的な備えとして患者が臨床研究に参加するかどうか必要な情報をもれなく記載すること，多くの参加者を得られるよう心理的な負担を減らすことにも重点が置かれている。しかし，「理解されないと意味がない」ことから，わかりやすい文書の書き方を8つのポイントで示し（Ⅲ-9図），「5)読み手の知っている言葉で具体的に書く」ではさらに工夫を列挙している。

133

1) 必要な情報を絞り込み,「あらすじ」をつくる	一文は短く(2行にまたがる程度)
2)「なんで」を説明する	一つの文ではひとつのことを言う
3) 段落で構成する	専門用語や略号は避けるか,初出で説明する
4) 段落の冒頭に要約文を置く	割合は具体的に書く(白血球減少は3人に1人など)
5) 読み手の知っている言葉で具体的に書く	
6) 絵や図を使う	人格の欠落した表現は避ける(症例→患者,○例→○人)
7) 文書のレイアウトを工夫する	
8) 人に見てもらう	適切な比喩やたとえを使う

Ⅲ-9図 インフォームドコンセントのためのわかりやすい文書のポイント

出典:佐藤恵子."治験の説明文書・同意文書の書き方".新薬承認申請/早期申請を成功させるメディカルライティングのノウハウ.技術情報協会,2007.p.95-128.をもとに作図.

b.『くすりのしおり』作成プロジェクト

『くすりのしおり』は,くすりの適正使用協議会の会員と賛同企業,すなわち製薬企業が自主的に作成し提供している,必要最小限の情報に絞った医療薬の患者向け添付文書である.開発は1991年のくすりのリスクとベネフィットを検証する日本RAD-AR協議会の提言に始まる.現在はウェブ上[115]で公開されているが,医療機関が独自の情報を追加できるようMicrosoft Wordのファイルも取得できる.

医薬品には薬事法で「医薬品添付文書(以下,添付文書)」の提供が義務づけられている.この添付文書は薬物動態,臨床成績,薬効薬理,理化学的知見など医療専門家向けの情報が含まれ,一般の人々が全部を理解するのは難しい.そこで一般向けに開発されたのが『くすりのしおり』である.具体的な開発方法は不明だが,"患者に望ましい情報提供のありかた"に沿って項目を絞り(Ⅲ-16表),表現と用語を"中学生の読解力で理解できるレベルを基準とした"ことが報告書に記載されている[116].また,体裁はA4版の片面印刷で文字の大きさは10ポイントと定めている.想定された利用方法は,医療機関や薬局で処方や投薬の際に加工して患者に手渡すことで,医療担当者との対話を前提としている.

『くすりのしおり』を開発した際は，その評価として6か所の試行機関として大学病院，地域の中核病院，院外処方箋を受け入れている薬局での質問紙調査が実施されている。リーダビリティに関する項目は「文書の適切性」としてまとめられているが，「文書のサイズ」「活字の大きさ」「記載項目の構成」に対しておおむね「適当」であったとされている。平均年齢73.4歳の高齢者25名を対象とした調査でも「わかりにくい」という回答は少なかったと報告されている。また，わかりにくい言葉としてあげられていたのは「障害」「浮腫」「血液透析」「皮膚」であった。開発者の対応としては，用語の難易度に対する患者の評価は個人差があるので，個別のコメント欄の活用で運用すべきものとしている[116]。

c．宮崎による動物病院での実践

　横須賀市で動物病院を開業している獣医の宮崎良雄は，飼い主に渡す診療内容を記述した「説明文書」に読みやすさや理解のしやすさの工夫をしている。宮崎は，2011年から『獣医畜産新報』の論壇にたびたび投稿し，その体験と関連研究を紹介している[117]。また，それらの集大成を『日本語学』誌に2016年に投稿し掲載されている[118]。

　宮崎によると，まず読んでもらうためには，①文字の大きさ，②文章の長さ，③漢字のむずかしさ，④文書の主旨紹介の4点について工夫が必要である。また，理解してもらうためには，①内容のむずかしさ，②なじみがうすい言葉の取捨選択，③説明内容をしぼる，④細かな説明を書きたいときについて，工夫が必要であるとしている（Ⅲ-17表）。

3．医学・医療用語に関する研究

a．副作用用語の患者用語集

　平成15～16年度厚生労働科学研究において，副作用用語を自覚症状に置き換えた患者用語集が作成されている。主任研究者の日本薬剤師研修センター久保鈴子が，「患者及び国民に理解される副作用医薬品情報内容の構築と医薬品適正使用への患者参加推進に関する研究」の一環として取り組んだものである[119]。同用語集は1,545語の副作用用語について自覚症状用語，同義語，及び

Ⅲ-16表　医薬品添付文書と「くすりのしおり®」項目比較

医薬品添付文書の項目一覧*1	
1	日本標準商品分類番号
2	薬効分類名（製品タイトル）
3	規制区分
4	名　称
5	薬価基準
6	市販直後調査統一マーク
7	開発の経緯及び特徴（特性）
8	組成・性状
9	有効成分に関する理化学的知見
10	効能又は効果（効能・効果）
11	用法及び用量（用法・用量）
12	警告・禁忌を含む使用上の注意
13	臨床成績に関する事項
14	薬物動態
15	非臨床試験に関する事項
16	製剤学的事項
17	取扱い上の注意
18	包　装
19	関連情報
20	主要文献
21	製造販売業者の氏名又は名称及び住所（資料請求先を含む）
22	製品情報概要の作成又は改訂年月

くすりのしおり®の項目一覧*2	
a	この薬の名前は （薬の形と色，識別マーク，記号，外形図）
b	この薬の働きは
c	主治医に伝え忘れたことはありませんか
d	この薬の使い方 （服用または使用を誤った場合の対応を含む）
e	生活上の注意
f	この薬を飲んだ後気をつけていただくこと （副作用）
g	その他（主治医または薬剤師によるコメント記入欄）
h	主治医または薬局の連絡先

＊1　医療用医薬品製品情報概要記載要領（2008. 7. 1施行）http://www.jpma.or.jp/about/basis/promo/pdf/seihinn.pdf.
＊2　海老原格，藤原充雄，和田雄一．『くすりのしおり』を良く理解してもらうために．臨床医薬, 2000, vol. 16, no. 1, p. 27-38.

類語に，一部解説をつけ公開された[120]。副作用用語に特に着目したのは，一般的に患者にわかりにくく，部位を伴う自覚症状に置き換えると実感しやすいとされているためである。久保が作成した医薬品の患者向け説明文書の試作物

F．健康医学情報を対象とした研究と実践

Ⅲ-17表　宮崎獣医師の読んでもらうため・理解してもらうための工夫

視点	対応	根拠（＊は経験則）
読んでもらうための工夫		
①文字の大きさ	14ポイント以上	目の成長がとまる小学校高学年向け理科の教科書の文字の大きさは平均13.7ポイント
②文章の長さ	1文200字程度	・文庫本のカバーの紹介文の平均が150〜200字程度 ・新聞のリード文の平均が173字
③漢字のむずかしさ	・「小学生向けの国語辞典」で確認し，小学校で習う漢字はそのまま，それ以外の常用漢字は選択的に使用 ・常用漢字以外はなるべく使わない	・漢字のむずかしさは患者向けの文書のわかりにくさの原因の1つ ・読めない漢字が多いと読むのに嫌気がさす
④文書の主旨紹介	「何の文書」かを口頭で説明して手渡す	ただ渡しただけでは，文書の大切さに気付いてもらえない（＊）
理解してもらうための工夫		
①内容のむずかしさ	「小学生向けの国語辞典」を参考に，「日常会話で成立つレベル」の説明を目指す	「中学生が読んで理解できるレベル」すなわち中学校の教科書と同じレベルを目標として書いていたところ，「内容が専門的すぎでよくわからない」と指摘を受け，「日常的である」ことが重要と気づいた（＊）
②なじみがうすい言葉の取捨選択	・別の言葉で表現する ・別の言葉で表現しても意味が通じにくい言葉は大意に影響なければ省く，または説明せずにそのまま使う	・「当院のコンセプト」は「当院の考え」のように言い換えれば大半の人に意味が通じる（＊） ・「MRIで検査をした」場合，検査方法が重要でなければ省略，診断の決め手にMRIがあれば説明せずに入れる。意味が理解できなくとも精密検査をしたという実感がわきやすいから（＊）
③説明内容をしぼる	・結論や大切な情報に内容をしぼる ・優先的に書く項目として「見立て→処置内容→今後の予定」さらに質問があればその回答を追加する	説明の背景が詳しくない人には情報が多すぎると負担になるから。また，分かる部分や目に付いた部分をつなぎあわせようとして読み違える恐れがあるから（＊）
④細かな説明を書きたいとき	「見立て→処置内容→今後の予定」の基本的な全体の流れを書いてから「細かな説明」を追加する	説明の途中で話題が掘り下げられると「全体の流れ」を見失ってしまうから（＊）

出典：宮崎良雄．説明文書を読みやすくするための工夫：動物病院から．日本語学，2016，vol. 35，no. 5，p. 83-91．の解説を筆者が表にまとめたもの。

を患者に見せたときにも"副作用が読めない，読めないと前に進めない"とのコメントを得ている。

　副作用用語はわかりにくい医療用語の1つであることは，別の医療現場でのインタビュー調査でも指摘されていた[121]。この調査が実施された医療機関では，服薬指導の際にどのように副作用を説明すべきかを示した「重大な副作用回避のための服薬指導情報集」[122]が実際に使われていた。

b．国立国語研究所の「『病院の言葉』を分かりやすくする提案」プロジェクト

　国立国語研究所では，2007年10月から2009年3月にかけて「『病院の言葉』を分かりやすくする提案」プロジェクトを実施し，その成果として代表的な57語についてわかりやすくする工夫を類型別にまとめた単行書として刊行した[123]。プロジェクトを通じ，4種類の調査が実施されている。また，プロジェクトに先立ち実施された，同研究所の吉岡泰夫らによる研究[124]や，その後の研究を加え発表された田中牧郎らのコーパスを活用した研究もある[125]。一連の調査研究の目的は，患者中心の医療の実践のために，医療現場において医療提供側が患者や家族に向けて行う情報提供を想定して，コミュニケーションを改善することであった。

　以下では，吉岡らの「医療コミュニケーション適切化のための医学・医療用語の研究」(b-1.)，「『病院の言葉』を分かりやすくする提案」プロジェクトで実施された4つの調査と成果(b-2.)，その後の田中らの57語と書籍コーパスとの比較分析調査(b-3.)の順に取り上げる。

b-1．吉岡らの「医療コミュニケーション適切化のための医学・医療用語の研究」

　吉岡らの2007年にまとめられた研究の目標は，医学・医療用語にかかわる言語問題の実態を把握し，医学と言語学の連携によって問題の解決法や改善策を検討すること，そして医療コミュニケーションの具体的な課題を探求することであった[124]。ここでは1)非専門家への質問紙調査，2)専門家を対象とするフォーカスグループ及びウェブ調査，さらに，模擬患者と言語研究者も参加した医師が中心のウェブ討論会が実施された。以下では非専門家への調査と専門家

F．健康医学情報を対象とした研究と実践

への調査に分けて，結果を確認する。
1）非専門家への質問紙調査
　最初の非専門家の質問紙調査では，36.1％が医師から症状や治療について"分かりにくい言葉で説明されたことがある"と回答している。また，"分かりやすく言い換えたり，説明を加えたりしてほしい医療用語"を種類別に回答してもらうと，Ⅲ-18表の順となった。
2）専門家を対象とするフォーカスグループ及びウェブ調査
　専門家調査では，医学・医療用語を患者が理解する必要性についてフォーカスグループとウェブ調査で質問している。その結果，割合の高いものは「CT」（88.5％），「セカンドオピニオン」（86.8％）などで，医師と患者間の医療情報の共有，相互理解のために必要性が高いとされている。また，患者・家族には難しい医学・医療用語を使わなければならないときの工夫として，手書きのメモや図解の活用が最も多く（93.7％），次いで詳しく細く説明（61.7％），パンフレットや冊子の活用（43.4％），インターネットなどのオンライン情報の活用（20.0％），書籍やCD，DVDの活用（11.4％）となっている。口頭コミュニケーションの補足として，書かれたメディアの活用が多く認められる。また，単にわかりやすさだけでなく，予後すなわち治療後の見通しについては，以下の4点が重要であることが確認されている。
　　① 高齢者や子どもにも理解できる語彙や比喩を使うこと

Ⅲ-18表　わかりにくい医療用語

用語の種類	回答の割合
「喀痰細胞診」「飛沫感染」などの専門用語	57.1％
「セカンドオピニオン」「プライマリーケア」などの外来語	56.5％
「CT」「HIV」などのアルファベットの略語	47.3％
「所見をとる」「処方する」などの病院でよく使われる言葉	27.3％

出典：国立国語研究所．"2　分かりやすく言い換えたり，説明を加えたりしてほしい医療用語．第4章　医療の専門家に期待する言葉遣いの工夫"．外来語に関する意識調査Ⅱ（全国調査）．2005. http://www.ninjal.ac.jp/archives/genzai/16index/16kekka/164index/164-2/．図4-2-1をもとに作表．

②　医学上の要点はきっちりおさえること
③　誤解を招かないために、正確さ、厳密さはそこなわないこと
④　患者の状況に応じて、できるかぎり簡潔明瞭を心がけること

　さらに、患者にとって受け入れることの難しい状況のひとつとして「ターミナルケア」が取り上げられ、家族に使ってほしい3種類の方法が示された（Ⅲ-19表）。説明、言い換え、外来語のままの3種類である。外来語のままで良いという意見には、直接的に意味がわからない方が好ましいという理由があげられている。すなわち、伝達する内容によっては、わかりやすいだけでなく、伝達スタイルとしてやわらかく伝わることが大切であるとしている。吉岡らは発表論文中で、今後の課題として「患者・家族にわかりやすく説明し納得を得る医学・医療用語集」の作成をあげている。

b-2.「『病院の言葉』を分かりやすくする提案」プロジェクト

　「『病院の言葉』を分かりやすくする提案」プロジェクトで実施された調査は、1)2007年10月～2008年1月のコーパス調査、2)2007年11月の「医師を対象とした問題語記述調査」、3)2008年3月の「医療従事者を対象とした用語意識調査」、4)2008年8月の「非医療従事者に対する理解度等の調査」の4種類である[125][p.121-125]。以下では順に取り上げ、最後にプロジェクトの成果である代表的な57語とその表現の工夫を確認する。

1）コーパス調査

　コーパス調査は、プロジェクトで検討する語彙の収集を目的に実施された。

Ⅲ-19表　「ターミナルケア」を表す家族に使ってほしい表現

表現	回答の割合	種類
痛みをやわらげ精神を楽にする医療	76.6%	説明
終末医療	11.0%	言い換え
ターミナルケア	8.0%	外来語

出典：国立国語研究所．"3　医師に使ってほしい言葉、使ってほしい理由．第4章　医療の専門家に期待する言葉遣いの工夫"．外来語に関する意識調査Ⅱ（全国調査）．2005．http://www.ninjal.ac.jp/archives/genzai/16index/16kekka/164index/164-3/．図4-3-1をもとに作表。

F. 健康医学情報を対象とした研究と実践

同調査では収集に加え，候補語の抽出に必要な指標として「難解度」と「重要度」を付与する作業を行っている[126]。

手順（Ⅲ-10図）としては，まず医療雑誌，新聞の医療記事，ウェブ上の製薬会社が提供する医療情報から成る約1,890万語の医療分野のコーパス（A）と，国立国語研究所で開発中だった「現代日本語書き言葉均衡コーパス」の書籍分約2,320万語を一般分野のコーパス（B）として比較し，医療分野のコーパス（A）に特徴的な約24,000語を医療分野の専門語として抽出した。これらの語について，両コーパスでの出現頻度を比較して，医療分野のコーパス（A）での頻度が高い語ほど「分野の専門度」が高いとして序列化した。

また，医療分野のコーパス（A）を，専門家を読者とする医療雑誌を情報源とした専門家向け医療コーパスと（a），一般の人々を読者とする医療健康雑誌や新聞の医療記事を情報源とした非専門家向け医療コーパス（b）に二分し，両コーパスでの医療分野の専門語の頻度を比較した。ここでは専門家向け医療コーパス（a）での頻度が高い語ほど「読者の専門度」が高いとして同様に序列化した。これら「分野の専門度」と「読者の専門度」の2つの専門度の和を

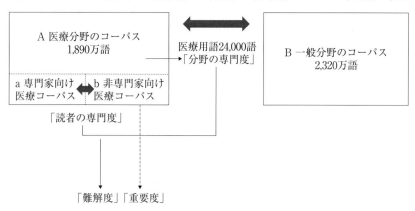

Ⅲ-10図　コーパス調査手順

出典：田中牧郎，近藤明日子．"難解用語の抽出と序列化におけるコーパスの利用：医療用語を例に．特定領域研究「日本語コーパス」言語政策班報告書「言語政策に役立つ，コーパスを用いた語彙表・漢字表等の作成と活用」2011．p.89-106．および，
"言語の頻度調査（コーパス調査）"．「病院の言葉」を分かりやすくする提案．国立国語研究所「病院の言葉」委員会編．2009．p.121-122．http://pj.ninjal.ac.jp/byoin/pdf/byoin_teian.200903.pdf．をもとに作図．

「難解度」とした。

　さらに，非専門家向け医療コーパスでよく使われる語は，理解する必要に迫られるので一般の人々にも重要と認められる。そこで，使用頻度の高さと使用範囲の広さの2つの指標で数値化し，各医療用語に「重要度」として付与した。

2) 医師に対する問題語記述調査

　医師に対する問題語記述調査は，コーパスからの抽出語に追加すべき用語と，工夫の実際を収集するのが目的であった。全国の医師451人に電子メールでウェブによる質問紙調査を依頼した。これに対し，364人（回答率80.7％）が患者に理解してもらうことが難しい言葉や具体的な経験に関する2問について，180人（回答率39.9％）がより詳細な追加設問に回答している。この調査結果からは，約800語と約1,500件の体験事例が集まった[125][p.122-124]。

　最も多く登場した用語は「予後」で77人があげていた。次が「合併症」の40人で，いくら説明しても医療ミスと間違われるという経験が添えられていた[127]。また，コメントの分析から患者に言葉が伝わらなかった原因として①患者に言葉が知られていない，②患者の理解が不確か，③患者に理解を妨げる心理的負担があるという3つがあることがわかった[125][p.xvi-xxii]。

3) 医療従事者に対する用語意識調査

　医療従事者に対する用語意識調査は，「病院の言葉」プロジェクトの最終成果に取り上げる候補語100語について，医療従事者の意識を把握することを目的に実施された。医療従事者がこれらの語をどのように使っているか，患者に理解してもらうことがどの程度必要で，どの程度困難と感じているかをウェブ調査で質問した。

　同調査に先立って，次の手順で候補語100語が選定された。先の2種類の調査を経て収集された20,000語余りから，主に「難解度」「重要度」などの統計処理によって約2,000語の選定リストを作成した。選定リストには2種類の調査の結果も付され，そこから，医師，コミュニケーションの研究者ら24名で組織された「病院の言葉」委員会の実務委員会が，「よく使われるのに患者に分かりづらい」100語を選択したものである。

　医療従事者に対する用語意識調査では，候補語100語は4グループに分けられ，回答者はそれぞれ25語ずつについて回答している。医師3,000人，看護師・

薬剤師1,280人に依頼し，医師650人（回答率21.6%），看護師・薬剤師995人（同77.7%）から回答を得た[125][p.123-124]。

4）非医療従事者に対する理解度等の調査

　非医療従事者に対する理解度等の調査も，候補語の100語について行われた。患者に言葉が伝わらない原因のうち，「知られていない」「理解が不確か」という2つの観点の度合いがどの程度のものであるかを確認するのが目的である。20歳以上の非医療従事者10,811人を対象とし，4,276人（回答率39.6%）が回答した。設問は第3の医療従事者に対する意識調査と同様に，回答者はそれぞれ候補語100語のうち25語について，①見聞きしたことがあるか，②意味を理解しているか，③誤解の経験があるかについて答えた。誤解の経験については具体的な例があげられている。この調査の結果から，認知率，理解率，誤解率が100語に付与された[125][p.124-125]。

5）57語とその表現の工夫

　4種類の調査結果を集約し，プロジェクトの最終成果として公表されたのは，工夫について類型化された57語とその表現の工夫である[123]。この57語は，先の候補の100語が，第3，4の調査と並行して行われた同プロジェクトの実務委員会によるわかりやすく伝えるための具体的な表現と工夫の類型化の作業によって，絞りこまれたものである。工夫については，伝わらない原因との関連から「日常語で言い換える（類型A）」「明確に説明する（類型B）」「重要で新しい概念を普及させる（類型C）」の3類型に整理された。

b-3. 田中らによる57語と書籍コーパスとの比較分析調査

　「病院の言葉」委員会の実務委員として同プロジェクトの調査にもかかわった田中牧郎はその後，語彙政策に役立つデータの必要性を主張し，書籍コーパスがそのようなデータとして活用できるとして，「『病院の言葉』を分かりやすくする提案」プロジェクトの手法を応用し示し2種類の語彙分析を行った[126]。

　第1は書籍コーパスによる出現頻度をもとにした，語彙のレベル分けである。おおむね語彙レベルが低い，すなわち出現率が低いほど認知率，理解率が低くなるため，語彙レベルを認知率と理解率の指標として使える可能性を示唆している。

　第2は書籍コーパスからの日本十進分類法（Nippon Decimal Classification,

NDC）の特徴度に基づく医療用語の抽出である。書籍コーパスに含まれるNDC分類をもとに，医学・医療分野の書籍に収載されている語を，それ以外の分野の書籍に出現する語と比較し，特徴的な語として抽出した。ここで抽出された上位5,669語に，「病院の言葉」プロジェクトの57語が含まれているかどうか照合したところ，43語（75.4％）が含まれていることがわかった。含まれていない語は医療現場ではよく用いられているが書籍に出にくい語や，コーパス作成の2006年より後に登場した新しい語がほとんどだった。この結果から，書籍コーパスからNDC分類を手掛かりに，ある程度は医療用語の抽出が達成できると評価している。

◉ Ⅲ章の要点

本章では，日本語を対象としたリーダビリティに関する研究をレビューした。以下がその要点である。

- 日本語を対象としたリーダビリティ研究は1950～1960年代に，日本語リーダビリティフォーミュラ開発を目指した一連の基盤研究に始まる。フォーミュラは普及しなかったが，1980年代以降は自動処理を前提とした関連研究が始まり，2000年頃からリーダビリティ測定ツールが開発されウェブ上に公開されるようになった。日本語学の広がりとしての関連研究も，1995年の阪神・淡路大震災をきっかけにした外国人を対象とした「やさしい日本語」の提唱や，一般的な「わかりやすい日本語」の必要性から近年見られるようになった。

- リーダビリティ基盤研究は，1950～60年代に行われたリーダビリティフォーミュラ開発を目指した，その影響を与える要因を探った一連の研究と，1960年代までの人を使った評価研究から成る。要因変数として，文の長さと漢字含有率が主に検討され，日本語でもクローズテストによる評価が有効であるとした研究がなされた。

- 自動処理を用いた評価研究は，初期の1980年代に1件リーダビリティフォーミュラの提案があり，2000年頃からは，自然言語処理の手法を用いて日本語リーダビリティ測定ツールが次々開発されている。2017年7月現在，5件がウェブ公開されているが，依拠しているのは，教科書コー

F．健康医学情報を対象とした研究と実践

パスとの類似度，教科書や日本語能力試験の読解試験テキストのコーパスから開発したフォーミュラ，日本語能力試験の旧出題基準にある語彙及び漢字との照合，各種の自然言語処理資源との照合などである。
- 書き換えの試みと実践としての改善研究が，複数分野で見られる。まず工学分野での「テキスト簡単化」研究がある。また，日本語学では災害時における「やさしい日本語」のガイドラインや支援ツール開発，平時の「やさしい日本語」研究グループによる書き換えコーパスや，それを応用した換言システムなどが開発され検証されている。さらに，実践分野では，外国人や子どもを対象としたニュース NHK News Web Easy が，2012年から運用され，評価実験が行われている。
- 日本語学においてやさしさ，わかりやすさ，読みやすさは古くから検討されてきたが，2016年に『わかりやすい日本語』が出版されるなど，一定の領域を形成しつつあることがうかがえる。文字，語，文，文章のレベルごとに理論的な検討がなされ，1960年代から刊行されている「文章表現」に関する技術的な著書の裏づけがなされつつある。
- 健康医学情報を対象としたリーダビリティにかかわる実証研究は，日本では2000年代後半からの野呂や奥原らの研究に限定される。実践的な解説や報告は1990年代後半から認められ，わかりやすいインフォームドコンセントのための説明文書の提唱，製薬企業による『くすりのしおり』プロジェクト，獣医師の宮崎による飼い主向けの文書についての報告などがある。
- 医学・医療用語に関する研究は2件が確認できる。1つは平成15〜16年度の厚生労働科学研究における久保らの副作用用語を自覚症状に置き換えた研究である。もう1つは，国立国語研究所の「『病院の言葉』を分かりやすくする提案」プロジェクトによる大規模な一連の実証研究で，その成果は，工夫について3つに類型化された57語を収めた『病院の言葉を分かりやすく：工夫の提案』として刊行されている。

注・引用文献

1：「日本語学」は，従来は明治以降の国家意識を反映して「国語学」と呼ばれていたが，在来の外国人の増加等を背景に日本語学と呼ばれることが多くなった．本書では一貫して「日本語学」を用いる．前田富祺．"日本語学"．飛田良文ほか編．日本語学研究事典．明治書院，2007，p. 28-29.
2：Flesch, Rudolf. A new readability yardstick. Journal of Applied Psychology. 1948, vol. 32, p. 221-233.
3：Kincaid, J. P.; Fishburre, R. P.; Rogers, R. L.; Chissom, B. S. Derivation of New Readability Formulas (Auto-mated Readability Index, Fog Count and Flesh Reading Ease Formula) for Navy Enlisted Personnel. Chief of Naval Technical Training, Naval Air Station Menphis, 1975, 39p.
4：Dale, E; Chall, J. S. A formula predicting readability. Educational Research Bulletin. 1948, vol. 27, p. 11-20, 37-54.
5：Taylor, W. L. Cloze procedure: A new tool for measuring readability. Journalism Quarterly. 1953, vol. 30, p. 415-433.
6：波多野完治，小笠原生子．やさしい文章とむずかしい文章：デール博士の立場．読書科学．1957，vol. 2, no. 2, p. 54-60.
7：上野英夫．「読みやすさ」の研究にかんする展望：研究の歩みと問題点について．読書科学．1959，vol. 3, no. 3, p. 54-60.
8：平井昌夫．わかりやすい文章の書き方．講談社，1961，298p.
9：木下是雄．理科系の作文技術．中央公論社，1981，244p.
10：酒井聡樹．これからレポート・卒論を書く若者のために．第2版．共立出版，2017，245p.
11：酒井聡樹．これから論文を書く若者のために．大改訂増補版．共立出版，2006，301p.
12：林健一．こうすれば医学情報が伝わる‼わかりやすい文章の書き方ガイド：演習付き．ライフサイエンス出版，2014，151p.（ライフサイエンス選書）．
13：園部俊晴．医療・福祉で役立つ『効果的な文章の書き方』入門講座：わかりやすい文章を短時間で書く秘訣教えます！．第2版．運動と医学の出版社，2013，160p.（医療・福祉で働く人のスキルアップシリーズ）．
14：建石由佳．日本文の読みやすさの評価式．情報処理研究報告．1988，p. 18-14.
15：日本語テキストの難易度を測る：帯3．http://kotoba.nuee.nagoya-u.ac.jp/sc/obi3/，(accessed 2017-12-10).
16：日本語リーダビリティ測定．Version 0.1. http://readability.nagaokaut.ac.jp/readability，(accessed 2017-12-10).

17：jReadability. https://jreadability.net/, (accessed 2017-12-10).
18：チュウ太の道具箱. http://language.tiu.ac.jp/tools.html, (accessed 2017-12-10).
19：やさしい日本語. http://www4414uj.sakura.ne.jp/Yasanichi/, (accessed 2017-12-10).
20：飛田良文ほか編. 日本語学研究事典. 明治書院, 2007, 1337p.
21：岩田一成."「やさしい日本語」の歴史".「やさしい日本語」は何を目指すか. 庵功雄, イヨンスク, 森篤嗣編. ココ出版, 2013, p. 15-30.
22：佐藤和之."外国人被災者の負担を減らす「やさしい日本語」". 野村雅昭, 木村義之編著. わかりやすい日本語. くろしお出版, 2016, p. 245-275.
23：庵功雄."日本語教育と日本語のわかりやすさ". わかりやすい日本語. 野村雅昭, 木村義之編著. くろしお出版, 2016, p. 153-166.
24：庵功雄, イヨンスク, 森篤嗣編.「やさしい日本語」は何を目指すか：多文化共生社会を実現するために. ココ出版, 2013, 351p.
25：特集「やさしい日本語」の諸相. 日本語教育. 2014, no. 158, p. 1-80.
26：柴崎秀子. リーダビリティ研究と「やさしい日本語」. 日本語教育. 2014, no. 158, p. 49-65.
27：野村雅昭, 木村義之編著. わかりやすい日本語. くろしお出版, 2016, 283p.
28：石黒圭."わかりやすい文章表現の条件". わかりやすい日本語. 野村雅昭, 木村義之編著. くろしお出版, 2016, p. 141-152.
29：塩田雄大."放送のことばは, わかりやすくなっているのか：その変遷と現在". わかりやすい日本語. 野村雅昭, 木村義之編著. くろしお出版, 2016, p. 225-244.
30：日本弁護士連合会裁判員制度実施本部法廷用語の日常語化に関するプロジェクトチーム編. 裁判員時代の法廷用語：法廷用語の日常語化に関するPT最終報告書. 三省堂, 2008, 221p.
31：田中牧郎. 医療用語をわかりやすく. 日本語学. 2011, vol. 30, no. 2, p. 4-17.
32：前田富祺."日本語学". 日本語学研究事典. 飛田良文ほか編. 明治書院, 2007, p. 28-29.
33：庵逧巌. 文章の難易度よりみた適書選択の基準について（試案）. 読書科学. 1956, vol. 1, no. 1, p. 29-33.
34：阪本一郎. 教育基本語彙. 牧書店, 1958, 377p.
35：坂本一郎. 文章の語彙比重の査定法：Readability研究の一つの試み. 読書科学. 1962, vol. 6, no. 1/2, p. 37-44.
36：阪本一郎. 国語教科書の文の長さとその測定法. 読書科学. 1963, vol. 7, no. 2, p. 17-24.
37：阪本一郎. 文の長さの比重の査定法. 読書科学. 1964, vol. 8, no. 1, p. 1-6.
38：阪本一郎. 現代ジャーナリズムの文の長さ. 読書科学. 1965, vol. 8, no. 2, p. 11-17.

39：阪本一郎. 現代小説の文長構造. 読書科学. 1965, vol. 9, no. 1, p. 30-37.
40：阪本一郎. 読みやすさの基準の一試案. 読書科学. 1971, vol. 14, no. 3/4, p. 1-6.
41：森岡健二. 読みやすさの基礎調査. 国立国語研究所年報. 1953, vol. 4, p. 114-131.
42：森岡健二. 教科書文章の難易調査. 言語生活. 1954, p. 35-39.
43：森岡健二. 読みやすい文章とは？：測定方法の試案. 新聞研究. 1954, no. 32, p. 28-31.
44：森岡健二. "リーダビリティー". コトバの美学. 中山書店, 1958, p. 210-226.
45：堀川直義. 文章のわかりやすさの研究. ［朝日新聞調査研究室］, 1957, 213p.
46：芝祐順. 読み易さの測り方クローズ法の日本語への適用. 心理学研究. 1957, vol. 28, no. 2, p. 67-73.
47：小笠原生子. 児童の発達段階と文章の難易の関係：クローズ法の応用：知的発達・言語・思考. 教育心理学研究. 1960, vol. 7, no. 4, p. 75.
48：北尾倫彦. ひらがな文と漢字まじり文の読みやすさの比較研究. 教育心理学研究. 1960, vol. 7, no. 4, p. 195-199.
49：山田純. 日本語クローズ法の基礎的研究. 読書科学. 1978, vol. 22, no. 1-2, p. 10-18.
50：山田純. クローズ法と文理解と文章理解. 読書科学. 1979, vol. 23, no. 2, p. 33-43.
51：秦喜美恵. クローズ法による日本語能力の測定. 教育研究 国際基督教大学学報1-A, 国際基督教大学学報01 A. 1983, p. 141-178.
52：近藤陽介, 松吉俊, 佐藤理史. 教科書コーパスを用いた日本語テキストの難易度推定. 言語処理学会第14回年次大会発表論文集. 2008, p. 1113-1116.
53：佐藤理史. 日本語テキストの難易度を測る. 言語. 2008, vol. 37, no. 8, p. 54-57.
54：伊藤美咲姫, 佐藤理史, 駒谷和範. 難しい日本語文の自動検出のための基礎調査. 言語処理学会第19回年次大会発表論文集. 2013, p. 886-889. http://www.anlp.jp/proceedings/annual_meeting/2013/pdf_dir/P6-18.pdf, (accessed 2017-12-10).
55：リーダビリティー・リサーチ・ラボ. 長岡技術科学大学柴崎秀子, 原信一郎. http://readability.nagaokaut.ac.jp/, (accessed 2017-12-10).
56：柴崎秀子. "日本語リーダビリティー公式の構築と測定ツールの開発". 特定領域「日本語コーパス」平成20年度公開ワークショップ（研究成果報告会）予稿集. 文部科学省科学研究費特定領域研究「代表性を有する大規模日本語書き言葉コーパスの構築：21世紀の日本語研究の基盤整備」総括班編. 2009, p. 155-160.
57：李在鎬. 日本語教育のための文章難易度に関する研究. 早稲田日本語教育学. 2016, vol. 21, p. 1-16.
58：川村よし子. チュウ太の虎の巻：日本語教育のためのインターネット活用術. くろしお出版, 2009, 95p.
59：作成した文章を診断する. Ver0.23y. http://www4414uj.sakura.ne.jp/Yasanichi1/

nsindan/,（accessed 2017-12-10）.
60：やさ日チェッカー α 版．Ver0.25b．http://www4414uj.sakura.ne.jp/Yasanichi1/checker/,（accessed 2017-12-10）.
61：乾健太郎．自然言語処理と言い換え（特集 言葉を言い換える）．日本語学．2007, vol. 26, no. 13, p. 50-59.
62：山本聡美, 乾健太郎, 乾裕子．聾者向け読解支援のための文可読性基準のモデル化．情報処理学会研究報告．自然言語処理研究会報告．2001, vol. 2001, no. 9, p. 131-136.
63：藤沢仁子, 神門典子, 相原健郎, 安達淳．言い換え箇所と言い換え候補の提示による解説文リライト支援の書き手の評価実験（言い換え・略語・要約）．情報処理学会研究報告．自然言語処理研究会報告．2009, vol. 2009, no. 36, p. 59-66.
64：成田有梨沙．「やさしい日本語」におけるやさしさの基準について．2008, 10p. http://human.cc.hirosaki-u.ac.jp/kokugo/EJyasashisa-kijyun.pdf,（accessed 2017-12-10）.
65：弘前大学社会言語学研究室．「やさしい日本語」作成のためのガイドライン．増補版．2013, 29p. http://human.cc.hirosaki-u.ac.jp/kokugo/ej-gaidorain.pdf,（accessed 2017-12-10）.
66：「やんしす」（YAsashii Nihongo SIen System）．http://www.spcom.ecei.tohoku.ac.jp/~aito/YANSIS/,（accessed 2017-12-10）.
67：伊藤彰則, 鹿嶋彰, 前田理香子, 水野義道, 御園生保子, 米田正人, 佐藤和之．「やさしい日本語」作成支援システムの試作．電気関係学会東北支部連合大会講演論文集．2008, p. 209.
68：山本和英, 李奈見．"「やさしい日本語」自動変換システム"．「やさしい日本語」は何を目指すか：多文化共生社会を実現するために．庵功雄, イヨンスク, 森篤嗣編．ココ出版, 2013, p. 177-197.
69：森篤嗣．"語彙から見た「やさしい日本語」"．「やさしい日本語」は何を目指すか：多文化共生社会を実現するために．庵功雄, イヨンスク, 森篤嗣編．ココ出版, 2013, p. 99-156.
70：児玉茂昭．"「やさしい日本語」作成支援システムとコーパス検索システム"．「やさしい日本語」は何を目指すか：多文化共生社会を実現するために．庵功雄, イヨンスク, 森篤嗣編．ココ出版, 2013, p. 157-175.
71：SNOW S15：やさしい日本語変換システム．http://www.jnlp.org/SNOW/S15,（accessed 2017-12-10）. ＊デモは動作していない．
72：李真奈見．役所からの公的文書に対する「やさしい日本語」への変換システムの構築．長岡技術科学大学大学院修士論文．2013, 108p. http://box.jnlp.org/arc/13/13thesis-moku.pdf,（accessed 2017-12-10）.
73：川村よし子．"リーディング・チュウ太と「やさしい日本語」"．「やさしい日本語」

は何を目指すか：多文化共生社会を実現するために. 庵功雄, イヨンスク, 森篤嗣編. ココ出版, 2013, p. 199-217.

74：チュウ太のやさしくなーれ issa edition. http://yasashii.overworks.jp/, (accessed 2017-12-10).

75：川村よし子. 日本語教師の集合知を活用したやさしい日本語書き換えシステムの構築. ヨーロッパ日本語教育シンポジウム. 2014, p. 131-136. https://www.eaje.eu/media/0/myfiles/16%20Oral05%20Kawamura.pdf, (accessed 2017-12-10).

76：菅野謙. 放送用語言いかえの今昔. 国文学解釈と鑑賞. 1978, vol. 28, no. 6, p. 8-18.

77：News Web Easy. http://www3.nhk.or.jp/news/easy/, (accessed 2017-12-10).

78：田中英輝, 美野秀弥, 越智慎司. やさしい日本語ニュースの公開実験. NHK 技研 R&D. 2013, no. 139, p. 20-29.

79：田中英輝, 美野秀弥, 越智慎司, 柴田元也. やさしい日本語ニュースの公開実験サイト「NEWS WEB EASY」の評価実験. 情報処理学会研究報告. 自然言語処理研究会報告. 2012, vol. 2012, no. 9, p. 1-9.

80：平井昌夫. 何でも分かる文章の書き方百科. 新装版. 三省堂, 2003 (1984). 601p.

81：石黒圭. よく分かる文章表現の技術. 明治書院. Ⅰ 表現・表記編. 新版. 2009, 256p.; Ⅱ 文章構成編. 新版. 2009, 289p.; Ⅲ 文法編. 2005, 256p.; Ⅳ 発想編. 2006, 304p.; Ⅴ 文体編. 2007, 291p.

82：酒井聡樹. 100ページの文章術：わかりやすい文章の書き方のすべてがここに. 東京, 共立出版, 2011, 100p.

83：佐竹秀雄. "日本語表記のわかりにくさ". わかりやすい日本語. 野村雅昭, 木村義之編著. くろしお出版, 2016, p. 21-34.

84：石黒圭. よく分かる文章表現の技術. Ⅰ 表現・表記編. 新版. 明治書院, 2009, 256p.

85：野村雅昭. "わかりやすい日本語とは何か". わかりやすい日本語. 野村雅昭, 木村義之編著. くろしお出版, 2016, p. 3-20.

86：中川秀太. "漢字制限と漢語のイイカエ". わかりやすい日本語. 野村雅昭, 木村義之編著. くろしお出版, 2016, p. 99-120.

87：ワカバヤシマサオ. 漢語ノ組立ト云イカエノ研究. カナヤ, 1936, 149p.

88：朝日新聞用語改善委員会編. 朝日新聞常用当用漢字・現代かなづかい・言いかえ集. 朝日新聞社, 1947, 118p.

89：日本放送協会編. 難語言いかえ集. 日本放送協会, 1953, 296p.

90：国立国語研究所「外来語」委員会編. 分かりやすく伝える外来語言いかえ手引き. ぎょうせい, 2006, 275p.

91：国語審議会答申. 国際社会に対応する日本語の在り方（答申）（抄）. 2000-12-08. http://www.mext.go.jp/b_menu/hakusho/nc/t20001208003/t20001208003.html,

（accessed 2017-12-10）．
92：相澤正夫．"「『外来語』言い換え提案」とは何であったか"．外来語研究の新展開．陣内正敬，田中牧郎，相澤正夫編．おうふう，2012，p. 133-147.
93：岩田一成．看護師国家試験対策と「やさしい日本語」．日本語教育．2014，no. 158，p. 36-48.
94：遠藤織枝．"介護のことば"．わかりやすい日本語．野村雅昭，木村義之編著．くろしお出版，2016，p. 201-224.
95："Grammar and readability". Readability: Text and Context. Bailin, Alan; Grafstein Ann. Palgrave Macmillan, 2016, p. 65-96.
96：野田尚史．"日本語の文の構造とわかりにくさ"．わかりやすい日本語．野村雅昭，木村義之編．くろしお出版．2016，p. 35-48.
97：野村眞木夫．"文章・文章表現：文章"．日本語文章・文体・表現事典．中村明ほか編．朝倉書店，2011，p. 72.
98：永野賢．文章論総説：文法論的考察．朝倉書店，1986，380p.
99：佐久間まゆみ．「文段」認定の一基準（Ⅰ）：提題表現の統括．文藝言語研究．言語篇．1987，vol. 11，p. 89-135.
100：佐久間まゆみ．文段認定の一基準（Ⅱ）：接続表現の統括．文藝言語研究．言語篇．1990，vol. 17，p. 35-66.
101：佐久間まゆみ．中心文の「段」統括機能．日本女子大学紀要．文学部．1994，vol. 44，p. 93-109.
102：市川孝．段落・文段をめぐって．言語生活．1959，p. 42-49.
103：文章構成法．新版．東海大学出版会，1995，213p.
104：野呂幾久子，中里有二．日本語で書かれた患者向け文書のわかりやすさに関する研究の必要性．日本中部言語学会誌．2007，vol. 14，p. 73-82.
105：Nagazato, Y.; Noro, I. Applying SAM's readability component to the Japanese language. 比治山大学文化学部紀要．2006，no. 16，p. 79-83.
106：野呂幾久子．インフォームド・コンセントのための説明文書に対する一般市民の理解度とわかりやすさ・安心感の評価・医療の質．安全学会誌．2007，vol. 2，p. 365-377.
107：野呂幾久子，邑本俊亮．インフォームド・コンセントのための説明文書に対する患者の理解度や評価と医療従事者の推測との比較．日本保健医療行動科学会年報．2008，vol. 23，p. 120-132.
108：野呂幾久子，邑本俊亮．インフォームド・コンセント説明文書のわかりやすさと情緒的配慮の記述が患者アウトカムに与える影響：大学生を対象とした調査．日本保健医療行動科学会年報．2009，vol. 24，p. 102-116.
109：Okuhara, T.; Ishikawa, H.; Okada, H.; Kiuchi, T. Identification of gain- and loss-framed cancer screening messages that appeared in municipal newsletters in

Japan. BMC Research Notes. 2014, vol. 7, 896.
110：Okuhara, T.; Ishikawa, H.; Okada, H.; Kiuchi, T. Readability, suitability and health content assessment of cancer screening announcements in municipal newspapers in Japan. Asian Pacific Journal of Cancer Prevention. 2015, vol. 16, p. 6719-6727.
111：佐藤恵子，光石忠敬．みんなのためのわかりやすい説明文書1：みんなのための説明文書．臨床評価．1997, vol. 25, no. 1, p. 77-85.
112：佐藤恵子，光石忠敬．みんなのためのわかりやすい説明文書2：国境をこえた約束ごと．臨床評価．1997, vol. 25, no. 1, p. 87-97.
113：佐藤恵子，光石忠敬．みんなのためのわかりやすい説明文書3：ジョンズ・ホプキンスがんセンターの説明文書．臨床評価．1997, vol. 25, no. 1, p. 99-113.
114：佐藤恵子．"治験の説明文書・同意文書の書き方"．新薬承認申請／早期申請を成功させるメディカルライティング．技術情報協会，2007, p. 97-128.
115：くすりのしおり．http://www.rad-ar.or.jp/siori/, (accessed 2017-12-11).
116：「対話のある医療」をめざして：医師・薬剤師・患者をつなぐ『くすりのしおり』：RAD-ARファーマコミュニケーション研究会報告書．日本RAD-AR協議会，1997, 68p.
117：宮崎良雄．著者のこれまでの論壇をふりかえる．獣医畜産新報JVM. 2015, vol. 68, no. 11, p. 842.
118：宮崎良雄．説明文書を読みやすくするための工夫：動物病院から．日本語学，2016, vol. 35, no. 5, p. 83-91.
119：久保鈴子．厚生労働科学研究研究費補助金医薬品・医療機器等レギュラトリーサイエンス総合研究事業　患者及び国民に理解される副作用等医薬品情報内容の構築と医薬品適正使用への患者参加推進に関する研究　平成16年度総括・分担研究報告書．2005, 160p.
120：独立行政法人医薬品医療機器総合機構．患者用語集（副作用用語集）．患者向医薬品ガイド．http://www.info.pmda.go.jp/guide_ippan/guide.html, (accessed 2010-07-13). ＊2017年12月現在，コンテンツは確認できない．
121：酒井由紀子．"日本の医療現場における患者向け説明文書の実態とヘルスリテラシー研究の課題"．三田図書館・情報学会研究発表大会発表論文集2007年度．三田図書館・情報学会，2007, p. 29-32.
122：日本病院薬剤師会編．重大な副作用回避のための服薬指導情報集．薬業時報社，1997．2冊．
123：国立国語研究所「病院の言葉」委員会編著．病院の言葉を分かりやすく：工夫の提案．勁草書房，2009, 234p.
124：吉田泰夫，相澤正夫，朝日祥之．医療コミュニケーション適切化のための医学・医療用語の課題：世論調査にみる国民の期待とそれに答える医師の工夫．日本語科学．2007, vol. 21, p. 23-41.

125："検討の経緯".「病院の言葉」を分かりやすくする提案. 国立国語研究所「病院の言葉」委員会編. 2009, p. 118-129. http://pj.ninjal.ac.jp/byoin/pdf/byoin_teian200903.pdf,(accessed 2017-12-11).
126：田中牧郎・近藤明日子."難解用語の抽出と序列化におけるコーパスの利用：医療用語を例に". 特定領域研究「日本語コーパス」言語政策班報告書：言語政策に役立つ,コーパスを用いた語彙表・漢字表等の作成と活用. 2011, p. 89-106. http://pj.ninjal.ac.jp/corpus_center/bccwj/doc/report/JC-P-10-01.pdf,(accessed 2017-12-11).
127："合併症".「病院の言葉」を分かりやすくする提案. 医師に対する問題語記述調査. 国立国語研究所. http://pj.ninjal.ac.jp/byoin/tyosa/kizyutu/situmon/ichiran/goku/mondai-goku-002.html,(accessed 2018-03-08).

IV章
日本語の一般の人々向け疾病説明テキストのリーダビリティの改善及び評価実験

　本章は,「【研究課題3】健康医学分野の日本語テキストのリーダビリティに影響を与える要素とその改善方法,優先順位はどういったものか」を明らかにするために筆者が実施した実証実験の報告である。実験は3種類で,2009年から2011年にかけて行った(概要はIV-1表)。

　以下ではまず,「実証実験の枠組み」(A節)を説明する。続けて,包括改善によるリーダビリティ向上を試みた予備的な第1実験(B節)[1],個別要素及び包括改善による第2実験(C節)[2,3,4],包括改善による補足的な第3実験(D節)[3,4]について,それぞれの目的,方法,結果を述べ,簡潔にまとめる。

A. 実証実験のための枠組み

　本節では,II,III章で概観してきたリーダビリティに関する先行研究の成果を受けて,次のB節以降で報告する一連の実証実験のための枠組みをまとめ,その意義と位置づけを示す。まず,実証実験で扱う「リーダビリティ」の定義と範囲(1項),実証実験のアプローチ(第2項)を定める。続いて検討すべき事項として,リーダビリティに影響を与えるテキスト側の要素と改善方法(3項),それを検証するための評価の方法と実験計画(4項)について述べる。

1. 実証実験におけるリーダビリティの定義と範囲

　II章冒頭で述べたとおり,George R. Klare によるとリーダビリティには読みやすさ(ease of reading),内容理解のしやすさ(ease of understanding),見やすさ(legibility)の3側面がある[5][p.681]。本実証実験ではそのうち,テキストの「読みやすさ」と「内容理解のしやすさ」に範囲を定める。

　基本的な「読みやすさ」だけでなく「内容理解のしやすさ」を入れた理由は,

Ⅳ章　日本語の一般の人々向け疾病説明テキストのリーダビリティの改善及び評価実験

Ⅳ-1表　3種類の実証実験の概要

名称・種類		第1実験 包括改善 予備実験	第2実験 個別要素及び包括改善 本実験	第3実験 包括改善 補足実験
目的・ねらい		・3要素（構文・語彙・構造）すべてを改善するとリーダビリティは向上するか ・今後の研究課題は何か	・どの要素が最もリーダビリティに影響するか ・どの要素を優先して改善すべきか ・評価方法を拡充できるか	・包括改善においてテキスト構造の改善2手法のうち，どちらの方がリーダビリティを向上させるか
オリジナルテキスト		「慢性化膿性中耳炎」について説明した医師の執筆したテキスト		
改善テキスト		包括改善（2種類）	個別要素改善（4種類） 包括改善（2種類）	包括改善（2種類）
実施時期		2009年11月24日～12月20日	2011年2月8～15日；4月25日	2011年3月16～18日
実験参加者		大学生91名	高校1年生270名	高校2年生112名
調査方法		ウェブテスト		
調査項目		・読みの所要時間 ・内容理解テスト（多肢選択問題5問） ・読みにくい点・わかりにくい点（15項目＋自由記述）	・内容理解力テスト（正誤問題20問＋クローズテスト） ・読解力テスト ・読みにくい点・わかりにくい点（14項目＋自由記述）	
結果概要	構文	×改善効果は確認できない		
	語彙	○「読みやすさ」に影響 △「内容理解のしやすさ」に限定的な貢献	○「読みやすさ」と「内容理解のしやすさ」に貢献	
	テキスト構造	△「読みやすさ」への貢献の可能性 ×「内容理解のしやすさ」貢献に裏づけなし	○「内容の理解のしやすさ」に，パラグラフの入れ替えを含む全体構造の改善が貢献の可能性	○「読みやすさ」と「内容の理解のしやすさ」に，結束性及び連接関係を高めた改善が貢献
	評価方法	− − −	△正誤問題及びクローズテストは実施可能性の点で一定程度の評価	
	人の特性	− − −	− − −	・読み手の「経験」が影響
課題		・どの要素が最も影響しているか見極めが困難 ・改善に複数要素の対立 ・「読みやすさ」と「内容理解のしやすさ」が両立せず ・知りたい「内容と順番」が異なるという指摘	・読みの所要時間が技術的な障害で一部計測不可 ・クローズテストに入力技術の影響や当て推量の問題 ・「構造」の改善手法の評価が第3実験と異なる ・知りたい「内容」と異なるという指摘	・読みの所要時間が長い方がリーダビリティの評価が高かったため，指標として検討が必要 ・「構造」の改善手法の評価が第2実験と異なる

A. 実証実験のための枠組み

健康医学テキストは書き手にとっても読み手にとっても目的をもって特定の内容を「伝える」ための情報だからである。いわゆる楽しみのために読む文学作品や雑誌記事などとは異なる説明文に近いもので，理解されなければその目的は果たされない。リーダビリティ研究の流れの中でも，表面的な「読みやすさ」だけでなく，「内容理解のしやすさ」は中心的な関心の対象であるとされている[5]。逆に「読みやすさ」を外さないのは，実践領域で宮崎良雄が心がけているように読みやすくないと読む気も起らないし，積極的に理解をしようともしない[6]と考えられるからである。

「理解」については先行研究でも用語や定義，範囲が様々であるが，本実証実験からはテキストの「内容理解のしやすさ」(ease of understanding) に絞り議論を進める。先行研究では ease of understanding だけでなく，understandability や，人による評価を用いた実証研究において人の能力をも示す comprehension も用いられていた。また，拡張された研究や実践では，学習のしやすさ (learnability) や理解の先にある満足度さらには行動の変化への影響も含めるような視点も持ち込まれている。しかし，本研究では，まずわかりやすく伝えることに焦点を置き，伝えられる内容のテキストとしての「内容理解のしやすさ」にとどめる。

3側面のうち見やすさ (legibility) を取り上げないのは，日本語ではまだテキスト自体のリーダビリティに関する理論的な検討も，実証研究も不十分なためである。したがって，テキストでリーダビリティに影響を与える要素の検討から行う必要があるが，そのためには要素をできるだけ絞り込んで検証する方が適切である。文字フォント，余白，印刷の鮮明さ等のテキストの見た目に関しては，直接言語にかかわらないもので，実証研究ですでに効果が認められているため[7]，改めて検討する必要はないと考えた。

また，対象はテキストのみとし，図表や写真，描画等の視覚的要素も扱わない。これらは「内容理解のしやすさ」に貢献する可能性は経験的にも推測できる。しかし，先行研究でも，文章より図表の方がわかりにくいという結果もあり[8, 9, 10]，テキストと一緒に扱うと検討すべき要件が多くなることが懸念されたからである。

2．実証実験のアプローチ

　本実証実験では，日本語の健康医学テキストのリーダビリティの改善のために，影響を与えるテキスト側の要素の検討からとりかかり，それに沿った改善方法，評価方法を検討する。テキスト側の要素から検討し直す第1の理由は，リーダビリティ測定ツールまで開発されているものの，日本語を対象としたリーダビリティの理論的な累積が1950～60年代の基盤研究から途切れており，本実験を行った2009年時点は，*NHK News Web Easy*（2012年）[11]や山本和英，杢真奈見らによる「やさしい日本語」自動変換システム（2013年）[12]のような日本語学分野での実証的な改善研究もほとんど見当たらなかったためである。

　第2の理由は，改善手法について，英語を対象とした研究ではすでに理論的な裏づけのあるガイドラインやチェックリストも提示されているが[7]，そのまま適用するにはいくつかの問題点があるためである。たとえば，実践で用いられているガイドライン類には経験則から盛り込まれた項目も多く含まれている。また日本語における検証も実施されていない。多数の医療機関で検証されたとされる英語のSuitability Assessment of Materials（SAM）も，その実証研究の詳細は見当たらない[13]。ガイドライン類によっては，評価はできても，具体的にどう改善してよいかわからないものも多い。また，ガイドライン類は複雑すぎるものも多く，健康医学情報サービスの一環とし情報専門職等の医療職以外が改訂作業を担当するとしても，相当な労力がかかる[14, 15]。これから書く人に役立つとしても，健康医学情報テキストの書き手が多忙な医療職であれば，実際には役立たないからである[15]。

　日本語の健康医学テキストを対象とした改善・評価のガイドラインも，SAMを改訂したもの[16]，ジョンズホプキンスがんセンターのものを改訂したもの[17, 18, 19]の2つが提案されている。しかし，改善を含む実証研究は，野呂らの研究[10]しか見当たらず十分とはいえない。次項では，リーダビリティに影響を与えるテキスト側の要素を先行研究からまとめる。

3．リーダビリティに影響を与えるテキスト側の要素と改善方法

　先行研究の成果から，リーダビリティに影響を与えるテキスト側の要素を整

A. 実証実験のための枠組み

Ⅳ-2表 リーダビリティに影響を与えるテキストの3要素と改善方法の候補

要素の種類	先行研究 具体的な要素と指標	本実証実験	
		改善の視点	改善方法の候補
①構文	文の長さ 一文の述語数，文節数 文字種（日本語）	文の長さ 文字種	文を短く構文単純化 医学・医療用語に 読仮名補記
②語彙	語の音節数（英語） 文字種（日本語） 教育語彙との照合 特定コーパスとの照合	医学・医療用語 その他の学術用語	解説の補記 一般的用語や表現への 置換 複数表現の統一 不要用語の削除
③テキスト 構造	命題の密度 一命題あたりの異なる 概念数 事象の連鎖を形成する 構成要素 重点先行 概観から細部へ パラグラフとトピック センテンス	1段落あたりの命題 文同士の結束性 段落同士の連接関係 重点先行 トピックセンテンス	1段落1命題パラグラフ 文同士の結束性向上 段落同士の連接関係 明確化 重点先行 トピックセンテンスの 存在

理すると，①構文的要素，②語彙的要素，③テキスト構造の3つに大別することができる（Ⅳ-2表）。この要素にあてはまらない項目もガイドラインやチェックリストでは示されているが，それらは本実証実験の範囲外の項目である。たとえばテキスト以外の図表に関する項目，文字フォントやレイアウトといった「見やすさ」の側面に関する項目，リーダビリティを超える「学習のしやすさ」に関する項目や，また，医学的見地から正確性を求められる健康医学では主題の専門家以外に変更することが難しい内容そのものに関する項目も範囲外とする。

a．構文的要素とその改善方法

第1の構文的要素の指標については，英語の伝統的なリーダビリティフォー

ミュラ開発研究からの蓄積がある。日本語のリーダビリティ基盤研究や，自然言語処理分野で開発された測定ツールでも扱われているが，英語と共通して使われている最も簡易な指標は，「文の長さ」である。自然言語処理の複雑な測定ツールや[20]や改善処理ツール[21]では，文の長さにかえて1文の述語数や文節数を測定したり，一定の規則で複文を分割したりといった自動処理をするものもあるが，健康医学情報サービスにおけるテキストの改訂を想定して，手作業による方法を候補とする。具体的には意味のある文の単純化を考案する必要がある。「やみくもに文を短くしてもわかりやすくならない」[5]からである。

また，日本語独特の文字種の違いも，主に漢字だが，構文的要素として改善を検討する。それは，意味変換活動にかかわる語彙の難しさよりも，むしろ読めないと進まない[21, 22]とされる表面的な読みにくさがまず問題となるからである。したがって改善は，漢字をひらがなに変換するのではなく，読み仮名を振る方が好ましいとも考えられる。漢字の混在は，文字列を語に区切る語句文節活動に役立つために[23]，説明文は漢字が多い方がわかりやすい[24]，漢字交じり文の方が読みやすい[25]という研究結果もあるからである。

b．語彙的要素とその改善方法

第2の語彙的要素については，一般的リーダビリティ研究において，その難しさの代替として英語では語の音節数，日本語では文字種が予測指標として用いられている。語彙集との照合による評価では，英語にも日本語にも教育語彙と特定コーパスが用いられてきた。

本実証実験における健康医学テキストにおけるリーダビリティの語彙的要素の改善には，内容理解の大きな障壁とされる医学・医療用語[26]及び一般の人々になじみのない学術用語に何らかの改善を視点の中心とする。改善方法としては，文章表現の実用書に見られるように，解説の補記，一般的な用語や表現への置き換え，複数表現の統一，不要用語の削除等が考えられる。どの方法が有効か，体系的な改善が可能かは，実際に改訂を行いながら検証していく必要がある。

医学・医療用語について参照できる資料として日本語にも「『病院の言葉』を分かりやすくする提案」の成果[27]はある。しかし，改善パターンは提案され

ているものの，口頭コミュニケーションによる説明が前提とされ，例示は57語に限定されている。医学の専門家でないと実際に改善したい医療・医学用語がどの例と同じパターンで改善可能かは判断できない。また，文章表現の実用書にも改善方法のヒントはあるが，先行研究の中でも実際の語彙の改善は読み手の指摘に従うなど，個別に試行錯誤的に行われる場合が多いからである。

ｃ．テキスト構造とその改善方法

第3の要素であるテキスト構造については，英語のリーダビリティ研究や，日本語でも関連する文章論などで基礎的な研究がある。命題密度を初めとした予測指標も検討されているが，健康医学テキストを対象とした改善研究はまだ見当たらない。具体的な改善手法は，英語のいわゆるパラグラフライティングや日本語の文章の書き方等を参照しながら，試行錯誤的に確認していく必要があるが，理解に貢献する可能性は大きい。テキスト構造を扱うジャンル分析という分野では，「［特定コミュニティが共有する］特定ジャンルに見られるテキスト構造に関する知識は，理解の促進につながる」ことが検証されている[28, 29, 30]からである。

4．評価方法と実験計画

リーダビリティ改善の評価には，リーダビリティと関連研究で用いられた評価方法を適用する。テキストの特徴に焦点をあてた評価，専門家による評価，そして読み手による評価が考えられる。本研究では読み手による評価を主眼とする。その理由は，「読みやすさ」だけでなく特に「内容理解のしやすさ」はあくまでも人によってしか測定できないと考えられるからである。これまでの批判にもあるように，テキストの分析はあくまでもリーダビリティの予測指標でしかない。また，構文的な要素であれば既存の測定ツールが適用できるが，医学・医療用語，テキスト構造について客観的に測定できる汎用的なツールは存在しない。さらに，読み手による評価の先行研究は，短文の難易度判定や医学・医療用語の意味を問うものが多く，まとまったテキストの内容理解まで踏み込んだ評価は少ないからである。したがって，本実証実験では，実際にサンプルとする健康医学テキストを改善し，読み手に評価してもらう。リーダビリ

ティ測定ツールによる分析も，テキストの客観的な分析と読み手による評価との比較のために実施する。

読み手による具体的な評価方法としてリーダビリティの「読みやすさ」の側面に対しては，読みの所要時間を計測する。「読みやすさ」を質問紙のリッカートスケールによって判定する手法もあるが，所要時間の方が客観的な指標と考えられるからである。

「内容理解のしやすさ」については内容理解テストを適用する。内容理解テストの種類については，多肢選択問題，正誤問題及びクローズテストの実施を検討する。テキストの内容理解を測定するには，ほかにも国語や英語の読解力テストや心理学で用いられる多様な手法が応用可能であるが，作成及び採点の両方において客観性と経済性を兼ね備えた決定的なものはない[31][p. 156-157]。したがって，リーダビリティと関連研究でよく用いられている手法を踏襲する。ただし，新リーダビリティフォーミュラ開発とテキスト構造に関する研究で用いられていたリコールテストは採用しない。この方法は記憶力の影響が大きいため，本研究のリーダビリティの「内容理解のしやすさ」という側面を正確に計測できないためである。また，調査者が想定していないリーダビリティに影響を与える要素もあり得るので，主観的にはなるが，具体的なテキストの問題点について選択肢を設けて回答してもらう。

評価を行う実験参加者は，本来であれば実際の読み手であることが望ましい。しかし，健康医学テキストの読み手の多くを占める患者を実験参加者として募集するのは，倫理的及び技術的な問題がある。したがって，本実験では便宜的なサンプリングを行うことにする。また，留意点として，テキストの評価にあたってテキストのリーダビリティに相対的な影響を与える人の特性を最小にするため，異質性を排除し，事前知識，モチベーション，読解力等ができるだけ同じレベルの参加者を募集することにした。

B．第1実験：包括改善による予備実験

第1実験は，前節で整理したリーダビリティに影響する3要素をすべて改善した包括改善テキスト2種類を用いた予備実験である。実施期間は2009年11月

B. 第1実験：包括改善による予備実験

24日～12月20日で，実験参加者の私立大学生91名が，「慢性化膿性中耳炎」を説明したオリジナルテキストまたは改善テキスト合計3種類のテキストのうち1つを読み，ウェブで内容理解テスト，読みにくい点・わかりにくい点について回答した。読みやすさの指標として読みの所要時間も計測した。以下では，第1実験の目的，方法，結果，まとめの順に報告する。

1．第1実験の目的

　一般の人々向けの日本語の疾病説明テキストを事例として取り上げ，リーダビリティに影響を与えるとされる構文，語彙，構造の3要素についてすべて，実際にテキストを改善すればリーダビリティは向上するかを確認する。また，改善から評価までの一連の流れの中で，具体的なテキストの改善方法，及び人の内容理解に踏み込んだ評価方法を検討し，記述的な分析を通じて今後の研究課題を明らかにするねらいもある。

2．第1実験の方法

　実験は，医師の監修を含む改善テキストの準備（a），テキストの分析（b），内容理解テスト作成（c），「読みにくい点・わかりにくい点」選択肢の作成（d），ウェブテストの構築（e），ウェブテストの実施（f）の順で進め，回答データの分析（g）を行った。

a．改善テキストの準備
a-1．オリジナルテキスト

　実験テキストとして選んだのは慶應義塾大学病院が2009年1月に患者・一般の人々向けに公開した医療・健康情報サイトKOMPAS（Keio Hospital Information & Patient Assistance Service）にあった「慢性化膿性中耳炎」の説明テキスト（Ⅳ-1図）[32]である。ウェブ上のテキストのため，段落冒頭の字下げがないが，行替えを段落とみなすと4段落，10の文，474文字から成るテキストである。

　同サイトは医師，看護師のほか，薬剤師，栄養士などの医療スタッフが執筆をしている。テキストのわかりやすさについては，事務局スタッフと医師が相談して作成したガイドラインが執筆者に提示されたが，そこにある指針をど

163

> 慢性化膿性中耳炎
> 中耳は鼓室と乳突洞・乳突蜂巣からなる骨の中の空洞で，耳管という管を介して鼻腔と交通しています。風邪や蓄膿症と呼ばれる副鼻腔炎などによって鼻腔から耳管に細菌が進入し，中耳で化膿性の炎症が生じます。
> 特に小さなお子さんは，この耳管の働きが悪いため中耳炎になりやすいのです。急性中耳炎が抗生物質などの治療によって治癒すれば問題はないのですが，炎症が慢性化すると鼓膜に穴があいて，乳突洞・乳突蜂巣という骨の空洞に細菌が住み着いてしまいます。このような慢性化した状態が慢性化膿性中耳炎です。
> 症状は難聴と耳漏で，耳鳴や耳閉塞感を伴うこともあります。炎症が内耳に波及すると難聴のなかでも感音難聴が進行し，めまいが生じるようになります。治療は抗生物質の内服や点耳によって細菌の除去と化膿性炎症を抑えることが第一ですが，根本的には手術で細菌が住み着いた骨の空洞を清掃して，さらに鼓膜を形成する必要があります（鼓膜形成術）。音を伝える耳小骨が障害されている場合には耳小骨を形成することになります（鼓室形成術）。感音難聴が軽度であれば手術によって聴力も改善します。

Ⅳ-1図　実証実験オリジナルテキスト

出典：慶應義塾大学医学部耳鼻咽喉科学教室．慢性化膿性中耳炎*．KOMPAS 慶應義塾大学病院医療・健康情報サイト．2009-02-01．http://kompas.hosp.keio.ac.jp，（accessed 2009-02-01）．

＊サイトの更新により，このテキストは現在掲載されていない。

程度採用するかは執筆者の裁量にまかされていた[33]。

　疾病に関する説明テキストを選択したのは，疾病に関する情報が，健康医学情報の中でも特に求められている主題[34]とされていたからである。なかでも「慢性化膿性中耳炎」を選んだのは，急性中耳炎が実験参加者として検討していた若年層にも比較的よくある病気[35]だが，慢性化についてはあまり知識がなく，テキストを読んで理解できたか問う素材として適していると考えられたからである。

a-2. 改善テキスト

　改善テキストの作成は，筆者によるオリジナルテキストに対するリーダビリティの視点からの修正と，オリジナルテキストの執筆者とは別の耳鼻咽喉科医師による医学的見地からの点検に基づく修正の2段階で行った。

B. 第1実験：包括改善による予備実験

　リーダビリティの視点からのテキストの改善は，リーダビリティに影響を与える3要素それぞれについて複数の方法が考えられた。そこで，簡易な方法によるAと，労力を惜しまず改善するBの2種類を用意して比較することにした。これらのテキストは，3要素すべてを改善したテキストとして「包括A」「包括B」と呼ぶ。改善テキスト別の具体的な改善方法はⅣ-3表に示した。

　包括Aでは，①構文的要素の改善として，複文から成る長い文章を2つに分け文の長さを短くした。また，医学・医療用語に読み仮名を添え，併せて②語彙の改善として医学・医療用語の解説を，"耳漏（じろう，耳だれのこと）"のようにかっこで補記した（Ⅳ-2図）。③テキスト構造の改善のために，テキストを先頭から内容的に区切れるところで段落を変える改訂をした。その結果，包括Aはオリジナルテキストより2段落多い6段落となった。また，段落の切れ目には空白行も挿入した。ただし，パラグラフ，文，語の入れ替えは行わず，パラグラフとトピックセンテンスがあるか，重点先行となっているかなど，構造の精査はしていない。

　包括Bは，①文の長さはAと共通の方法で短くした。②語彙は医学・医療用

Ⅳ-3表　テキストの改善方法（第1実験）

種類	包括A	包括B
①構文	文の長さを短くする	
	・医学・医療用語へ読み仮名をかっこで補記する	
②語彙	・医学・医療用語へ説明をかっこで補記する	・医学・医療用語について一般的な用語や表現に置き換える ・表現を統一する ・不要な医学・医療用語を削除する
③テキスト構造	・先頭から内容の切れ目で段落変えをする	・トピックセンテンスを置いたパラグラフにする ・パラグラフ，文を重点先行とする
	・段落の切れ目に空白行を入れる	

IV章　日本語の一般の人々向け疾病説明テキストのリーダビリティの改善及び評価実験

オリジナルテキスト

慢性化膿性中耳炎
中耳は鼓室と乳突洞・乳突蜂巣からなる骨の中の空洞で，耳管という管を介して鼻腔と交通しています。風邪や蓄膿症と呼ばれる副鼻腔炎などによって鼻腔から耳管に細菌が進入し，中耳で化膿性の炎症が生じます。

包括A　（＊医学・医療用語へ読み仮名を付記）

慢性化膿性中耳炎（まんせい　かのうせい　ちゅうじえん）

中耳は鼓室（こしつ）と乳突洞（にゅうとつどう）・乳突蜂巣（にゅうとつほうそう）からなる骨の中の空洞で，耳管（じかん）という管を介して鼻腔（びくう）と交通しています。

風邪や蓄膿症（ちくのうしょう）と呼ばれる副鼻腔炎（ふくびくうえん）などによって鼻腔から耳管に細菌が進入し，中耳で化膿性（かのうせい）の炎症が生じます。特に小さなお子さんは，この耳管の働きが悪いため中耳炎になりやすいのです。

包括B　（＊基本情報を冒頭へ，医学・医療用語を置き換え）

慢性化膿性中耳炎

慢性化膿性中耳炎とは，耳の奥にある中耳の骨の空洞にばい菌が住み着いて，炎症が慢性化し，鼓膜に穴があいた中耳炎のことです。

中耳炎は，風邪や蓄膿症と呼ばれる副鼻腔炎などによって，鼻の奥のばい菌が耳管という管を通じて中耳に入り，炎症がおこった状態です。

IV-2図　3種の実験テキストの冒頭部分の比較（第1実験）

語を一般的な語や表現に置き換え，表現の統一，医師に確認の上不要な用語の削除を行い，加えて自然な文となるよう推敲した（IV-2図）。表現を統一したのは「中耳で化膿性の炎症」と「中耳炎」などで，削除したのは，病気の一般的理解に必ずしも必要ではない「鼓室」「乳突洞」「乳突蜂巣」などの解剖学用

語である。③テキスト構造の改善は，内容を精査しながらトピックセンテンスを置いたパラグラフを形成し，重点を先行する構成となるよう，パラグラフと文の入れ替え，さらに表現の変更も行った。これらの変更については，医学的な正確さを期すために医師と時間をかけて議論をしてテキストを整えた。最も大きく変更したのは，その病気がどのようなものであるかという基本的な情報を最初の段落に移動させたところである（Ⅳ-2図）。これは，疾病の概要が，一般の人々が一番知りたい情報であるといわれているためである[33]。文頭は「慢性化膿性中耳炎とは…」のように，題目を提示する主題主語を用いた表現に変更している。この冒頭の2段落は医師と調整した結果，60文字を超す長い1文となった。構文的な観点からはリーダビリティが低くなってしまう恐れがあったが，内容の正確さを優先させ，このまま用いた。

b．テキストの分析
b-1．リーダビリティ測定ツールによる構文的特徴の比較と確認

　内容理解も含めたリーダビリティ改善の確認は人によって行うが，テキストの構文的特徴の確認と，人による内容理解テストとの比較のために，リーダビリティ測定ツールによる予測評価を行った。オリジナルテキストと2種類の改善テキスト，あわせて3種類のテキストを，実験を開始した2009年当時ウェブで公開されていた3つの日本語リーダビリティ測定ツールで分析した（Ⅳ-4表）。

　教科書を基本に開発された『日本語テキストの難易度を測る』[36]，及び『日本語リーダビリティ測定 Ver.0.5.0-UD』[37]の判定結果の数値は学年レベルで，数字が小さいほど低学年でも読める，すなわちリーダビリティが高いテキストということを表す。外国人のための日本語教育を目的に作成された『チュウ太の道具箱』[38]の「語彙チェッカー」では，星の数で結果が示される。星は全部で5つあり，少ないほど当該テキストに含まれる語彙が日本語学習者にとってやさしいレベルであることを意味している。

　『チュウ太の道具箱』では包括Aの判定がオリジナルテキストと変わらないが，ほかの2つのツールでは包括A,Bともオリジナルテキストよりリーダビリティが向上していることを示している。

Ⅳ-4表 リーダビリティ測定ツールによるテキスト分析（第1実験）

	オリジナル	包括A	包括B
日本語テキストの難易度を測る Obi-2[*1]	9学年＝ 中学3年 ふつう	8学年＝ 中学2年 やさしめ	8学年＝ 中学2年 やさしめ
日本語リーダビリティ測定 Ver.0.5.0-UD[*2]	9.20 学年	7.44 学年	7.73 学年
チュウ太の道具箱[*3]	★★★★★ 難しい	★★★★★ 難しい	★★★★ 少し難しい
一段落の長さ（文の数）[*2] 一文の長さ（文字数） 総文字数 漢字の割合	2.50 47.40 474 45.4%	2.00 54.58 655 35.7%	1.43 48.50 485 36.5%

[*1] 日本語テキストの難易度を測る：帯2．http://kotoba.nuee.nagoya-u.ac.jp/sc/readability/,（accessed 2009-07-05）．
[*2] 日本語リーダビリティー測定．Ver.0.5.0-UD．http://readability.nagaokaut.ac.jp/readability,（accessed 2009-07-05）．
[*3] チュウ太の道具箱．http://language.tiu.ac.jp/tools.html,（accessed 2009-07-05）．

b-2. 内容分析によるテキスト構造の比較と確認

　3種類のテキストを書かれている内容をもとに段落，文，語の3つのレベルで分析して比較し，包括改善テキストがテキスト構造の観点からどの程度改善されているかを確認した。具体的な点検項目は，テキスト全体及び段落内，また文の中で内容の重点が先行して示されているか，段落が一つの内容から成るパラグラフになっているか，段落同士の関係及び文同士の関係が明確か，である。本研究では便宜的に，段落同士のつながりを「連接関係」，文同士のつながりを「結束性」，という用語を用いて表す。

　分析作業では，テキストの各段落に内容ラベルを付し，「○良い点」「△どちらともいえない点」「×問題となる点」の印を付してワークシートに書き出した。

　オリジナルテキスト（Ⅳ-3図）では，「○-△-×」の数は「4-1-10」で問題点が多かった。特に前半の2段落で，先行研究でも取り上げられていた，理解を難しくしていると思われる以下の5点の特徴が見られる。

B．第1実験：包括改善による予備実験

慢性化膿性中耳炎

中耳は鼓室と乳突洞・乳突蜂巣からなる骨の中の空洞で，耳管という管を介して鼻腔と交通しています。風邪や蓄膿症と呼ばれる副鼻腔炎などによって鼻腔から耳管に細菌が進入し，中耳で化膿性の炎症が生じます。

特に小さなお子さんは，この耳管の働きが悪いため中耳炎になりやすいのです。急性中耳炎が抗生物質などの治療によって治癒すれば問題はないのですが，炎症が慢性化すると鼓膜に穴があいて，乳突洞・乳突蜂巣という骨の空洞に細菌が住み着いてしまいます。このような慢性化した状態が慢性化膿性中耳炎です。

症状は難聴と耳漏で，耳鳴や耳閉塞感を伴うこともあります。炎症が内耳に波及すると難聴のなかでも感音難聴が進行し，めまいが生じるようになります。

治療は抗生物質の内服や点耳によって細菌の除去と化膿性炎症を抑えることが第一ですが，根本的には手術で細菌が住み着いた骨の空洞を清掃して，さらに鼓膜を形成する必要があります（鼓膜形成術）。音を伝える耳小骨が障害されている場合には耳小骨を形成することになります（鼓室形成術）。感音難聴が軽度であれば手術によって聴力も改善します。

[第1段落：中耳の解剖学的説明／中耳炎の機序]
×慢性化膿性中耳炎の説明が最初の段落にない。
×第1文がトピックセンテンスになっていない。
×結束性のわかりにくい2文が1段落に収められていて，パラグラフを形成していない。
×第2文は最後まで読まないと，「中耳炎」の説明とわからない。

[第2段落：小児が中耳炎になりやすい理由／慢性化膿性中耳炎の機序と状態]
×第1文がトピックセンテンスなっていない。
×第1段落との連接関係がわかりにくい。
×結束性のわかりにくい3文が1段落に収められていて，パラグラフを形成していない。
×段落の最後まで読まないと，「慢性化膿性中耳炎」の説明だとわからない。
×「急性中耳炎」の説明から記述が続けられていて，「慢性化膿性中耳炎」の定義がわかりにくい。「炎症の慢性化」だけでなく，「鼓膜に穴があくこと」「骨の空洞に最近が住み着くこと」が要件であることが把握しづらい。

[第3段落：症状]
○1段落に一つの内容でパラグラフ形成
○段落の冒頭に，「症状は」と主題主語があるトピックセンテンスが置かれている。

[第4段落：治療]
○1段落に一つの内容でパラグラフ形成
○段落の冒頭に，「治療は」と主題主語があるトピックセンテンスが置かれている。
△初期治療と根本治療が一段落に収められているが，「第一」「根本的には」の語で区別はつく。

Ⅳ-3図　オリジナルテキストの構造分析シート（第1実験）

①慢性化膿性中耳炎の定義が冒頭の段落にない
②第1,2段落は冒頭第1文がトピックセンテンスになっていない。
③第1,2段落の最後の文が，末尾の"〜中耳で化膿性の炎症が生じます""〜が慢性化膿性中耳炎です"まで読まないと主題内容がわからない。
④第1,2段落は，文同士の結束性のわかりにくい2〜3文が1段落中に収められていて，パラグラフを形成していない。
⑤第1,2段落間の連接関係がわかりにくい。

　上記の①②③の問題は，テキスト全体の構成，同じ段落内，及び文の中の構成において，いずれも重点先行となっていない点にある。④は，段落を構成する文と文の関係，⑤はテキスト全体を構成する段落間の関係が明確でないことを示している。④は今回の改善手法の範囲外とした段落間の連節関係の問題である。

　実はオリジナルテキストでは，第1段落から第2段落の第1文までの3つの文は，「耳管」を中心に説明を進めている結束性が見られるが，段落のまとまりとは食い違いがある。その結果，第2段落は唐突に"特に小さなお子さんは，"から始まり，各段落にはそれぞれ2つの内容が含まれる結果になっている。第3,4段落目は，それぞれ"症状は""治療は"と題目を提示する主題主語を置いた1文で始まり，前の段落とは主題の転換がはかられていることが明示されている。また，トピックセンテンスとしてまとまりのあるパラグラフの内容を先行して示す役割を果たしており，わかりやすい構造といえる。

　包括Aは内容の切れ目で段落を変えた結果，「○－△－×」の数は「7-0-7」となり，○が増え，×が減った。1段落に1つの内容のパラグラフが形成されたためである。一方，内容の順番は入れ替えていないため，最後まで読まないと内容がわからない問題や，段落同士の連接関係のわかりにくさの問題が残された。

　包括Bでは，段落の順番も入れ替えた結果，「○－△－×」の数は「11-1-2」となった。残された問題点は，オリジナルテキストの第2段落にあった"小児が中耳炎になりやすい理由"が唐突で，前後の段落との連接関係が保てなかったことに起因する。

B．第1実験：包括改善による予備実験

c．内容理解テスト作成

　テキストが読み手にとって内容を理解しやすいものになっているかをテストで確認するために，多肢選択問題を5問作成した（Ⅳ-4図）。設問は，当該テキストに含まれていて，一般の人々が病気について知りたい内容と言われている主要な情報として，「どんな病気なのか」「どうして起こるのか」「症状はどんなものか」「治療はどうするのか」を問うもので，特に②語彙及び③テキスト構造の改善によって，正答を選びやすくなることを想定している。設問と選択肢は医師の点検を受け，医学的にも問題ないことを確認した。
　結果予測は下記のとおりで，特に②語彙及び③テキスト構造の改善によって正答率があがることを想定した。

　　設問1：包括Bが最も正答を選びやすい。
　　　"慢性化膿性中耳炎とは〜"を冒頭に明示して，中耳炎との違いを明確にし（③テキスト構造），難解な解剖学用語を削除している（②語彙）。
　　設問2：包括Bが最も正答を選びやすい。
　　　第2段落に"中耳炎は〜"と明示し（③テキスト構造），"鼻腔"を正答と同じ"鼻の奥"と置き換えている（②語彙）。
　　設問3：包括A,Bとも正答を選びやすい。
　　　"耳漏"を"耳だれ"，"耳閉塞感"を"耳がつまった感じ"と解説，または言い換えをしているため（②語彙）。
　　設問4：包括B,Aの順でオリジナルテキストより正答を選びやすい。
　　　包括Bは抗生物質が薬であることを補足し，点耳については「点耳液を目薬のように耳にたらし」と投与経路を具体的にしている（②語彙）。包括Aも，"点耳"を"薬液を外耳から目薬のようにたらすこと"と説明を加えている（②語彙）。
　　設問5：包括Bは正答を選びやすい。
　　　包括Bは抗生物質が薬あることを補足し，点耳について投与経路を具体的にしている。加えて「鼓膜を形成する」を「作り直す」と言い換えている（②語彙）。

d．「読みにくい点・わかりにくい点」選択肢の作成

　テキストの読み手にとってはリーダビリティの「読みやすさ」と「内容理解のしやすさ」は厳密に区別することができないと考えられた。また「内容理解のしやすさ」は一般的に用いられる語ではないので，標題は区別せずに「読みにくい点・わかりにくい点」とした。選択肢は指摘が想定されるテキストの特徴を「医学・医療用語が多い」といった文で表した13項目を用意し，選択肢が「構文」「語彙」「テキスト構造」のどの要素にかかわるかは，分析の際に検討

設問1．慢性化膿性中耳炎とはどんな病気ですか？
① 鼻から耳に通じる管ができて起こる病気
② 子どもが耳管の働きを良くする治療をしないとなる病気
③ 耳の奥にばい菌がすみつき鼓膜に穴があいている病気　［＊正解］
④ 中耳炎の薬を飲み忘れると必ずなる病気

設問2．中耳炎はどうやってひき起こされますか？
① 耳の外からばい菌が入って
② 風邪をひいて耳の中に空気が入るようになって
③ 鼓膜の働きが悪くなって
④ 鼻の奥のばい菌が中耳に入って　［＊正解］

設問3．慢性化膿性中耳炎の症状としてあげられていたものはどれですか？
① 耳垢がつまる
② 耳だれが出る　［＊正解］
③ 耳に強い痛みを感じる
④ ふらついて転ぶ

設問4．慢性化膿性中耳炎の治療で，最初に目指すことは何ですか？
① 薬でばい菌をなくし炎症を抑えること　［＊正解］
② 抗生物質を点滴すること
③ 耳垢を清掃してきれいにすること
④ 手術によって聴力をよくすること

設問5．慢性化膿性中耳炎の治療として間違っている，もしくは行わないものはどれですか？
① 薬を飲む
② 耳に薬をさす
③ 鼓膜を作りなおす
④ 耳小骨で穴をふさぐ　［＊正解］

Ⅳ-4図　内容理解テストと選択肢及び正答（第1実験）

することとした。選択肢には「読みにくい点・わかりにくい点はない」と「わからない」を追加し全部で15項目とした。

e．ウェブテストの構築

改善したテキストが実際に読みやすいか，内容が理解しやすいかを人によって検証するために，ウェブ調査サイトQualtrics.comに以下の6ページから成るテストページを作成した。

1) プロフィル：年齢，性別
2) 実験テキスト：いずれか1種類（時間計測を設定）
3) 内容理解テスト：単一選択多肢選択問題5問
4) 「読みにくい点・わかりにくい点」複数選択／記述問題
5) 中耳炎の罹患・見聞経験：二択問題1問
6) 謝礼抽選参加のための電子メールアドレス入力（オプション）

第1ページのプロフィル（年齢，性別）と第5ページの中耳炎の罹患・見聞経験は，テキストの特徴以外にリーダビリティに影響を与える可能性のある特性として質問を設けたものである。第2ページには読みの所要時間として，滞在時間を計測する機能を設定した。自然に読んだ所要時間を計測し，第3ページの内容理解テストを見てからテキストに戻れないようにするため，ページは一方通行で戻れない設計にした。また，第1ページにその後に続くページの予告を加えた。ただし，第4ページには，具体的に「読みにくい点・わかりにくい点」を指摘してもらうため，第2ページと同じテキストを，行番号を添えて再掲した。

f．ウェブテストの実施

テストは2009年11月24日〜12月20日に大学生を対象として実施した。リーダビリティの先行研究では，一般の人々向けのテキストは一般的な学歴より3学年下の人が理解できることを目指すとされている。日本でいえば学歴は高校卒業が最も多いので[39]，中学3年生ないしは高校1年生を対象とするべきであるが，技術的な制約から最も募集が容易な大学生を対象とした。

便宜的サンプリングによって募集した参加者は，私立大学1校（男女共学校）

の文系の4学部，学際領域の学部3学部，及び理系の1学部を加えた計7学部の学部生である。この学部には，医学部や関連領域の学部は含まれていない。参加者は3種類のテキストのうちいずれかのテキスト1種類についてのみ，1回だけテストに回答している。利用した調査サイトの環境では，複数のテストページを同時に公開し，ランダムに割り当てる機能を使えなかったため，テキストの割り当ては手動切り替えで行った。最終的に，オリジナルテキスト，包括A，包括Bについてそれぞれ30，32，29の合計91件の有効回答を得た。

g．回答データの分析

　回答データの単純集計とクロス集計から分析を行った。クロス集計項目は，テキストの種類及び参加者の特性として第1ページの回答の年齢及び性別と，第5ページの中耳炎についての罹患及び見聞した経験の各項目である。これらに加えて，回答は得ていないが，特定学部への募集期間と回答時期から類推した「人文社会」「学際領域」「科学技術」のいずれかの推定学問分野もクロス集計項目とした。

　テキストを読む所要時間として設定した第2ページの滞在時間は，91件の回答のうち2件に欠損値があったため，これを除いた合計89件の計測値で分析を行った。

　内容理解テストは採点を行い，設問1～設問5の平均正答率と，各設問の正答率で分析を行った。また，「読みにくい点・わかりにくい点」については，「読みにくい」または「わかりにくい」にかかわる選択肢を選んだ参加者1人あたり平均の選択肢項目数と，各選択肢を選択した参加者の割合をテキスト別に集計した。さらに，自由記述は，指摘内容に応じて切片化を行い，選択肢設問で整理したカテゴリ別に具体例を中心に分析した。

　なお，統計学的有意性の検定では，所要時間と内容理解テストの得点については分布の同等性検定としてKruscal Wallis検定またはMann-WhitneyのU検定を，その他の回答については独立性検定としてカイ二乗検定またはFisher検定を適用している。検定結果については，以下特にことわりのない箇所では，有意水準5％で帰無仮説を棄却した場合（$p < 0.05$）に有意とした。

B．第1実験：包括改善による予備実験

3．第1実験の結果

a．参加者の特性

参加者は私立大学1校の学生合計91名で，テキスト別人数はオリジナルテキスト，包括A，包括Bの順に30，22，29名だった。年齢，性別，罹患経験，見聞経験いずれもテキスト別で有意差はなく，偏りはないといえる。唯一，推定所属学部の学問分野に1％水準で有意差（$p=0.000$）が見られ，テキスト別でその構成が異なる。技術的な制約から実施時期ごとに読んでもらったテキストが異なるため，特定のキャンパスの学部の特性が影響し，特にオリジナルテキストで学際領域の学生の割合が83.3％と高く，包括Bでは34.5％と低い。

b．テキストを読む所要時間

欠損値2件を除く89件の回答に記録された第2ページの滞在時間を，各テキストを読んだ所要時間として集計した。所要時間の平均は，オリジナルテキスト（92.73秒）よりも包括Aは長く（127.35秒），包括B（73.57秒）はやや短いが，いずれも多重検定によるとオリジナルテキストに対して有意な差ではなかった（$p=0.275$）。

読みの所要時間に有意差があったクロス集計項目は，「本人の罹患経験」だけである。「経験なし」（115.69秒）は，「経験あり」（72.33秒）に対し有意に長かった（$p=0.004$）。

c．内容理解テストの正答率

内容理解テストを採点して集計した結果，オリジナルテキストを読んだ回答者の設問1～5の平均正答率は72.0％だった。これに対し，包括Aは79.4％と高かったがオリジナルテキストに対して有意差はなく，包括Bはオリジナルテキストと同等の71.0％だった（Ⅳ-5図）。各設問のテキスト別の正答率に一定の傾向は見られないが，唯一設問3だけオリジナルテキスト（46.7％）に対して包括Aのテキスト（87.5％）が突出して正答率が高く，その差は有意であった（$p=0.035$）。この設問は慢性化膿性中耳炎の症状を問うもので，正答は"②耳だれが出る"であった。この箇所はオリジナルテキストでは"症状は難聴と

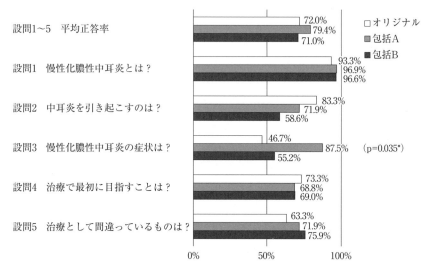

Ⅳ-5図　内容理解テスト正答率（第1実験）

耳漏で",包括Aでは"症状は難聴と耳漏（じろう,耳だれのこと）で",包括Bでは"症状は難聴と耳だれで"と記載されている。

d．読みにくい点・わかりにくい点

まず,「読みにくい点・わかりにくい点」の選択肢のうち,「読みにくい・わかりにくい点はない」「わからない」を除いた13項目について,参加者1人あたりの選択項目数を比較する。オリジナルテキストでは平均4.70項目が選択されているのに対し,包括Aは平均4.41項目と同等であるが,包括Bでは平均2.45項目と少なく,オリジナルテキストに対し有意差が見られる（$p=0.000$）（Ⅳ-5表）。

各選択肢を選択した参加者の割合,すなわち選択率でテキスト間に有意差がみられたのは,太枠で囲んだ8項目である。包括Bは8項目すべて選択率が低くなったが,包括Aは説明を補足した「かっこ」に関する2項目と,医学用語に関する3項目で選択率が高くなってしまっているのがわかる。

自由記述の回答では,オリジナルテキストに対し,"知りたい情報ではない

B．第1実験：包括改善による予備実験

Ⅳ-5表 「読みにくい点・わかりにくい点」の選択率（第1実験）

要素と着目点		読みにくい点・わかりにくい点	テキスト別			P値	
			オリジナル	包括A	包括B		
選択項目数（平均）			4.70	4.41	2.45	0.000	**
構文		文が長い	30.0%	25.0%	31.0%	0.854	
		一段落が長い	10.0%	6.3%	3.4%	0.595	
		かっこの読みでつかえる	10.0%	31.3%	3.4%	0.007	**
		かっこの説明書きでつかえる	6.7%	34.4%	0.0%	0.000	**
構文語彙	漢字表記	漢字が多い	73.3%	37.5%	27.6%	0.001	**
		読めない漢字がある	40.0%	9.4%	0.0%	0.000	**
語彙		医学用語が多い	56.7%	68.8%	24.1%	0.002	**
		医学用語が読みにくい	43.3%	68.8%	20.7%	0.001	**
		医学用語がわかりにくい	56.7%	59.4%	20.7%	0.004	**
		医学用語以外の表現が難しい	13.3%	6.3%	6.9%	0.560	
全体	記述スタイル	文章がかたい	56.7%	25.0%	31.0%	0.025	*
	医学知識	耳の仕組みがよくわからない	60.0%	53.1%	55.2%	0.856	
		手術の方法がわからない	13.3%	15.6%	20.7%	0.739	

* p＜0.05　** p＜0.01
▶テキスト間で有意差があった項目は太枠。うち，オリジナルテキストに対して良くなった数値は網掛け，悪くなった数値は下線，オリジナルテキストに対して有意差がある数値は太字で表す。

部分が多い""病気の説明よりも症状や治療を優先するべき"といった「内容や順番」に関する指摘が見られた。また，"医学用語や普段親しみのない用語が並ぶことで，文章に対して距離感を感じてしまい，思考にすんなりと入ってこない"，冒頭の解剖学用語に"具体的にイメージできない。最初の一文からとっつきにくいと読みたくなくなる"など，医学・医療用語が読み続けるモチベーションに負の影響があることをうかがわせるコメントが見られた。さらに

改善テキストでも，"耳だれがどういう状態かわからない"というコメントもあり，内容理解テストで正答を選択できてもその症状を具体的に理解していないことがうかがえた。

4．第1実験のまとめ

　第1実験の結果，簡易な方法で3要素をすべて改善した包括Aは，オリジナルテキストと比較して読みの所要時間は長く「読みやすさ」は向上しなかったが，内容理解テストの平均正答率は高く，「内容理解のしやすさ」は向上していた。「読みにくい点・わかりにくい点」の指摘はオリジナルテキストと同等であった。

　一方，手間のかかる方法で3要素について改善した包括Bでは，オリジナルテキストより読みの所要時間は短縮され「読みやすさ」は向上していたものの，内容理解テストの平均正答率は同等で「内容理解のしやすさ」に変化はなかった。「読みにくい点・わかりにくい点」の指摘は少なくなっていた。

　各要素の影響やどの手法が最もリーダビリティの向上に効果的だったかについては，改善テキストが2種類とも3要素すべてをそれぞれ異なる手法で改善していたため，見極めるのは困難であった。また，改善に複数要素の対立や，「読みやすさ」と「内容理解のしやすさ」が両立しないという課題が認められた。

　たとえば，「構文」は「読みにくい点・わかりにくい点」の具体的指摘からその改善効果を推測するしかないが，包括A，Bとも「文が長い」「一段落が長い」という指摘は変わらず，効果は確認できなかった。その理由として，包括Aでは「語彙」の改善として医学・医療用語の説明のために文字数が増えたり，包括Bではテキスト構造の改善として重点先行のために疾病の定義の箇所が結局長文になってしまったりして，複数要素の改善が対立してしまったことがあげられる。「語彙」については包括Bの医学・医療用語の置き換え等を行った上で自然な文にする改善方法が医学・医療用語による読むことへのモチベーションへの影響も少なく，「読みやすさ」に影響したと考えられるが，解説を補記した包括Aの方が「内容理解のしやすさ」は高かった。ただし，これには設問3の慢性化膿性中耳炎の症状に対する正答が突出していたことが大きい。その理由として，正答の「耳だれ」が，かっこ内の補記で強調されていた

影響が考えられる。また、"耳だれがどういう状態かわからない"とのコメントに見られるように、内容理解テストの正答は選択できても具体的な症状まで理解したいたかは疑問が残る。さらに、包括Aは語彙の改善のためのかっこによる補記が、むしろ「かっこでつかえる」、医学用語が「多い」「読みにくい」「わかりにくい」という印象を与え、「読みやすさ」に悪影響を与えてしまった。

「テキスト構造」の改善は包括Bで「読みやすさ」に貢献した可能性が認められたが、「内容理解のしやすさ」への貢献は、「テキスト構造」の改善が影響するとみられた内容理解テスト設問1,2の正答率が上がっておらず確認できなかった。さらに、知りたい「内容と順番」が異なるというテキスト構造にもかかわる指摘が、具体的に自由記述に見られた。

第1実験では、リーダビリティ測定ツールによるテキスト分析の結果は、ツールにより一定ではなかった。また、実験の人による評価と必ずしも一致しなかった。

C. 第2実験：個別要素及び包括改善による本実験

第2実験は、個別要素の改善テキスト4種類及び包括改善テキスト2種類を用いた本実験である。実施時期は2011年2月8日～4月25日で、実験参加者の公立高校1年生270名が、第1実験と同じ「慢性化膿性中耳炎」を説明したオリジナルテキストまたは6種類の改善テキスト、合計7種類のテキストのうち1つを読み、ウェブで内容理解テスト、読みにくい点・わかりにくい点に回答した。読みやすさの指標として読みの所要時間も計測した。

第1実験と異なるのは、実験参加者を高校生とした点である。また、第1実験では個別要素の影響を見極めることが難しかったため、個別要素を改善したテキストを含めた計7種類の実験テキストを用意し、改善方法も第1実験の結果を受けて一部変更した。さらに、内容理解テストに差が出にくかったため、第1実験で用いた多肢選択肢問題より作成が簡易な正誤問題と穴埋め問題であるクローズテストを加えた。内容理解テストの結果分析も精緻化するために、参加者の特性として基本的な読解テストも合わせて実施した。以下では、第2実験の目的、方法、結果、まとめの順に報告する。

Ⅳ章　日本語の一般の人々向け疾病説明テキストのリーダビリティの改善及び評価実験

１．第２実験の目的

　第２実験では，リーダビリティに影響を与えるとされる構文，語彙，構造の要素について，どの要素がリーダビリティに最も影響するかを特定する，改善方法の優先順位とその根拠を得る，評価方法を拡充することを目的とする。

２．第２実験の方法

　第２実験は，医師の監修を含む改善テキストの準備（a），テキストの分析（b），内容理解テスト作成（c），読解力テスト作成（d），「読みにくい点・わかりにくい点」選択肢の作成（e），ウェブテストの構築（f），ウェブテストの実施（g）の順で進め，回答データの分析（h）を行った。

ａ．改善テキストの準備

　オリジナルテキストは第１実験と同じ KOMPAS の患者・一般の人々向けの「慢性化膿性中耳炎」の説明テキスト[32]である。同じテキストを用いることで，第１実験との比較が容易になり，分析の累積ができると考えたからである。ただし，より医学的に正確さを期したいという監修の医師からの申し出により，オリジナルテキストに対し以下の４か所を改訂した。

- 耳管という管を介して鼻腔と交通しています→耳管という管を介して鼻腔の奥の上咽頭と交通しています
- 鼻腔から耳管に細菌が進入し→上咽頭から耳管に細菌が侵入し
- 耳管の働きが悪いため→耳管の機能が大人に比べて未熟なため
- めまいが生じます→めまいが生じることもあります

　改善テキストは今回の目的に従い，個別要素のみを改善したテキストを含め６種類を用意した（Ⅳ-6表）。リーダビリティに影響を与える３要素のいずれかの個別要素を改善したテキストは，３つ目のテキスト構造の要素について２つの改善方法を適用したため「構文」「語彙」「構造１」「構造２」の４種類となった。また，３要素のすべてを改善したテキストは，テキスト構造の改善方法のみ異なる「包括１」「包括２」の２種類となった。これらの改善テキストも，第１実験と同様に執筆者とは異なる耳鼻咽喉科の医師に監修してもらい，医学

C. 第2実験：個別要素及び包括改善による本実験

Ⅳ-6表　改善テキストの概要（第2実験）

要素	改善対象	改善方法	テキスト種類
①構文	文の長さ	複文を単文に変更 （43文字以上対象）	構文
②語彙	医学・医療用語 漢語	用語や表現の置き換え （解剖学用語の削除）	語彙
③テキスト構造	文とパラグラフの構造	1　• パラグラフの形成 　　• 結束性・連接関係を高める補足と用語の統一	構造1
		2　• パラグラフの形成 　　• パラグラフ入れ替えを含む重点先行	構造2
①構文 ②語彙 ③テキスト構造	文の長さ 医学・医療用語 漢語 文とテキストの構造	①＋②＋③-1	包括1
		①＋②＋③-2	包括2

的見地から正確であるか内容の点検をしてもらった。

　①の構文要素の改善方法は実験1と同じ複文の単文化だが，あらゆる複文を単文に変更するのではなく，先行研究の結果[24]から文の長さが43文字以上の複文を単文化するという目安を策定した。Ⅳ-6図の例は最も長い92文字の複文を3分割した例である。

　②の語彙については，第1実験でリーダビリティ向上の効果が確認できた包括Bに対して行った置き換えを中心とする手法をとった。手間はかかるが，包括Aのかっこで説明や読みを付与する手法は明らかに読みにくくなってしまったためである。しかし，置き換えによる語彙の改善は，1対1の語の単純な置き換えができない場合も多く，第1実験では個別の対応をした箇所も多かった。そこで，Ⅳ-10図のとおり，パターンを整理しながら改善を行った。具体的には，一般的な語が存在しない場合や，点検した医師が医学的正確さを重視するために医学・医療用語を残した方が好ましいと判断した場合の対応であ

Ⅳ章　日本語の一般の人々向け疾病説明テキストのリーダビリティの改善及び評価実験

オリジナル

治療は抗生物質の内服や点耳によって細菌の除去と化膿性炎症を抑えることが第一ですが，根本的には手術で細菌が住み着いた骨の空洞を清掃して，さらに鼓膜を形成する必要があります（鼓膜形成術）。

構文

治療は抗生物質の内服や点耳によって細菌の除去と化膿性炎症を抑えることが第一です。根本的には手術で細菌が住み着いた骨の空洞を清掃します。さらに鼓膜を形成する必要があります（鼓膜形成術）。

Ⅳ-6図　複文の単文化の例（第2実験）

る。これには医師の提案や確認を得ながら，体の部位に対しては位置や機能の説明を加える手法と，「という～」を付して用語の種類を明示する手法を用いた。これは第1実験で「具体的なイメージがしにくい」という自由記述の回答が多く見られたことから，直接知らない語でも類似の事前知識と照合して類推を促すように加えたものである

　また，やはり第1実験の自由記述で，純粋な医学・医療用語以外でも，「交通しています」「清掃して」といった用語は，日常用いないのでつかえてしまうという意見があった。これは，医学・医療用語に限らず学術用語に多い漢語はなじみがなく，読みにくくわかりにくいということに対する指摘と考えられた[40]。そこでこれらの漢語を中心とした表現の和語への変更も行った。さらに，冒頭の解剖学用語は第1実験では語彙及びテキスト構造の改善として文ごと割愛したが，第2実験では語彙の改善として監修の医師の了解のもとに「乳突洞・乳突蜂巣」のみを削除した（Ⅳ-7図）。なお，複数用語の統一は語彙的要素ではなく，結束性や連接関係を強めるもので，③テキスト構造の改善と位置づけなおし「構造1」の手法として実施した。

　③のテキスト構造については，「構造1」の手法として新たに文同士の結束性や続く段落との連接関係を高める改善手法を適用した。これはパラグラフの入れ替えに伴う段落間，文間のつながりを自然にする労力を避けるためであ

C．第2実験：個別要素及び包括改善による本実験

オリジナル		語彙
1対1の置き換え		
鼻腔	→	鼻の奥
細菌	→	ばい菌
耳漏	→	耳だれ
耳閉塞感	→	耳がふさがれた感じ
抗生物質	→	化膿止めの薬
化膿性炎症	→	膿をもった炎症
説明や種類の追加		
内耳	→	中耳より奥の内耳
音を伝える耳小骨	→	鼓膜につながり音を伝える耳小骨という骨
難聴のなかでも感音難聴が進行し	→	聴力の低下が進んで感音難聴という状態になり
鼓膜形成術	→	鼓膜を作り直す鼓膜形成術という手術
漢語から和語への置き換え		
交通しています	→	つながっています
治癒すれば	→	すっかり治れば
障害されている	→	壊れている箇所がある
解剖学用語の削除		
乳突洞・乳突蜂巣という骨の空洞に	→	骨の空洞に

Ⅳ-7図　語彙のパターン別改善例（第2実験）

る。この手法では順番の入れ替えはせず，共通する語を，次の文や段落で繰り返したり統一したり，参照語を入れたりしてつながりを良くした。もう1つの「構造2」の手法は，第1実験の包括Bと同じパラグラフ形成及びパラグラフの入れ替えを含む重点先行である。第1実験で問題となった冒頭の慢性化膿性中耳炎の定義で長い一文は，複文を分割し構文的複雑さも回避している（Ⅳ-8図）。

IV章　日本語の一般の人々向け疾病説明テキストのリーダビリティの改善及び評価実験

オリジナル

中耳は鼓室と乳突洞・乳突蜂巣からなる骨の中の空洞で，耳管という管を介して鼻腔の奥の上咽頭と交通しています。風邪や蓄膿症と呼ばれる副鼻腔炎などによって上咽頭から耳管に細菌が進入し，中耳で化膿性の炎症が生じます。特に小さなお子さんは，この耳管の機能が大人に比べて未熟なため中耳炎になりやすいのです。

構造1

中耳は鼓室と乳突洞・乳突蜂巣からなる骨の中の空洞で，耳管という管を介して鼻腔の奥の上咽頭と交通しています。この耳管に，風邪や蓄膿症と呼ばれる副鼻腔炎などによって上咽頭から細菌が進入し，中耳で化膿性の炎症が生じ急性中耳炎となります。特に小さなお子さんが急性中耳炎になりやすいのは，この耳管の機能が大人に比べて未熟なためです。

構造2

慢性化膿性中耳炎とは，炎症が慢性化した中耳炎のひとつです。鼓膜に穴があいているのが特徴で，中耳にある乳突洞・乳突蜂巣という骨の空洞に細菌が住み着いています。

IV-8図　テキスト構造の改善方法（第2実験）
▶「構造1」テキストでは，下線及び二重下線の共通語が呼応して文間の結束を強めている。

　また，構造2のパラグラフの入れ替えでは，第1実験の包括Bで中ほどに挿入されていた，オリジナルテキストで段落2の後半にあった中耳炎の説明と小児が中耳炎になりやすい理由を，補足説明として末尾に移動することとした。慢性化膿性中耳炎の説明としては流れを阻害すると考えられたからである（IV-9図）。
　第1実験と同様に，パラグラフ中はトピックセンテンスから開始し，文中も主題主語から始まる文とし，パラグラフ，文のいずれにおいても重点主義となるように変更した。第1実験につづき3要素すべてを改善したテキストも用意した。これは個別要素の改善だけではリーダビリティ向上の効果が認められなくとも，複数要素の改善ではじめて向上が認められる可能性があるからだ。3

C．第2実験：個別要素及び包括改善による本実験

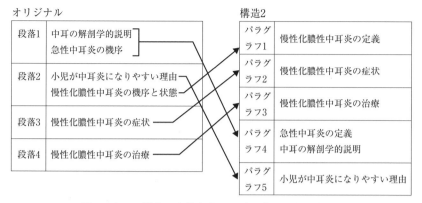

Ⅳ-9図　テキスト構造の改善方法2のパラグラフ変換（第2実験）

要素を改善したテキストは，テキスト構造の改善方法のみ異なる「包括1」「包括2」の2種類である．なお，2要素を改善したテキストも理論的には作成可能だったが，実験の実施回数や参加者数を集めるための技術的な限界があり，計7種類のテキストで実験を行うことにした．

b．テキストの分析

第1実験と同様に，構文的要素の変更状況の確認と人による評価との比較のために，既存の『日本語テキストの難易度を測る』[36]，『日本語リーダビリティ測定 Ver.0.5.0-UD』[37]及び『チュウ太の道具箱』[38]の「語彙チェッカー」で分析した（Ⅳ-7表）．『日本語テキストの難易度を測る』では，オリジナルテキスト「9学年＝中学3年ふつう」の判定に対し，「包括2」だけが「8学年＝中学2年やさしめ」となっている．「日本語リーダビリティ測定」及び「チュウ太の道具箱」では，個別要素の「語彙」，及び「包括1」「包括2」が学年レベルあるいは難しいレベルが低くリーダビリティの向上を示している．

c．内容理解テストの作成

内容理解を確認するテストを第2実験では二択の正誤問題とクローズテストの2種類作成した．正誤問題は20問ある（Ⅳ-10図）．内容理解テストは第1実験では採点の容易な単一選択の多肢選択問題とした．しかし，テキストの違い

IV章　日本語の一般の人々向け疾病説明テキストのリーダビリティの改善及び評価実験

IV-7表　リーダビリティ測定ツールによるテキスト分析（第2実験）

	オリジナル	構文	語彙	構造1	構造2	包括1	包括2
日本語テキストの難易度を測る Obi-2*1	9学年＝中学3年　ふつう	9学年＝中学3年　ふつう	9学年＝中学3年　ふつう	9学年＝中学3年　ふつう	9学年＝中学3年　ふつう	9学年＝中学3年　ふつう	8学年＝中学2年　やさしめ
日本語リーダビリティ測定 Ver.0.5.0-UD*2	9.37　学年	9.54　学年	7.47　学年	9.31　学年	9.26　学年	8.12　学年	8.04　学年
チュウ太の道具箱*3	★★★★★ 難しい	★★★★★ 難しい	★★★★ 少し難しい	★★★★★ 難しい	★★★★★ 難しい	★★★★ 少し難しい	★★★★ 少し難しい
一段落の長さ（文の数）*2	2.5	4	2.5	2.5	2.4	5	3.6
一文の長さ（文字数）*2	49.2	31.8	54.5	52.8	43.7	30.7	32.7
総文字数	492	509	545	528	524	613	588
漢字の割合	47.4%	45.8%	38.7%	48.9%	46.4%	39.2%	38.6%

*1　日本語テキストの難易度を測る：帯2．http://kotoba.nuee.nagoya-u.ac.jp/sc/readability/．(accessed 2011-02-09)．
*2　日本語リーダビリー測定．Ver.0.5.0-UD．http://readability.nagaokaut.ac.jp/readability．(accessed 2011-02-09)．
*3　チュウ太の道具箱．http://language.tiu.ac.jp/tools.html．(accessed 2011-02-09)．

C．第2実験：個別要素及び包括改善による本実験

に対して妥当で唯一の正答選択肢，及びその他の錯乱肢を作るのが難しく，当て推量による正解も多いと考えられた。また，設問数が計5問と少なく差が出にくかったため，正誤問題に変更した。正誤問題は，第1実験の設問と選択肢

問1．慢性化膿性中耳炎は，
1-1．ばい菌による腫れが続き耳の骨も侵すことのある病気である　　＊はい
1-2．鼓膜の穴にばい菌が入り込み，長期につまる病気である　　＊いいえ
1-3．子どもの耳管が未発達なため長引く中耳の病気である　　＊いいえ
1-4．耳の奥にばい菌がいすわり鼓膜が破れる病気である　　＊はい

問2．急性中耳炎は，
2-1．風邪や鼻の病気で鼻と耳が交通するようになって起こる　　＊いいえ
2-2．中耳にばい菌が発生して住み着いてしまって起こる　　＊いいえ
2-3．耳管に先天的な問題があってばい菌に感染して起こる　　＊いいえ
2-4．鼻の炎症が奥でつながっている中耳におよんで起こる　　＊はい

問3．慢性化膿性中耳炎の症状のひとつとして，
3-1．ないはずの音が聞こえる　　＊はい
3-2．耳あかがつまる　　＊いいえ
3-3．音感が悪くなる　　＊いいえ
3-4．耳にウミがたまる　　＊はい

問4．慢性化膿性中耳炎の治療のうち，大事な初期治療は，
4-1．きちんと鼓膜をつくりなおす手術をすることである　　＊いいえ
4-2．点滴して炎症を抑えることである　　＊いいえ
4-3．ばい菌をやっつける薬を飲むことである　　＊はい
4-4．空洞をそうじして化膿をとめることである　　＊いいえ

問5．慢性化膿性中耳炎の治療のひとつとして，
5-1．中耳の骨で鼓膜の穴をふさぐ手術をする　　＊いいえ
5-2．いすわったばい菌に抗菌剤を直接かける　　＊はい
5-3．鼓膜を手術する前に膿をとめる　　＊はい
5-4．音を感じやすくするために修復手術をする　　＊はい

Ⅳ-10図　正誤問題20問と正答（第2実験）

を合体して正誤文に作り替えた。また，第1実験での反省を踏まえ，テキスト改善との対応を再確認し，設問と選択肢を読んだだけで当て推量ができないような正誤文を心がけた。具体的には，特定テキストにのみ出現する語を正誤文に含めないよう留意した。

もう1つの内容理解テストはリーダビリティ研究で開発されたクローズテストである。このテストを採用したのは，作成に内容吟味が必要な選択肢問題や正誤問題，採点が困難なリコールテスト[41]と比べて，作成・採点とも労力を節約することができるからである。また，このテストは日本語を対象とした先行研究[42]で，日本語でも適用可能であることと，具体的な手順が示されているからである。本研究では同研究の手順に従い，テキストを語の単位で分かち，10語ごとに語を空白に置き換えた穴埋め問題を作成した。なお，穴あけ箇所は機械的に定められるため，品詞は箇所によって異なる。たとえばⅣ-11図の例では，［1］は助詞の「の」，［2］は医学用語の「鼻腔」を空白に置き換えている。今回はまったく同じ語でなくても正答とする採点方式をとる予定だったので，設問の解説には"元のテキストどおりでなくても，適当と思われる別の語を入れてもかまいません"との注意書きを添えた。また，テキスト全体の長さが種類によって異なるため，穴あけ箇所の数も22か所から28か所と異なる。

d．読解力テストの作成

第2実験では，慢性化膿性中耳炎に関する実験テキストのどれか1種類を読んで行う内容理解テストとは別に，共通の一般的な読解力テストを参加者全員に受けてもらった。これは，異なる実験テキストを読んだグループ間で読解力に有意な差がないことを確認するためのテストである。作成手順は以下のとおりである。

中耳は鼓室と乳突洞・乳突蜂巣からなる骨（　　［1］）中の空洞で，耳管という管を介して（　　［2］）の奥の上咽頭と交通しています。風邪や（　　［3］）と呼ばれる副鼻腔炎などによって上咽頭から耳管（　　［4］）細菌が進入し，中耳で化膿性の炎症（　　［5］）生じます。

Ⅳ-11図　クローズテストのサンプル（第2実験）

C. 第2実験：個別要素及び包括改善による本実験

　実施目的にしたがって，公立高等学校の国語の基本レベルの入試のための練習問題集[43]から20分程度で終了できる読解資料として，岩崎武雄の「正しく考えるために」を選定し，問題集作成者に研究目的を説明し許諾を得て利用した。中学校及び高等学校の国語の教諭経験者に協力いただいて，資料文が一般的な読解力を試すには適切であることを確認した。またこの教諭経験者には，掲載問題集を参考に，設問も独自に作成してもらった。設問は，語彙2問，慣用句問題1問，段落間の連接関係から接続詞を補う問題1問，文章全体の趣旨を問う問題1問の計5問である。

e．「読みにくい点・わかりにくい点」の選択肢作成

　「読みにくい点・わかりにくい点」として事前に想定される内容を選択肢として14項目用意した。第1実験と異なるのは，「かっこ」に関する選択肢2項目を削除したことと，新たに自由記述で指摘のあったテキスト構造に関して「内容の順番がわかりにくい」として選択肢に追加したことである。

f．ウェブテストの構築

　ウェブ調査サイト Qualtrics に以下の6ページから成るテストページを作成した。第1実験と同様にページは後戻りができない仕組みである。
　1)実験テキスト：いずれか1種類（時間計測を設定）
　2)内容理解テスト：二択正誤問題20問
　3)内容理解テスト：該当テキストの穴埋め問題（クローズテスト）
　4)「読みにくい点・わかりにくい点」複数選択／記述問題
　5)読解力テスト：5問
　6)プロフィル：性別，学年，「生物」履修，罹患・見聞経験

　第1実験とページの順番を変更し，まず実験テキストを読んでもらい，フェースシートと罹患経験等を問う設問はプロフィルとして最後のページに移動した。これは，後述のとおり授業時間内に実験を実施してもらうため，時間が足りない場合を想定して，最も重要な実験テキストを読み，少なくとも正誤問題までは確実に回答してもらうためである。

　また，プロフィルに「生物」履修の有無を追加した。これは研究に協力して

くれた高等学校の教科「情報」担当の教諭が，解剖学的説明から始まるオリジナルテキストを読んだ際に提案してくれた設問項目である。

なお，読みやすさの目安となる時間計測の設定は第1ページに行ったが，後述するようにネットワーク障害が生じて正確な時間が計測できなかったので，分析からははずした。

g．ウェブテストの実施

テストは，協力してくれた公立高等学校1校（男女共学校）の1年生7クラスにいずれかの実験テキスト1種類を割り当て，それぞれ「情報」の科目の授業1時限（50分間）を使って2011年2月8～15日及び4月25日に実施してもらった。教室はコンピュータ教室で，生徒はひとり1台のコンピュータを使って回答を入力している。1校の生徒に限定したのは，第1実験と同じく実験の実施を容易にするためと，同程度の読解力を持っている参加者を対象としたかったためである。高等学校での授業における実施としたのは，各テキストに対し十分な人数に同じ条件で参加してもらうためであった。

実験は「オリジナル」テキストから順に進めてもらい，「包括1」までの6テキスト分は2月中に終了した。しかし，3月に発生した東日本大震災の影響から，最後の包括2のテキストのみ，4月になってから入学したばかりの1年生の1クラスに対し実施した。

h．回答データの分析

回答データの単純集計とクロス集計から分析を行った。クロス集計項目は，テキストの種類及び参加者の特性としてプロフィルのページにある項目である。テキストを読む所要時間の計測は設定してあったが，いくつかの授業時間中にネットワーク接続が一時的に切断された影響か，10秒前後と明らかに誤った数値しか記録されないクラスがあったため，分析からはずすことにした。

内容理解テストのうち正誤問題20問は，1問5点を配点し，100点満点で採点を行った。クローズテストの採点は，医学・医療用語などなじみのない語が含まれることから，意味が同じで文が通じる語であれば正当とする方法をとった。また，テキストによって穴あき個所の数が異なるため，100点満点に換算

C. 第2実験：個別要素及び包括改善による本実験

して比較した。

　読解力テストについては，1問各20点の配点とし100点満点で採点した。1問のみ部分点の10点を取り入れている。配点と採点については設問を作成してくれた元国語教諭の提案をそのまま採用した。

　「読みにくい点・わかりにくい点」は「読みにくい・わかりにくい点はない」と「わからない」を除いた12項目の選択肢が選択された回数，及び各項目が選択された割合をテキスト別に集計した。また，自由記述は切片化し類似する選択肢に合わせて分析を行った。

　統計学的有意差の検定では，正誤問題テスト，クローズテスト，読解力テストの得点については多群間の平均の差検定として分散分析と，二群間の差を確認するためにBonferroni検定を実施した。また，一部正規分布が想定できなかったので，分布の同等性検定としてKrsucal Wallis検定，またはMann-WhitneyのU検定も併用している。複数のテストの得点間の相関についてはPearson Correlationの係数を求め検定を行った。その他の結果については，独立性検定としてカイ二乗検定またはFisher検定を適用した。検定結果は特に断りのない箇所では，有意水準5％で帰無仮説を棄却した場合（$p<0.05$）に有意としている。

3．第2実験の結果

a．参加者の特性

　参加者は同じ公立高等学校1校（男女共学校）の1年生で，1クラスに1テキストを割り当てたため，おおよそ同じ人数の35名から41名（平均39名）の，計7クラス分の270名から回答を得た。

　前述のとおり1クラスだけ4月に実施したため，「包括2」テキストを読んだのは入学から1か月たっていない新入生だが，全員1年生で同年齢と推定されたためウェブテストに年齢の設問は設けていない。年齢以外の参加者のテキスト別の特性では，「生物」履修のみ，テキストグループ間で有意差が見られる（$p=0.000$）。構造1，包括1，包括2のテキストグループでは半数以上の生徒が「生物」を履修しているが，その他のグループは履修者が半数に満たない。そこで，今後の内容理解テストの得点の分析では二元配置分散分析を，「読み

にくい点・わかりにくい点」の分析では層化分析を用い，「生物」履修の有無の影響を確認した。その他の特性（性別，罹患経験，及び見聞経験）及び読解力テストの結果はテキストグループ間で有意差はなかった。

b．内容理解テストの得点

2種類の内容理解テストに対する回答を100点満点で採点した結果をIV-12図に示す。正誤問題（ANOVA $p=0.000$, KW $p=0.000$），クローズテスト（ANOVA $p=0.000$, KW $p=0.000$）とも，テキストグループ間で平均得点に有意差があった。

正誤問題では，オリジナルテキストに対して「語彙」「構造2」「包括1」「包括2」の4種の改善テキストがオリジナルテキスト（49.25点）より点数が高いが，多重比較で有意差があるのは「包括2」のみである（56.22点, $p=0.034$）。また，クローズテストでは「語彙」「構造2」「包括1」の3種の改善テキストがオリジナルテキスト（47.73点）よりも点数が高いが，有意差があるのは「語彙」のみである（65.58点, $p=0.001$）。

正誤問題とクローズテストの得点は有意な相関が見られ（$r=0.281$；$p=0.000$），各テキストの比較ではおおむね同様の傾向がある。ただし，「構文」及び「包括2」のクローズテストの得点が，正誤問題テストの得点と比べ低すぎるように見える。この原因については，「構文」のテキストの実験中のネットワーク障害と，「包括2」を読んだクラスがマウスやタイピング技術が未熟な入学から間もない1年生だったためと推測される。

参加者の特性による二元配置分散分析によると，「生物」履修の有無を含むどのプロフィル項目もテキスト間との比較において，内容理解テストの得点に有意な変数は認められなかった。

c．「読みにくい点・わかりにくい点」

まず，「読みにくい点・わかりにくい点」の選択肢のうち，「読みにくい・わかりにくい点はない」「わからない」を除いた12項目対する回答について，参加者1人あたりの選択項目数を比較する。オリジナルテキストでは，平均4.68項目が選択されているが，「語彙」（3.87）と「包括1」（3.31）のテキストではそれより平均項目数が少なかった。

C. 第2実験：個別要素及び包括改善による本実験

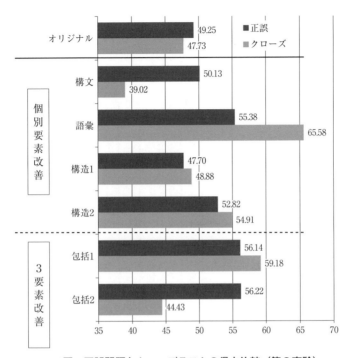

Ⅳ-12図　正誤問題とクローズテストの得点比較（第2実験）

次に「読みにくい点・わかりにくい点」の各項目の選択率をテキスト別に比較する（Ⅳ-8表）。テキストグループ間で有意差があったのは太枠で囲まれた4項目で，オリジナルテキストに対し有意差のあった選択率の入ったセルを網掛けで示した。有意差のある4項目では，おおむね「語彙」「包括1」「包括2」の3種のテキストがオリジナルテキストに対して選択率が低くなっている。構文及び語彙にかかわる漢字表記では，「漢字が多い」（$p=0.004$）と「読めない漢字がある」（$p=0.029$）に有意差がある。語彙に関連する「医学用語がわかりにくい」（$p=0.000$）と医学的知識にかかわる「耳の仕組みがよくわからない」（$p=0.006$）では，「語彙」及び「包括1」のテキストがオリジナルテキストに対して有意に選択率が低い。

参加者の特性のうち，全テキストでは「生物」履修者の方が非履修者より「漢字が多い」の選択率が低かった（23.1%と47.8%，$p=0.000$）。しかし読んだテキ

IV章　日本語の一般の人々向け疾病説明テキストのリーダビリティの改善及び評価実験

IV-8表　「読みにくい点・わかりにくい点」の選択率（第2実験）

要素と着目点		選択項目　読みにくい点・わかりにくい点	オリジナル	構文	語彙	構造1	構造2	包括1	包括2	P値
テキスト項目数（平均）			4.68	5.44	3.87	4.24	4.72	3.31	4.54	0.016 *
構文		文が長い	35.0%	43.6%	33.3%	29.7%	33.3%	45.7%	46.3%	0.603
構文		一段落が長い	7.5%	20.5%	10.3%	8.1%	10.3%	14.3%	9.8%	0.586
語彙	漢字	漢字が多い	35.0%	53.8%	43.6%	27.0%	48.7%	17.1%	22.0%	0.004 **
語彙	表記	読めない漢字がある	55.0%	46.2%	35.9%	40.5%	46.2%	17.1%	31.7%	0.029 *
語彙		医学用語が多い	85.0%	82.1%	48.7%	78.4%	74.4%	42.9%	70.7%	0.000 **
語彙		医学用語が読みにくい	52.5%	64.1%	43.6%	67.6%	64.1%	37.1%	53.7%	0.070
語彙		医学用語以外の表現が難しい	45.0%	59.0%	41.0%	40.5%	48.7%	40.0%	61.0%	0.296
テキスト構造		内容の順番がわかりにくい	25.0%	23.1%	15.4%	10.8%	15.4%	11.4%	19.5%	0.568
記述スタイル		文章がかたい	37.5%	43.6%	41.0%	32.4%	38.5%	31.4%	46.3%	0.821
全体	医学知識	耳の仕組みがよくわからない	75.0%	69.2%	38.5%	59.5%	51.3%	40.0%	48.8%	0.006 **
全体		手術の方法がわからない	7.5%	23.1%	17.9%	21.6%	25.6%	31.4%	34.1%	0.106

* $p < 0.05$　** $p < 0.01$
▶テキスト間で有意差があった項目は太枠。うち、オリジナルテキストに対して良くなった数値は網掛け、悪くなった数値は下線。オリジナルテキストに対して有意差がある数値は太字で表す。

194

ストによって傾向が異なり，テキストと「生物」履修別のクロス表のカイ二乗検定では有意差はない（$p=0.091$）。

「読みにくい点・わかりにくい点」の自由記述では，読んだテキストにかかわらず再び知りたい内容との食い違いが指摘された。"それでは，こうならないようにするためにはなどの，予防方法などがわからない""治療する際にまず何をすればいいのかがよくわからない。個人的にどんな方法が一番有効で安全なのかを知りたいと思う"などのコメントである。また，"全体に文章が固い""つまらない""画数の多い漢字のせいで文全体が黒く固く見える"ために"読んでいくことに飽きました""読む気が失せる"というモチベーションに関する指摘があった。

4．第2実験のまとめ

第2実験では，読みの所要時間が技術的障害のため一部計測できず，「読みやすさ」について客観的なデータを得ることはできなかった。「内容理解のしやすさ」を測定する内容理解テストにおいては，個別要素として「語彙」を改善したテキストと，3要素を改善した「包括2」のテキストの成績がオリジナルテキストに対し有意に得点が高くなっていた。「構造2」「包括1」も有意ではないが内容理解テストの得点が高くなっていた。「読みにくい点・わかりにくい点」の指摘では，「語彙」「包括1」「包括2」にオリジナルテキストに対して有意差がある項目が見られた。

第2実験の結果から，個別要素では「構文」の改善効果はやはり確認できなかったが，「語彙」の改善は「読みやすさ」にも「内容の理解のしやすさ」にも貢献していることが明らかになった。「テキスト構造」のパラグラフ入れ替えによる全体構造を変更する改善も「内容理解のしやすさ」に貢献している可能性も認められた。また，個別要素では有意でなかった内容理解テストの得点差が，「包括」テキストで有意となったことから，複数要素の改善が相乗効果に結びついたと考えられる。

リーダビリティの評価方法としては，読みの所要時間の計測に技術的な困難がみられた。また，内容理解テストとして採用した正誤問題は，単一正答の多肢選択問題よりは，唯一の正答と決まった数だけの錯乱肢を無理に作成する必

要がないため,作成が容易でテキストの違いを反映した設問を多数作成することができた。クローズテストはより作成が簡易だが,回答の入力技術の影響や,穴あけ箇所によっては当て推量ができるという問題が認められたため,他のテストとの組み合わせで用いるのが適切と判断される。

第2実験ではさらに,知りたい「内容」と異なるとの違い指摘が具体的に,自由記述で見られた。

第2実験でも,リーダビリティ測定ツールによるテキスト分析の結果は,ツールにより一定ではなかった。しかし,『日本語リーダビリティ測定 Ver.0.5.p-UD』と『チュウ太の道具箱』では「語彙」「包括1」「包括2」の評価が一致して高く,実験の人による評価のうち「読みにくい点・わかりにくい点」の結果とも合致していた。

D.第3実験:包括改善による補足実験

第3実験は,第2実験と同じオリジナル及び2種類の包括改善テキストを用いた補足実験である。実施時期は2011年3月16~18日で,公立高校2年生112名が,「慢性化膿性中耳炎」を説明したオリジナルテキスト,または改善テキスト合計3種類のテキストのうち1つを読み,ウェブで内容理解テスト,読みにくい点・わかりにくい点に回答した。読みやすさの指標として読みの所要時間も計測した。

第3実験は,当初は信頼性を高めるために,第2実験とは別の高等学校で,同じ7種類のテキストについてウェブテストを実施する予定だった。しかし,東日本大震災の影響で実験計画を縮小し,オリジナルテストと包括改善テキスト2種類のみを用い補足実験として実施した。以下では,第3実験の目的,方法,結果,まとめの順に報告する。

1.第3実験の目的

第3実験では,第2実験で不明確だったテキスト構造の改善方法を確認するために,包括改善テキストにおいて,テキスト構造の2つの改善方法のどちらがよりリーダビリティを向上させるか見極めることを目的とする。

D. 第3実験：包括改善による補足実験

2．第3実験の方法

第3実験は，第2実験と同じオリジナルテキストと「包括1」「包括2」のテキスト，及びウェブテストを用いた。第2実験と異なる公立高等学校1校（男子校）で，同様の手続きで実験を実施し，回答データの分析を行った。

3．第3実験の結果

a．参加者の特性

参加者は第2実験とは異なる公立高等学校1校（男子校）の2年生で，理系の3クラス計112名である。1クラスに1テキストを割り当てたため，それぞれ33，41，38名とほぼ同じ人数が実験テキストを読みウェブテストに回答している。プロフィルページで尋ねた特性のテキスト別の構成は，テキスト間で有意差はなく，偏りのある項目はない。読解力テストの結果もテキストグループ間で有意差はなかった（$p=0.488$）。

b．テキストを読む所要時間

各テキストページの滞在時間を測定し読みの所要時間として集計した。オリジナルテキストは平均93.39秒だった。これに対し包括1は108.71秒，包括2は104.73秒と改善テキストの方が長いが，有意差はなかった（$p=0.309$）。

また，テキスト種類との二元配置分散分析によると，「生物」履修の有無のみが有意な変数であった（テキスト$p=0.161$，生物履修$p=0.010$）。「生物」履修者の平均97.78秒に対し，非履修者は129.09秒と長くかかっている。

c．内容理解テストの得点

各テキストの内容理解テストの得点を100点満点として集計した結果，正誤問題テスト，クローズテストとも改善テキスト2種類の方が得点は高かった（Ⅳ-13図）。多重比較でオリジナルテキストに対して，「包括1」は両テストとも（正誤$p=0.008$，クローズ$p=0.000$），「包括2」はクローズテスト（$p=0.000$）で有意に得点が高い。なお，2種類の内容理解テスト（正誤問題テスト・クローズテスト）には相関がみられた（Pearson correlation：$r=0.409$；$p=0.000$）。

IV章　日本語の一般の人々向け疾病説明テキストのリーダビリティの改善及び評価実験

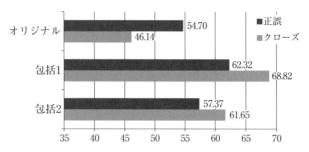

Ⅳ-13図　正誤問題とクローズテストの得点比較（第3実験）

　テキスト種類との二元配置分散分析で有意な変数となったクロス集計項目は，正誤問題テストの「家族や友人の罹患経験」（テキスト $p=0.009$, 罹患経験 $p=0.020$）と「自身・家族や友人の罹患経験はいずれもない」（テキスト $p=0.008$, 罹患経験 $p=0.015$）の2項目である。いずれもテキスト種類の方が強い有意変数だが，両項目とも罹患経験のある方が，ない方より得点が高くなっている。

d．読みにくい点・わかりにくい点

　まず，「読みにくい点・わかりにくい点」の選択肢のうち，「読みにくい・わかりにくい点はない」「わからない」を除いた12項目に対する回答について，参加者1人あたりの選択項目数を比較する。オリジナルテキストでは，1人平均5.15項目だった。これに対し，包括1は3.20項目，包括2は4.42項目と少なかったが，オリジナルテキストに対する多重比較で有意差のあるテキストは包括1（$p=0.039$）のみである。

　次に「読みにくい点・わかりにくい点」の各項目の選択率をテキスト別に比較する（Ⅳ-9表）。テキストグループ間で有意差があるのは太枠で囲まれた4項目で，オリジナルテキストに対し有意差のあった選択率の入ったセルを網掛けで示した。いずれもオリジナルテキストより改善テキスト2種類の方が，選択率が低い。医学用語に関する項目のうち「医学用語が多い」「医学用語が読みにくい」「医学用語がわかりにくい」の3項目は1％水準で強い有意差があるのに対し（それぞれ $p=0.005$, 0.001, 0.000），医学知識にかかわる「耳の仕組みがわからない」は弱い有意差である（$p=0.042$）。また，「包括1」は4項目

D. 第3実験：包括改善による補足実験

Ⅳ-9表　「読みにくい点・わかりにくい点」の選択率（第3実験）

要素と着目点		読みにくい点・わかりにくい点	オリジナル	包括1	包括2	P値
選択項目数（平均）			5.15	3.20	4.42	0.039 *
構文		文が長い	24.2%	41.5%	42.1%	0.214
		一段落が長い	18.2%	19.5%	21.1%	0.955
構文語彙	漢字表記	漢字が多い	42.4%	24.4%	26.3%	0.196
		読めない漢字がある	18.2%	12.2%	18.4%	0.697
語彙		医学用語が多い	69.7%	31.7%	52.6%	0.005 **
		医学用語が読みにくい	66.7%	24.4%	34.2%	0.001 **
		医学用語がわかりにくい	78.8%	31.7%	60.5%	0.000 **
		医学用語以外の表現が難しい	24.2%	14.6%	13.2%	0.409
テキスト構造		内容の順番がわかりにくい	24.2%	19.5%	26.3%	0.763
全体	記述スタイル	文章がかたい	42.4%	26.8%	44.7%	0.204
	医学知識	耳の仕組みがよくわからない	75.8%	48.8%	68.4%	0.042 *
		手術の方法がわからない	30.3%	24.4%	34.2%	0.628

* $p<0.05$　** $p<0.01$
▶テキスト間で有意差があった項目は太枠。うち，オリジナルテキストに対して良くなった数値は網掛け，オリジナルテキストに対して有意差がある数値は太字で表す。

ともオリジナルテキストに対して有意差があるが（それぞれ$p=0.002$，0.000，0.000，0.030），「包括2」がオリジナルテキストに対して有意差があるのは，「医学用語が読みにくい」（$p=0.009$）のみである。

クロス集計項目で有意差が見られたのは「生物履修の有無」と「見聞経験」の2項目である。該当する「読みにくい点・わかりにくい点」は合わせて6項目あるが，共通項目はない。「生物履修の有無」あるいは「見聞経験」が「ある」者の方が，いずれも選択率が低くなっている。

4．第3実験のまとめ

　第3実験の結果，「読みにくい点・わかりにくい点」の選択数が全体に少ないことから，「包括1」「包括2」の改善テキストの方が，中でもオリジナルテキストに対して有意差のあった「包括1」の方が「読みやすい」テキストといえる。内容理解テストでは「包括1」「包括2」とも得点が高く，「内容理解しやすい」テキストといえる。特に「包括1」は正誤問題・クローズテストともオリジナルテキストに対し有意差があったので，より「内容理解がしやすい」テキストと考えられる。第3実験の結果から，テキスト構造の改善は3要素を改善する際は，第1の結束性を高める方法がリーダビリティを向上させるには有利であると解釈できる。

　リーダビリティの人による評価方法として，「読みやすさ」の客観的指標として読みの所要時間を計測したが，第3実験では包括改善テキストの方が長くかかっており，内容理解テストや「読みにくい点・わかりにくい点」の結果とは食い違っていて，時間が短いほど読みやすいという前提に疑問が生じた。

●Ⅳ章の要点

　本章では2009年から2011年にかけて行った，3種類の「日本語の一般の人々向け疾病説明テキストのリーダビリティの改善及び評価実験」について述べた。以下がその要点である。

- 日本語では英語のような改善も含めたリーダビリティ研究の蓄積が少ないため，テキストの「読みやすさ」及び「内容理解のしやすさ」に焦点を絞り，改善方法及び評価方法を検討するために，人による評価に踏み込んだ実証実験を計画した。改善として，先行研究の成果からテキスト側の①構文，②語彙，③テキスト構造の3要素に日本語独自の漢字の扱いを加味した方法を検討した。評価では，「読みやすさ」の指標として実験参加者の読みの所要時間を計測し，「内容理解のしやすさ」の測定のために理解度と読みにくい点・わかりにくい点を指摘するウェブテストを採用した。また，テキスト改善の確認と人による評価との比較のために，リーダビリティ測定ツールによる分析も行った。

D. 第3実験：包括改善による補足実験

- 第1実験では，「慢性化膿性中耳炎」を説明したオリジナルテキストと，リーダビリティに影響を与える3要素をすべて改善した包括テキスト2種類を用い，大学生91名にウェブテストを実施した。
- 第1実験の結果，「構文」改善のリーダビリティ向上への効果は確認できなかった。「語彙」改善の効果は読みやすさに影響が見られたが，内容理解のしやすさへの効果は限定的に確認された。「テキスト構造」の改善は「読みやすさ」に貢献した可能性があるが，「内容理解のしやすさ」については裏づけとなる結果を得ていない。
- 第1実験ではまた，どの要素と改善方法が最もリーダビリティの向上に効果的だったか見極めが困難であったこと，複数要素の対立や，「読みやすさ」と「内容の理解のしやすさ」が両立しないという課題が認められた。
- 第1実験ではさらに，知りたい「内容と順番」が異なるという指摘が，具体的に自由記述に見られた。
- 第1実験では，リーダビリティ測定ツールによるテキスト分析の結果は，ツールにより一定ではなかった。また，実験の人による評価と必ずしも一致しなかった。
- 第2実験では同じオリジナルテキストと個別の要素を改善したテキスト及び包括改善テキスト計7種類を用い，高校生270名にウェブテストを実施した。
- 第2実験の結果，「構文」改善のリーダビリティ向上への効果は確認できなかったが，「語彙」の医学・医療用語の置き換えを中心とした改善が「読みやすさ」と「内容理解のしやすさ」へ貢献することが明らかになった。パラグラフ入替による全体構造を変更する第2の方法による「テキスト構造」の改善も「内容理解のしやすさ」に貢献する可能性があった。また，複数要素の改善の相乗効果も見られた。
- 第2実験ではまた，評価方法として所要時間の計測に技術的な困難がみられた。内容理解については正誤問題と穴埋め問題であるクローズテストが実施可能性の点で一定の評価を得た。
- 第2実験ではさらに，知りたい「内容」と異なるという指摘が，具体的

に自由記述で見られた。
- 第2実験でも,リーダビリティ測定ツールによるテキスト分析の結果は,ツールにより一定ではなかった。しかし,『日本語リーダビリティ測定Ver.0.5.p-UD』と『チュウ太の道具箱』では「語彙」「包括1」「包括2」の評価が一致して高く,実験の人による評価のうち「読みにくい点・わかりにくい点」の結果とも合致していた。
- 第3実験ではオリジナルテキストとテキスト構造の改善方法のみ異なる包括改善テキスト計3種類を用い,高校生112名にウェブテストを実施した。
- 第3実験の結果,「テキスト構造」の改善は第2実験の結果とは異なり,文同士の結束性や続く段落同士の連接関係を高めるだけの第1の方法を採用した方がより「読みやすく」「内容理解しやすい」テキストと評価された。
- 第3実験ではまた,「読みにくい点・わかりにくい点」では評価の高かった,包括改善テキストの方が読みの時間が長く,「読みやすさ」の指標とすることに疑問が生じた。

注・引用文献

1：第1実験の詳細は以下に初出。図表のいくつかは修正を加えている。酒井由紀子. 健康医学情報を伝える日本語テキストのリーダビリティの改善とその評価：一般市民向け疾病説明テキストの読みやすさと内容理解のしやすさの改善実験. Library and Information Science. 2011, no. 65, p. 1-35.

2：第2実験の詳細は以下に初出。図表のいくつかは修正を加えている。Sakai, Yukiko. The role of readability in effective health communication: An experiment using a Japanese text on chronic suppurative otitis media. Health Information and Libraries Journal. 2013, vol. 30, no. 3, p. 220-231.

3：第2・3実験の結果の概要は以下で既発表。酒井由紀子. "一般市民向け疾病説明テキストのリーダビリティ改善実験：第2・3実験（ポスター）". 日本ヘルスコミュニケーション学会第4回学術集会. 2012年9月7-8日. 慶應義塾大学湘南藤沢キ

ャンパス（藤沢，神奈川）．

4：第2・3実験の結果の一部は以下で既発表。Sakai, Yukiko. "Developing suitable text structures for health information: Cohesion or a more radical change? (Poster)". One Health: Information in an Interdependent World. May 3-8, 2013, John B. Hynes Veterans Memorial Convention Center, Boston, USA.

5：Klare, G. R. "Readability". Handbook of Reading Research. Pearson, P.; Barr, R.; Kamil, M. L. eds., Longman, 1984, p. 681-744.

6：宮崎良雄．説明文書を読みやすくするための工夫：動物病院から．日本語学，2016, vol. 35, no. 5, p. 83-91.

7：Felker, D. B.; Pickering, F.; Charrow, V. R.; Holland, V. M.; Redish, J. C. Guidelines for Document Designers. American Institutes for Research, 1981, 117p.

8：Blaiwes, A. Formats for presenting procedural instructions. Journal of Applied Psychology. 1974, vol. 59, p. 683-697.

9：Write, P. Forms of complaining. New Behaviour. 1975, Vol. 1, p. 206-209.

10：野呂幾久子，邑本俊亮．インフォームド・コンセント説明文書のわかりやすさと情緒的配慮の記述が患者アウトカムに与える影響：大学生を対象とした調査．日本保健医療行動科学会年報．2009, vol. 24, p. 102-116.

11：田中英輝，美野秀弥，越智慎司．やさしい日本語ニュースの公開実験．NHK技研R&D. 2013, no. 139, p. 20-29.

12：山本和英，杢真奈見．"「やさしい日本語」自動変換システム"．「やさしい日本語」は何を目指すか：多文化共生社会を実現するために．庵功雄，イヨンスク，森篤嗣編．ココ出版，2013, p. 177-197.

13：Doak, C. C.; Doak, L. G., Root, J. "Suitability Assessment of Materials". Teaching Patients with Low Literacy Skills. 2nd ed. Lippincott, 1996, p. 49-60.

14：Knight, P. Clearly Better Drafting: Testing Two Versions of the South Africa Human Rights Commission Act, 1995. Plain English Campaign, 1996.

15：Miller, M. J.; DeWitt, J. E.; McCleeary, E. R.; O'Keefe, K. J. Applicationof the Cloze Procedure to evaluate comprehension and demonstrate rewriting of pharmacy educational materials. Annals of Phamacotherapy. 2009, vol. 43, p. 650-657.

16：Nagazato, Y.; Noro, I. Applying SAM's readability component to the Japanese language. 比治山大学文化学部紀要. 2006, no. 16, p. 79-83.

17：佐藤恵子，光石忠敬．みんなのためのわかりやすい説明文書1．ジョンズ・ホプキンスがんセンターの説明文書；Consent Forms for Everyone. 1. The Informed Consent Forms of Johns Hopkins Cancer Center. 臨床評価．1997, vol. 25, no. 1, p. 77-85.

18：佐藤恵子，光石忠敬．みんなのためのわかりやすい説明文書2．国境をこえた約束ごと；Consent Forms for Everyone. 2. Basic Principles beyond the Borders. 臨床

評価. 1997, vol. 25, no. 1, p. 87-97.
19：佐藤恵子, 光石忠敬. みんなのためのわかりやすい説明文書 3. みんなのための説明文書；Consent Forms for Everyone. 3. An Example of Informed Consent Form. 臨床評価. 1997, vol. 25, no. 1, p. 99-113.
20：日本語リーダビリティ測定. Version 0.1. http://readability.nagaokaut.ac.jp/readability, (accessed 2017-12-10).
21：Leroy, G.; Helmreich, S.; Cowie, J. R. The influence of text characteristics on perceived and actual difficulty of health information. International Journal of Medical Informatics. 2010, vol. 79, no. 6, p. 438-449.
22：久保鈴子. 厚生労働科学研究費補助金 医薬品・医療機器等レギュラトリーサイエンス総合研究事業. 患者及び国民に理解される副作用等医薬品情報内容の構築と医薬品適正使用への患者参加推進に関する研究 平成16年度総括・分担研究報告書. 2005. 160p.
23：佐竹秀雄. "日本語表記のわかりにくさ". わかりやすい日本語. 野村雅昭, 木村義之編著. くろしお出版, 2016, p. 21-34.
24：堀川直義. 文章のわかりやすさの研究. ［朝日新聞調査研究室］, 1957, 213p.
25：北尾倫彦. ひらがな文と漢字まじり文の読みやすさの比較研究. 教育心理学研究. 1960, vol. 7, no. 4, p. 195-199.
26：Baker, Lynda M.; Gollop, Claudia J. Medical textbooks: Can lay people read and understand them? Library Trends. 2004, vol. 53, no. 2, p. 336-347.
27：国立国語研究所「病院の言葉」委員会編著. 病院の言葉を分かりやすく：工夫の提案. 勁草書房, 2009, 234p.
28：Samuels, S. J. et al. Adults' use of text structure in the recall of a scientific journal article. Journal of Educational Research. 1988, vol. 81, no. 3, p. 171-174.
29：Meyer, B. J. F. Reading research and the composition teacher: The importance of plans. College Composition and Communication. 1982, vol. 33, no. 1, p. 37-49.
30：Kemper, S. Measuring the inference load of a text. Journal of Educational Psychology. 1983, vol. 75, no. 3, p. 391-401.
31：高梨庸雄, 卯城祐司. 英語リーディング事典. 研究社出版, 2000, 435p.
32：慶應義塾大学耳鼻咽喉科学教室. 慢性化膿性中耳炎. KOMPAS 慶應義塾大学病院医療・健康情報サイト. 2009-02-01. http://kompas.hosp.keio.ac.jp, (accessed 2009-10-01).＊サイトの更新により, このテキストは現在掲載されていない.
33：門川俊明, 舘田鶴子. 慶應義塾大学病院「健康情報ひろば」開設と KOMPAS 構築. 医学図書館. 2010, vol. 57, no. 4, p. 392-396.
34：Sakai, Y.; Kunimoto, C.; Kurata, K. Health information seekers in Japan: A snapshot of needs, behavior, and recognition in 2008. Journal of the Medical Library Association. 2012, vol. 100, no. 3, in Press.

注・引用文献

35：以下の研究結果によると急性中耳炎は7歳までに93.4％が罹患する。Teele, D. W.; Klein, J. O.; Rosner, B. Epidemiology of otitis media during the first seven years of life in children in greater Boston: A prospective, cohort study. Journal of Infectious Disease. 1989, vol. 160, no. 1, p. 83-94.
36：日本語テキストの難易度を測る：帯2．http://kotoba.nuee.nagoya-u.ac.jp/sc/readability/,（accessed 2009-07-05),（accessed 2011-02-09).
37：日本語リーダビリティ測定．Version 0.5.0-UD．http://language.tiu.ac.jp/tools.html,（accessed 2009-07-05),（accessed 2011-02-09).
38：チュウ太の道具箱．http://language.tiu.ac.jp/tools.html,（accessed 2009-07-05),（accessed 2011-02-09)．＊36～38の参照日は，それぞれ第1実験，第2，3実験のためのテキスト分析当時の日付を記載している。
39：以下の調査によると，日本の15歳以上で卒業者のうち高校卒業以上が80.5％を占める。平成19年就業構造基本調査．http://www.e-stat.go.jp/SG1/estat/List.do?bid=000001013824&cycode=0,（accessed 2017-12-15).
40：上野英夫．「読みやすさ」の研究にかんする展望．読書科学．1959, vol. 3, no. 3, p. 54-60.
41：リコール法はテキストを読んだ直後，あるいは時間をおいて，思い出したテキストをそのまま，または思い出した内容を自分の言葉にして文章で書いてもらったり，口に出して話してもらうテスト方法のこと。
42：芝祐順．読み易さの測り方クローズ法の日本語への適用．心理学研究．1957, vol. 28, no. 2, p. 67-73.
43：出口汪．出口の国語レベル別問題集中学生版．1基礎編．改訂版．ナガセ東進ブックス, 2009, 95, 85p.

V 章

健康医学テキストから見た
リーダビリティとその応用可能性

　本章は,「【研究課題4】健康医学テキストに日本語リーダビリティ研究の成果をどのように応用できるか」を明らかにするために行った考察である。I 章のテーマ設定, II, III 章で行った先行研究の文献レビューを踏まえ, IV 章の健康医学テキストを対象とした3種類の実証実験の結果とともに, 健康医学テキストから見たリーダビリティとその応用の可能性を検討する。

　まず, リーダビリティの2つの側面「読みやすさ」と「内容理解のしやすさ」の関係を多重性としてとらえる（A 節）。次に, 実際の健康医学テキストにおいてどのような要素とその改善がリーダビリティ向上に有効であったか（B 節）, どのような評価方法が適切であったかを（C 節）, あらためて総合的に検討する。最後に, 本研究の応用可能性の確認として, ヘルスリテラシー問題を解消するための情報の適正化のアプローチである, 健康医学情報サービスにおけるリーダビリティ研究の応用と今後の課題と展望について述べる（D 節）。

A. リーダビリティの多重性としての「読みやすさ」と「内容理解のしやすさ」

　本研究では, これまで健康医学テキストを対象とした実験を通じて, リーダビリティを「読みやすさ」と「内容理解のしやすさ」の面から検証し, 検討してきた。本節ではこの2側面の関係を整理し（1項）, リーダビリティの多重性として各要素をあてはめて整理する（2項）。

1.「読みやすさ」と「内容理解のしやすさ」の関係

　本研究の実験結果から, 読めないと内容理解へ結びつかない[1, 2]という先行研究の結果が支持され, 実践報告に見る経験則[3]が検証されたと考えられる。

第2及び第3実験の「読みにくい点・わかりにくい点」での読みやすさに関する指摘と「内容理解テスト」による評価では，「語彙」の単独改善及び「包括」改善テキストに対するリーダビリティの向上が合致していた。また，自由記述にあった"親しみのない用語が並ぶことで文章に距離感を持ってしまい，思考にすんなり入ってこない""最初の一文からとっつきにくいと読みたくなくなる"といった自由記述のコメントは，語彙の難しさの指摘だけでなく「内容理解」の前提に「読みやすさ」があることを示唆している。"画数の多い漢字のせいで文全体が黒く固く見える，読んでいくことに飽きました"というコメントも，漢字表記の問題というよりも，読めないと前へ進めず関心を失い理解へもつながらないということが推定できる。

　第1実験の包括改善Aテキストについては，「読みやすさ」の評価が下がり，一方「内容理解のしやすさ」が向上していたが，これは例外であったと考えられる。語彙の改善の方法が適切ではなく，かっこで医学・医療用語の解説を補記したため，読みにくくなっていた。しかし，内容理解テストでは，補記した解説と正答の選択肢に同じ「耳だれ」の用語が合致したことから突出して正答率は高くなっていた。

　次の段階として，読めたとしても手がかりとなる知識がなければ，表面的な意味を超えた概念の理解にいたることが難しいということが確認された。たとえば，「耳だれ」の正答を選べても"耳だれがどういう状態かわからない"というコメントや，中耳炎の発生機序の説明に対し"鼻や耳の仕組みがわからない人には，理解しにくいと思った"というコメントが見られた。先行研究では"ある概念，たとえば内分泌の経路や病態生理学的プロセスなどを理解するには高度な知識を必要とする"[4]と指摘されているように，置き換えや限られた文字数での部分的な説明だけで，背景知識も含めすべての情報を等しく伝えることは困難である。

　これらの「読みやすさ」と「内容理解」のレベルの違いと関係は，リーダビリティの多重性として段階的にとらえることで，今後のリーダビリティの検討に役立てられるのではないだろうか。

A．リーダビリティの多重性としての「読みやすさ」と「内容理解のしやすさ」

2．リーダビリティの多重性と影響するテキストの各要素

　本項では，本研究で設定したテキストの3要素のそれぞれが，「読みやすさ」「内容の理解のしやすさ」の観点からどのようにリーダビリティに影響を与えているかを，「言語表現レベル」「主題内容レベル」「知識レベル」の3レベルに改めて区切り，検討する（V-1表）。以下では，Ⅳ章で報告した実験においてどの部分が検証済みでどの部分が未検討であるかを確認しながら，構文的要素（a），語彙的要素（b），テキスト構造（c）の順に改善方法と合わせ述べる。

a．構文的要素

　構文的要素については，今回の実験結果では，その改善からリーダビリティの向上を確認することができなかった。その理由は今回の実験テキストが構文的にある程度のリーダビリティを備えていたためか，もしくは改善方法が文の長さを短くするという単純なもので，文構造そのものを見極めていなかったためと推測される。

　長文・複文が一定以上に複雑な事例とその改善手法を見極めることができれば，内容理解の前提となる「読みやすさ」としてのリーダビリティは向上すると考えられる。「読みやすさ」にとどまるのは，構文的複雑性が文の組み立て

表層 → 知識

要素	読みやすさ	内容理解のしやすさ	
	言語表現 レベル	主題内容 レベル	知識 レベル
構文	長文・複文の単純化	—	—
語彙	漢語の和語変換 長い漢字熟語の分解説明	医学・医療用語の 一般的な用語への置換	医学・医療用語の 概念の説明
テキスト構造	文同士の結束性 パラグラフ同士の連接関係の向上 パラグラフの入替	知りたい内容と順番	『健康医学テキスト構造』

V-1図　健康医学テキストにおけるリーダビリティに影響を与える要素とレベル別の改善方法

を把握する「統語解析活動」にかかわるもので，この活動は含まれる語の意味をとらえる「意味変換活動」や前後の文脈から意味をとらえる「文脈連接活動」，さらには文章全体の意味をとらえる「文章構成活動」とは異なる次元の活動だからである。

　この構文的要素の改善で向上することが期待できるリーダビリティのレベルは，表層的な「言語表現レベル」とする。つまり，構文的要素の改善だけでは「内容理解」にかかわる「主題内容レベル」や「知識レベル」までリーダビリティを向上させることはできない。

b．語彙的要素

　「内容理解」は語彙的要素の改善で初めて実現すると考えられる。語彙は語の意味を理解する「意味変換活動」にかかわるからである。ただし，語彙の改善は「内容理解」の前提となる「読みやすさ」にも寄与していると考えられる。健康医学テキストを対象とした本研究の実証実験では医学・医療用語だけでなく，漢語の和語変換や，部分的に実施した長い漢字熟語の分解説明という改善が，「言語表現レベル」の「読みやすさ」に貢献したととらえられていた。また，今回の実験のテキストは見られなかったが，なじみのない外来語やアルファベットによる専門用語も読めずに先に進めないと「読みやすさ」の障害となり得ると推測される。これらについても何らかの改善が「読みやすさ」につながると考えられるが，具体的な手法は本研究では未検証である。

　「内容理解」にはまた表面的な文字のもつ意味の理解と，概念としての理解の２段階が認められた。第２・３実験のコメントで取り上げられた「耳漏→耳だれ」の置き換えの例のように，改善された「耳だれ」でも何となく想像はつくが"耳から排泄"[5]のある状態として理解されていないことがわかった。一般になじみのない医学・医療用語は特に，その背後にある知識背景を持たない人にはやはり理解されない。その場合は，医学・医療用語の概念の説明を追加しなければならないことになる。

　V-1図中では，この２段階の内容理解を導く改善のレベルを，それぞれ「主題内容レベル」と「知識レベル」と名付け，表層的なリーダビリティからより深い知識に近づいたレベルのリーダビリティと位置づけた。医学・医療用語を

A．リーダビリティの多重性としての「読みやすさ」と「内容理解のしやすさ」

置き換えることで内容を理解できなくとも，印象として「読みやすさ」を感じることもあるため，「主題内容レベル」は「読みやすさ」と「内容理解のしやすさ」の両方に見出しがかかっている。

　本研究では，最終的な「知識レベル」の改善としての概念説明は，意識的には実施しなかったが，第2実験の際，医師の提案で「語彙」改善として1か所だけ行っている。"耳管の機能が大人に比べて未熟なため→耳管が大人に比べて太く，短く，水平位にあるため"の箇所である。ただし，この改善は「機能が未熟」の概念を説明しようとしたものの内容理解の向上は認められなかった。"水平位がわからない""自分の中でよく想像できない"というコメントに見られることからもそれが確認できる。一般の人々は，概念として「耳管」や「水平位」も何を指しているのかを知識として学んでいないためである。

c．テキスト構造

　テキスト構造の改善がリーダビリティの向上に貢献することは，第1〜3実験それぞれで一定程度確認された。しかし，語彙との相乗効果があって初めて「内容理解」への影響が明確になっていた。したがって，本研究の実証実験で行ったテキスト構造の改善は，「読みやすさ」の「言語表現レベル」のリーダビリティ改善につながったと位置づける。第1の方法である文同士の結束性を高め段落同士の連接関係をよくする改善は「文脈連接活動」，第2の文章全体のパラグラフを入れ替える改善は「文章構成活動」にかかわるが，語の意味をとらえる「意味変換活動」なしでは「内容理解」にはいたらなかったと考えられる。

　テキスト構造の改善が「主題内容レベル」及び「知識レベル」の改善に貢献するには，内容自体の変更を伴うテキスト構造の改善が必要ではないだろうか。本研究の実証実験では，オリジナルテキストの内容をすべて生かしてテキスト構造を変更した。そのため，読み手に取って知りたい「内容と順番」あるいは「内容」と異なるという自由記述のコメントが散見された。そうであれば読み手の「知りたい内容と順番」を踏まえたテキスト構造にすることで，「内容理解」にいたる改善が実現できる可能性がある。したがって，たとえば将来的に医療従事者と一般の人々がテンプレートのような『健康医学テキスト構造』を共有することができれば，「文脈連接活動」と「文章構成活動」を完全

にストレスのないものにして「意味変換活動」に集中することができる状況が期待できる。

B．健康医学テキストにおける日本語リーダビリティにかかわる要素とその改善方法

　本節では，A節でとらえたリーダビリティの多重性を踏まえ，テキストの構文（1項），語彙（2項），テキスト構造（3項）の各要素をどのように改善するべきか，3つの実証実験の結果を参照しながら検討する。また新たにリーダビリティに大きな影響を与えることが明らかになった，テキストの要素を超える「知りたい内容と順番」についても検討し（4項），改善の優先順位を確認する（5項）。なお，評価方法については次のC節で別途検討する。

1．構文的要素の改善方法

　構文的要素の改善として，その複雑さを緩和するために第2及び第3実験では第1実験の反省を踏まえ仮の法則を設け文の長さを短くした。前節の検討から極端に長い文や複雑な構文に対する改善は，言語表現レベルの「読みやすさ」に貢献する可能性はあるが，実験では十分に検証できなかった。そこで，改善手法について問題がなかったか，手がかりとして第2及び第3実験の手法と結果を確認する。

　第2及び第3実験では，「構文」改善テキスト及び「包括」テキストでは43文字以上という規則を設けて複文を単文化し，実際に1文の平均文字数が少なくなっていた。しかし，「読みにくい点・わかりにくい点」では「文が長い」という指摘が逆に増えていた。そのほかにもオリジナルテキストより数値が悪くなっている項目も多い。「構文」テキストの内容理解テストの得点も正誤問題テストではオリジナルテキストと変わらず，クローズテストではむしろ悪くなっていた。

　このように「構文」の改善によるリーダビリティ向上の効果が確認できなかった理由には，次の2つのことが考えられる。第1には今回の実験テキストにリーダビリティの障害となるほどの長文がなかったことである。実際に複文を

B. 健康医学テキストにおける日本語リーダビリティにかかわる要素とその改善方法

単文化した箇所は今回のテキストでは4か所だったが，それぞれ53，51，82，92文字と基準の倍以上ある長い文は1か所しかなかった。それでも主観的な指摘として「文が長い」という選択肢の割合が多いのは，自由記述に見られた「読む気がしなくて長く感じる」ことの表現ともとれる。

第2の理由は，すべての種類の複文と43文字以上を目安に単文化という基準が適切でなかったと考えられる。これを裏づける先行研究には，20文字が最も「読みにくい」という報告[6]や，論理的な複文は内容理解に合理的であるという指摘[7]，文の長さは読みにくさの直接の要因ではないという見解[8]，事実的文章では文の長さでわかりやすさに有意差はないという調査結果[6, 9]がある。たとえば，堀川の都内の中学生を対象にした10文字刻みの長さの文の難易度判定調査[6]でも，一番わかりやすいとされた最初のピークは40文字だが，次に100文字にピークがある。これは，40文字の単文2文に接続詞などを加えた複文の文字数と推定される。また，今回分割の対象とした複文のうち，最も複雑と考えられる有属文は存在しなかった。有属文は，英語でいえば関係代名詞節にあたり，二義文になる恐れがある。たとえば"君の貸してくれた本は面白かったよ"[10]だが，有属文も長い場合に限り分割の対象だった。したがって，あくまでも文の長さを基準に改善をするならば，単文と複文で基準とする文字数を分けて処理することが適切であると考えられる。さらに，前述の有属文に相当する，『日本語リーダビリティ測定』[11]が計測している「掛かり受け」など，構文の複雑さに直接かかわる種類の複文の文構造を変更する処理を考えなければならない。本研究の実験後に開発されたリーダビリティの解析ツール[12, 13]でもテキスト構造の問題点は確認できるので，これらの活用も含め再検討が必要である。

構文的要素改善の問題点として，もう1点，他の要素の改善のために文が長くなる可能性があることが第1実験で確認された。手順として，ほかの要素の改善の後に再度の構文的複雑性の点検が必要となる。

2．語彙的要素の改善方法

語彙の改善として，医学・医療用語の置き換えを中心とした手法がリーダビリティの向上に「読みやすさ」「内容理解のしやすさ」の2側面ともに役立つことがわかった。第2実験の個別要素改善の内容理解テストの得点が増したこ

と，「読みにくい点・わかりにくい点」で医学・医療用語の指摘に有意差があったことがその裏づけである。"語彙は内容に最もかかわるからだ"としたGrayらの288の要因を検討した先行研究[14]，医学教科書を読解力のすぐれた大学生に読ませ，もっとも難しい点は医学・医療用語であるとした先行研究結果[15]とも合致する。

　改善対象と方法については，第2及び第3実験で用いた複数のパターンを施した手法が有効といえる。医学・医療用語については①1対1で対応する一般的な用語があれば置き換え，②一般語がなければ説明の追加を行う。加えて医学・医療用語でなくとも，③漢語を和語へ置き換える，の3パターンである。③では，健康医学テキストにおけるリーダビリティの多重性において「読みやすさ」に貢献する言語表現レベルの改善，①は主題内容レベルに踏み込んだ改善である。②は手法として知識レベルの理解にむすびつく改善であるが，今回の実験では個別の手法とその効果を切り分けるような十分な検証はできていない。

　医学・医療用語の対応には限界もある。①の置き換えでは，ウェブ上の健康医学情報サイトでもよく使われている「耳だれ」[16]という用語に対しても，"どういう状態かわからない"というコメントが罹患経験者も含めて書かれており，経験や知識が当該の用語と結びついていなければ理解されないことが確認できた。これは"或る言葉の『意味』は，その音的形態と結合した個人の知識経験の総体である"[17][p.95]とした鈴木孝夫の指摘のとおりである。②の説明の追加は，知っている用語から知らない用語の意味を類推することを期待している手法である。ここでも文章表現の実用書に見られるようにいくつかの手法が考えられる。「内耳→中耳より奥の内耳」の例に見られるように，より一般的な「中耳」の医学用語を起点に位置を説明したり，「鼓膜形成術→鼓膜形成術という手術」のように「手術」という上位概念を提示してどんな種類の用語かを表したり，逆により具体的でよく知られている下位語があればそれを例として「ペニシリンのような抗生物質」と示したりすることもできるだろう。それでも手がかりとして提示された語の意味も知らず，到達すべき語と何らかの関連があるという知識がなければ，知識レベルの用語の意味へたどり着くのは難しくなる。

　パターン③の漢語を和語へ置き換えることは，漢語は難しいという指摘[18]に

依っている。実験のオリジナルテキストへの自由記述に3つの実験を通して，「波及」「清掃」「交通」「形成」などの漢語が「読みにくい点・わかりにくい点」としてあげられていることからも，それが裏づけられた。学術的文章では漢語が用いられる傾向があるので，その分野を問わず有効な手法と考えられる。

今回の実験では意図的に採用はしていないが，そのほかの手法に，表記に着目して漢字列の長い用語を改善する手法がある。第2及び第3実験で行った改善の中では「鼓膜形成術→鼓膜を作り直す鼓膜形成術という手術」等が対象となる。結果的に漢語を和語に変換したり，医学用語を説明したりする改善になる。健康医学テキストの分析では医薬品の『添付文書』を一般向けとした『くすりのしおり』との比較から，4文字以上の漢字熟語をリーダビリティ判定の指標とする提案もある[19]。これは，英語の名詞句を分解した改善が，リーダビリティ向上に有効であるとした研究結果に該当するものと考えられる[1]。語のレベルの構造の改善ととらえることもでき，今後，有効性を検討する余地がある。

漢字以外の表記では，外来語，英数文字の省略形の用語も理解が困難な医学・医療用語には多い[20] [p. xviii-xix]。今回の実験テキストではたまたま含まれていなかったが，改善方法の適用範囲を高めるためには，表記別の改善手法も追加する必要があるだろう。

3．テキスト構造の改善方法

テキスト構造の改善方法について，第2及び第3実験で用いた2種類の方法について，どちらがより適しているか，テキストの違いと今回の参加者の特性も考慮して，リーダビリティへの影響から比較検討を行う。第1のパラグラフの形成と元のパラグラフや文の出現順を保ったまま文同士の結束性を高め，段落同士の連接関係を良くする手法と，第2のパラグラフや文の入れ替えを含む重点先行とする手法である（V-1図）。

テキスト構造の2種類の異なる改善方法によって，内容の流れが最も違ったのは，オリジナルテキストで前半にある，疾病機序の説明箇所である。第1の手法ではオリジナルテキストと文や段落の順は同じなので，背景となる解剖学的説明に始まり，急性中耳炎の説明に続いて慢性化膿性中耳炎が説明され，後半の治療と症状のパラグラフへ続く。前半に小児が中耳炎にかかりやすい理由

V章 健康医学テキストから見たリーダビリティとその応用可能性

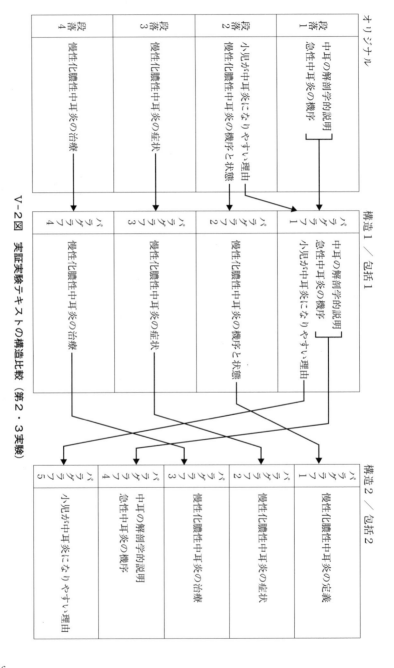

V-2図　実証実験テキストの構造比較（第2・3実験）

などが挿入され，文同士は結束性に欠けるがパラグラフ同士ではむしろ自然な連接関係といえる。第2の手法では，冒頭段落に必要最低限の慢性化膿性中耳炎の定義が提示され，治療，症状が続き，最後に急性中耳炎の説明をつけ加えた構造となっている。

「構造2」の内容理解テストの得点は，有意差はないものの高くなっていたが，「包括1」の方が「包括2」より第2及び第3実験を通じて内容理解テストの得点が高かったことから，総合的には今回の実験では第1の方法のほうが「内容理解がしやすい」構造であった参加者が多かったと考えられる。理由として①第1の構造の方がパラグラフの連接関係が自然であったことのほかに，②疾病の理解に背景知識からの説明が先んじる方が理解しやすかった，③重点先行とした結果，結論が先に来るよりも，根拠となる事項を提示してから最後に結論が来るような流れの方が，実験の参加者が親しんでいたことが考えられる。

上記で述べた理由のうち，①のパラグラフの連接関係については，第2の改善テキストは重点先行のために慢性化膿性中耳炎の定義を冒頭に移動した結果，急性中耳炎の説明が最後に補足されることになり不自然な印象を与えたのではないだろうか。理由の②の背景知識については，第2及び第3実験の参加者が高校1・2年生で，より疾病の説明の前提となる知識の説明が先に必要だったと考えられる。彼らにとっては，いきなり慢性化膿性中耳炎の定義が冒頭にある第2の改善は，唐突であったのかもしれない。一方，第1実験のオリジナルテキストに対する大学生のコメントには，「慢性化膿性中耳炎とは，で始めるべき」と第2の方法を支持する提案も見られた。理由の③の構造の違いについては，学校教育で用いられる文章の種類に関係する。すなわち初等中等教育における伝統的な国語で学習する文章は文学文が多く，段階的に論説文，説明文などが加わるものの[21]，科学論文で推奨されているような[22]英語のコンポジションにならった重点先行の構造は，高校1・2年生には親しみがないと考えられる。

しかし，高校1年生程度の教育を受けている人がすべて第1の方法がより「読みやすく」「内容理解しやすい」ものと感じるかどうかについては疑問も残る。というのは，高校生を対象とした第2及び第3の実験でも，第1の構造について"慢性化膿性中耳炎の説明までたどり着くのに時間がかかる""慢性化

膿性中耳炎と中耳炎の区別がつかない"と，否定的なコメントを述べた参加者もいたからだ。したがって，読み手の特性によって親しみのある構造が異なる可能性もある。また，書き手である医学の専門家は専門家同士では科学論文の一種の医学論文という画一的な構造に親しんでいるため，同じような構造の方が書きやすいのかもしれない。書き手と読み手が同じテキスト構造を共有することで内容理解を助けることができるとされているため[23, 24, 25]，健康医学テキスト独自のテキスト構造を開発するには，医学の専門家と一般の人々の双方が共有できるテキスト構造について，さらに研究を進める必要がある。

なお，改善後のテキストに対して構造1の方法には"つながりがおかしい"，"接続詞が不適切"といった，文章としての不自然さを指摘するコメントが見られた。"内容を同じにし，言葉の条件をかえた文章を作成することは人工作為的になり，無理が生じる"[9]という指摘のとおり，テキスト構造を改善した上で自然な文章にすることの困難さが浮き彫りになった。テキスト構造の効果的な改善の手法を具体的な事例の積み重ねから探索し，確立していく必要がある。

4．知りたい内容と順番

今回の実験を通じて，「読みにくい点・わかりにくい点」を尋ねた自由記述に，想定していなかった「知りたい内容」を表明するコメントがいくつも見られた。第1実験では"知りたい情報ではない部分が少々多い気がしました"，第2実験では"それでは，こうならないようにするためには？予防方法などがわからない""治療する際にまず何をすればいいのか，どんな方法が一番有効で安全なのか"などがそれである。「知りたい内容」であるかどうかは後述の読み手のモチベーションにもかかわり，リーダビリティに影響することも考えられる一つの重要な要素といえる。

逆に「知りたい内容」でないとされたのは，今回の実験テキストでは冒頭の解剖学用語「乳突洞・乳突蜂巣」と考えらえる。この用語が残っているテキストで特に拒否的な反応が多かったことからそれが判断できる。これらの用語についてはすでに第1実験の大学生に対するプレテストで，特に難解であると指摘を受けていた。事前に医師から，特に専門的で患者にとって名称や正確な位

置や機能は必ずしも知っている必要はないと確認がとれたので，第1実験の包括B，第2・3実験の語彙及び包括1，2のテキストからは削除をしていた。これらの用語の削除は語彙の改善ではなく，「知りたい内容」以外の省略ととらえることができる。

「知りたい内容」はテキスト構造にもかかわる。第1実験ではオリジナルテキストに対して，"文章の順番がおかしい［症状と治療の］3，4段落を先に持ってくるべき"として，小児が中耳炎に慢性化膿性中耳炎の機序の第2段落よりも優先すべき内容であると提案している。したがって，「知りたい内容」にはその順番も重要で，一般の人々が期待する記述内容も踏まえた知識レベルのテキスト構造を検討する必要がある。

5．改善の優先順位

構文的要素改善のリーダビリティへの効果とテキスト構造の改善方法には検討の余地があるが，語彙の改善は単独でもリーダビリティに最も影響を与えることが明確になり，改善手法のパターンも確認された。複数要素の改善は対立することもあったが，相乗効果も見られた。これまでの手法から考えられる具体的な改善の優先順位としては，1)語彙，2)テキスト構造の順で改善を施し，3)構文的な問題がないかを点検するのが望ましいということがわかった。

C．健康医学テキストにおける日本語リーダビリティの評価方法

リーダビリティの評価はテキスト分析だけでは不十分であることは，先行研究でも繰り返し，指摘されている[26, 27]。特に「内容理解」を実際には測っていないからである。本研究でも同じ立場をとり，読み手を想定した人による内容理解に踏み込んだ評価を内容理解テストで実施した。合わせて，「読みやすさ」の測定のために既存のリーダビリティ測定ツールによるテキスト分析と所要時間計測も行った。それぞれリーダビリティの2つの側面のいずれかの計測を意図したが，必ずしも2側面を厳密に区別できるものではないと考えられる。

本研究の実証実験結果から，リーダビリティの評価は，リーダビリティ測定

ツールでテキストの特徴を確認し，複数の方法で人による読みやすさと内容理解テストを実施することが望ましいと考えられる。V-1表は実施した評価方法を整理した表である。本節ではリーダビリティ測定ツール（1項），読みの所要時間（2項），内容理解テスト（3項），「読みにくい点・わかりにくい点」の選択肢と自由記述（4項）の方法についてそれぞれ有効性を検討する。最後に人による評価を実施する際の実験参加者の特性について考察し（5項），留意点をまとめる。

1．日本語リーダビリティ測定ツール

本研究ではオリジナルテキストと改善テキストを，2009年から2011年に実証実験を行った当時に使うことのできた既存の日本語リーダビリティ測定ツール3種類を用いて測定した。その判定結果は人による実験の結果とは必ずしも一致しなかった。特に「内容理解のしやすさ」はあくまでも人によってしか測れないという前提では，リーダビリティ測定ツールは「読みやすさ」の目安や，リーダビリティに影響するテキストの特徴の確認に用いるツールであると位置

V-1表　リーダビリティの評価方法（全実験）

		読みやすさ	内容理解のしやすさ
テキスト	客観	リーダビリティ測定ツール[*1] ・日本語テキストの難易度を測る ・日本語リーダビリティ測定 ・チュウ太の道具箱	
人	客観	読みの所要時間[*2]	内容理解テスト ・多肢選択問題[*3] ・正誤問題[*4] ・クローズテスト[*4]
	主観	「読みにくい点・わかりにくい点」選択肢・自由記述[*1]	

[*1]　全実験で実施
[*2]　第1,3実験で実施
[*3]　第1実験で実施
[*4]　第2,3実験で実施

C. 健康医学テキストにおける日本語リーダビリティの評価方法

づけられる。

　実証実験から確認された，日本語リーダビリティ測定ツールの具体的な限界は次のとおりである。第1には，形式や表現が一般的ではないテキストには対応ができないことである。第1実験の包括Aテキストについては「かっこ」を多く用いたことによって漢字の割合が減っていたために，『日本語テキストの難易度を測る』[28]，『日本語リーダビリティ測定』[11]で，実際の読みやすさより良い判定となっていた。この点は，英語リーダビリティフォーミュラも同様で，多くのフォーミュラが規範としている教育用テキストとは異なる特徴を持つテキストについては，正しく計測できない。たとえば英語の健康医学分野のリーダビリティ研究では，医療従事者が作成する診療記録が問題になっている[29]。診療記録は文が極端に短く略語など難しい語彙が含まれるという特徴がある。文が短く音節数も短い語ばかりなので，リーダビリティが実際より良好と判定されてしまうことになるからである。今回の実験テキストにはなかったが，日本語でも健康医学テキストには外来語や英数文字の語が入っているテキストも多くあり，一般的な教育素材とは特徴が異なるため，既存の日本語リーダビリティ測定ツールではリーダビリティが正しく測定できないことが予想される。

　第2の限界は，測定ツールによっては判定結果の評点が大まかで微細なテキストの違いは提示されないことと，測定ツールによって異なる判定結果が出ることとである。第2及び第3実験のテキストの比較では，少数点以下まで学年レベルが表示される『日本語リーダビリティ測定』[11]は，5種類の改善テキストがオリジナルテキストよりもリーダビリティが向上していることを推定していた。しかし，『日本語テキストの難易度を測る』[28]と『チュウ太の道具箱』[30]の2種類のツールでは，評点が1学年単位または5つの星判定と大まかなことから，オリジナルテキストとの差があるテキストは少なく，差があるテキストも1段階下の評点でしかない。前者では「包括2」のみ，後者では「語彙」「包括1」「包括2」の3つの改善テキストのみが，オリジナルテキストよりリーダビリティの評価が良くなっていた。測定ツールによって順位が異なるのは，やはり依拠している変数の違いによるものである。たとえば『チュウ太の道具箱』[30]は，外国人のための日本語の語彙リストとの照合を行って測定しているため，語彙を改善した3テキストのみがオリジナルテキストよりも評価が高か

ったのは当然と考えられる。

　第3の限界は，英語のフォーミュラと同様で，テキスト構造がリーダビリティに影響すると見られるが，本研究の実験が行われた時点で開発されていたツールには，その後に開発された，英語のCoh-Metrix[31]のようなテキスト全体の構造にかかわる変数が不足していたことである。以上の限界を考えると，現時点では，既存の日本語リーダビリティ測定ツールは，依拠している変数に留意して，補完的な評価ツールとしてとらえる必要がある。

2．読みの所要時間

　人による評価では「読みやすさ」の客観的指標として所要時間の計測を行ったが，3つの実験を通してこの方法は適切ではないと判断できる。第1の理由は，正確な時間計測をするのが技術的に難しいことである。自由に時間をかけてもらった第1実験では，参加者の行動を制御することができなかったためか，外れ値や欠損値が出た。第2実験ではウェブテストサイトとの通信に問題が生じ，一部のデータが正確にとれなかった。

　第2の理由は，所要時間を「読みやすさ」の指標とする妥当性への疑問である。第1実験の包括Aは極端に「かっこ」が読みやすさをそこねたことが，時間の長さでとらえられた。しかし，そこまで極端な特徴の違いのないテキストでは読みの所要時間の計測値に必ずしも差が出ないと推測される。また，第3実験のように，読みやすくても内容理解をしっかり把握するために意識的に時間をかけて読む参加者もいる。先行研究にあるように，「読みやすさ」自体が本来は主観的なものなので[9]，客観的に測定するには無理があると考えられる。

　その他の「読みやすさ」の人による測定方法としては，眼球運動，瞬間露出器，読むことのできる最大距離，目のまばたきの単位時間における回数ほか多数が考案されてはいるが[32]，これらの計測値は同じ人が異なるテキストを読んだときに相対的な比較にのみ用いるなど，特定の条件下で限定的に有効と考えられる。

3．内容理解テスト

　「内容理解のしやすさ」を評価するために，実験では3種類のテストを用い

たが，それぞれ長所と短所が認められた。本研究の実証実験からは，正誤問題とクローズテストの併用が最も合理的であると考えられる。

第1実験で実施した単一選択の多肢選択問題は，採点自体は機械的に実施できるので容易である。しかし，適切で一定数の錯乱肢と唯一の正答肢を作成するのが困難で，実際に作ることのできる設問数が限られる。一方，正誤問題は50%の確率で当て推量も可能だが，多肢選択問題ほど作成が困難ではなく，多くの設問を作ることができる。もちろん，テキストの改善が正答を導くような設問とし，医学的に問題ないことはどちらの方法でも吟味しておく必要がある。

クローズテストは作成，採点は比較的容易であるが，その妥当性に留意が必要である。作成の労力としては機械的な穴あけをすればよく，医学的な検証は無用である。採点は第2及び第3実験で行ったように，異なる語でも正答と認める方法は標準化のために多少の時間がかかるが，それほど負担とはならない。問題は，リーダビリティをクローズテストで測定することについての議論である。"クローズ反応は文レベルを超え，文章レベルの理解を示している"[33]とする肯定的な立場と，"クローズテストで測っているのはあくまでも読み手の読解力や記憶力で，リーダビリティの評価に適さない"[25]とする批判的立場の両方が見られる。第2及び第3実験で読解力テストの得点と相関が見られたことからもわかるように，内容理解テストの評価者の読解力がテスト結果に影響することは確かである。同程度の読解力のある参加者をそろえて評価をするか，実際に読み手となる特性を持つ人にテストを受けてもらうことで，内容理解テストによる評価についての妥当性は確保できると考えられる。また，ほかの読解力テストでも特に記憶力に依存する形式もあることから，テストの実施方法としては一般的な読解力テストについても言われているように，実際にはそれぞれの形式の長所，短所を踏まえた上で，そのときに可能かつ最適な形式[34][p.156-157]を組み合わせることが望ましいといえる。

4．「読みにくい点・わかりにくい点」の選択肢と自由記述

「読みにくい点・わかりにくい点」は「読みやすさ」と「内容理解のしやすさ」との区別がなく，手がかりとなりそうなテキストの特徴を列挙して複数選択とした設問と，その補足としての自由記述設問である。主観的な評価であるが，

ほかの評価方法では測れない具体的な箇所や想定外の指摘を得るのに有益で必須である。

　この評価方法の短所は「読みやすさ」と「内容理解のしやすさ」を区別できないことと，自由記述については解釈に時間がかかるという点である。また，「文が長い」の例に見られたように，参加者の指摘とテキストの実測値に食い違いが見られることから，あくまでも読み手にとっての主観的なリーダビリティの指標として，読み手の特性も考慮に入れた解釈をする必要がある。今後は，事例を重ねて選択肢を標準化することで，複数のテキストで比較可能な指標にできる可能性がある。

5．人による評価の参加者

　人による評価を行う実験における参加者については，テキストの違いをとらえるために，リーダビリティに影響しそうな人の特性を考慮して異質性をなるべく排除するようつとめたが，これは重要な点であった。実際に，人の特性によるリーダビリティへの影響が，いくつか見られたからだ。したがって，異なる性質を持つ参加者による複数の実験の比較は慎重に行わなければならない。

　たとえば，参加者の一様性を保つために，今回の一連の実験では１つの実験の中ではなるべく教育レベルや分野の違いが少ない方法で参加者を募った。しかし，大学生を対象とした第１実験では，より多くの参加者数を得るために，複数の学部所属者に対象を広げざるを得なかったことから，結果としてテキスト間で推定学問分野の偏りが見られ，評価にも影響があった。第２及び第３実験では高校の授業に協力を得ることができたため，テキストグループ間の人の特性の偏りは極力排除することができた。

　また，あえて本研究では実施していないが，異なる実験間の横断的なデータ比較を行う場合は基準となるオリジナルテキストに対する評価結果や，クローズテストと相関のある読解力テストの結果に有意差がないかなど確認する必要がある。たとえば，今回の第１実験と第３実験のオリジナルテキストに対する「読みにくい点・わかりにくい点」の選択割合を比較すると，「医学用語がわかりにくい」（それぞれ56.7％と78.8％）「読めない漢字がある」（40.0％と18.2％）などに一様ではない明らかな傾向の違いが見られる。また，「耳の仕組みがわか

らない」は大学生が参加した第1実験では有意差がなかったが，高校生が参加した第2及び第3実験ではオリジナルテキストと改善テキストに有意差が見られた。これは改善テキストの特性とも解釈できるが，人の特性が影響している可能性も否定できない。先行研究では一定程度の学力のある参加者より，そうでない参加者に差が出やすい特徴があるという先行研究もあるからだ[35]。

　教育レベルのほかにも，参加者の属性に関する項目で尋ねた罹患経験なども，リーダビリティに影響することが明らかとなっている。第3実験では，内容理解テストのうち正誤問題の得点にも罹患経験の有無で有意差が見られ，この実験の参加者の特徴として罹患経験から知識を学習したことが推測できる。人による評価では常に人の特性の影響を考慮することが必要である。

D．健康医学情報サービスにおけるリーダビリティ研究の応用と今後の課題と展望

　ここまで，専門家と一般の人々のコミュニケーションギャップを解消するために，米国の健康医学情報サービスで実践されている「情報の適正化」のアプローチをとり，その理論的基盤として日本語のリーダビリティにかかわる実験により実証研究に取り組んできた。本節では，本研究の成果として応用可能な範囲（1項）と今後の課題と展望（2項）を確認する。

1．応用可能な範囲

　本研究の成果をどの分野や領域に応用することができるだろうか。学術研究としての側面と，コミュニケーションギャップ解消という実践面に分けて検討する。

　第1の学術研究の側面では，日本語におけるリーダビリティ研究という領域の形成に貢献できたのではないかと考える。Ⅲ章の文献レビューで指摘したとおり，これまでリーダビリティと称した研究はごく一部だったが，自然言語処理や日本語学の広がりとしてリーダビリティは研究や実践の対象として認識されるようになってきていた。しかし，日本語を対象とした実証研究はまだ少ないため，本章A節で提案したような多重性の提案など，理論的な議論に役立つ

V章　健康医学テキストから見たリーダビリティとその応用可能性

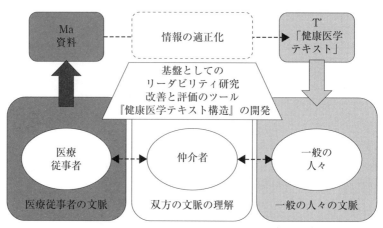

V-3図　健康医学情報サービスにおけるリーダビリティ研究の応用

材料を提供できたと考える。同時に，次項でふれるとおり，新たに確認された具体的な研究課題と，扱えなかった範囲について今後の研究の方向性を確認できたことも，学術研究としてのリーダビリティ研究という領域形成への寄与といえる。

　第2の実践面では，今回の実験研究で確認した健康医学テキストの改善や評価方法を，コミュニケーションギャップの解消に具体的に役立てることができるだろう。I章で見てきた，健康医学情報サービスにおける医療従事者と一般の人々を結ぶ仲介者による「情報の適正化」のアプローチで，「医学テキスト」から一般の人々向けの「健康医学テキスト」に変換する場面においてである（V-3図）。

　また，本研究の対象はあくまでも健康医学テキストを対象にしたものであったが，一般的なリーダビリティについても検討しており，ほかの専門情報のコミュニケーションギャップにも応用することができる。たとえば，少なくともV-1図で表した言語表現レベルの「読みやすさ」までの改善手法はいくつか提案することできた。主題内容レベルでは，語彙の改善が重要であることが確認された。それぞれの分野に固有の用語の一般的な用語への置き換えを具体的に検討する必要はある。改善の評価方法については様々な専門情報にも応用可能である。

D. 健康医学情報サービスにおけるリーダビリティ研究の応用と今後の課題と展望

2．今後の課題と展望

本研究を通じてあらためて設定された研究課題と展望として，研究の方向性を列挙する。

a．語彙による主題内容・知識レベルの改善のための語彙集の研究開発

主題内容レベル，知識レベルにいたるリーダビリティの向上のために語彙の改善が欠かせないことは，本研究で改めて確認できた。言語表現レベルの改善方法は簡易な標準的手法ができれば広く活用できるが，それ以上のレベルの改善のための取り組みが必要である。たとえば，本研究で行った実証実験では知識レベルの改善のためには，医療従事者の介在は欠かせなかった。3つの実験を通じて多くのやりとりが発生したように，個々のテキストと1語1語について多忙な医療従事者への確認が必要であれば，実践における改善は非現実的となる。ある程度標準化された主題内容レベルの置き換えの候補語が用意されていれば，仲介者としてたとえば情報の専門家だけでも内容理解のしやすさに踏み込んだ改善がもっと容易にできる。

置き換えの候補語を用意するためには，専門家の語彙集をマッピングした網羅的な語彙集が必要となる。材料としては「『病院の言葉』を分かりやすくする提案」プロジェクト[20]で収集された医療コーパスや，Consumer Health Vocabulary Initiative[36]で収集された一般の人々が入力したウェブ上の医学・医療情報サイトやデータベースに対する検索用語が使える。しかし，これらを網羅的に分析して語彙集として開発するには，より体系的で大規模な研究の取り組みが必要となるだろう。

b．「健康医学テキスト構造」の解明

テキスト構造の改善は，本研究では読み手に対する言語表現レベルの検討しか明示的には行っていない。主題内容レベルの理解が期待できる，書き手と読み手とが共有するテキスト構造を探るには，まず健康医学情報テキストを実際に読む患者や一般の人々から，直接何らかのデータ収集をして「知りたい内容と順番」を見極める必要があるだろう。また，伝える側の書き手である医療従

事者に対しても，好ましい内容と順番を含んだテキスト構造がどんなものであるかを探る必要がある。すなわち，専門家と一般の人々の双方の文脈の理解ができれば，その成果としてテンプレートのような標準的な両者の共通理解を促す『健康医学テキスト構造』が確立できるだろう。

ｃ．改善手法の累積と継続的な検証

　具体的な改善手法が確立されていない部分については，多くの事例を取り上げた改善実験の蓄積も必要である。実験の後に範囲を広げて文献レビューを行った日本語のリーダビリティの関連研究の中にも，十分検証されてはいないが提案されている具体的な改善方法があり，合わせて検討しなければならない。

ｄ．評価方法の標準化

　評価方法については実験当時のリーダビリティ測定ツールのほか，人による評価について一定程度確認できた。しかし，その後新しいリーダビリティ測定ツールやテキスト解析ツールも公開されている。それらの有用性についても，あらためて検証する必要がある。

　また，人による評価についてもより汎用性を高める努力も必要である。たとえば「読みにくい点・わかりにくい点」の選択肢も事例を重ねて標準化を進める必要がある。また，人による評価の参加者にはその特性による影響も見られることから，今後「知りたい内容と順番」を含む『健康医学テキスト構造』を開発するためにも，患者や家族などのようなモチベーションを持った，実際の読み手に近い人による評価も欠かせないものとなるだろう。

ｅ．テキストの３要素以外の要因の検討

　今回扱っていないテキスト３要素以外の要因も，検証しなければならない。たとえば，文字フォントやレイアウトなどの「見やすさ」は「読みやすさ」の前提になるととらえることができる。しかし，図表や写真，描画などの視覚的デバイスについても，「内容理解のしやすさ」に影響を与える要素として重要である。特に図は今回実施した実験のコメントにもその必要性が繰り返されていたように，"ことばの意味はことばでは伝達不可能"[17]な場合には不可欠で

D. 健康医学情報サービスにおけるリーダビリティ研究の応用と今後の課題と展望

ある。米国のドキュメントデザインに関する先行研究の成果も，日本でも共通して適用できるものか再度確認する必要がある。

また，ヘルスリテラシーの概念モデルでも対として提示されていた，口頭コミュニケーションの研究も将来的には必要である。今回の実験テキストのように一般的な疾病説明ではなく，たとえば，治療法の選択肢など科学的な有効性を専門家向けのデータなどで説明しなければならない場合は，書き言葉による説明は適さず，相互のやりとりができる口頭コミュニケーションが必要となる。背景も含めた"つっこんだ説明が必要"な用語があることは，「『病院の言葉』を分かりやすくする提案」プロジェクトでも指摘されている。別の病院で使用される説明文書の調査でも，"必ず口頭説明を並行して行う"例が見られた[37]。

f．研究の方向性

以上のような今後の課題に取り組むにあたっては，より学際的な研究を展開する必要があるだろう。すなわち，健康医学情報という主題分野では，医療従事者との連携が不可欠である。また，英語のリーダビリティ研究で再度確認されている認知心理学の理論を取り入れた自然言語処理の分析ツールやその根拠となった研究，日本語学の広がりとしてとらえたリーダビリティ関連研究の成果の検証など，やるべきことは多くある。

ヘルスリテラシー問題におけるコミュニケーションギャップ解消のための「情報の適正化」の理論的基盤として始まった本研究の成果だが，学際研究により，ほかの専門情報でのコミュニケーションギャップ解消だけでなく，日本語のリーダビリティ研究という領域として確立できる可能性が見えてくるだろう。

●V章の要点

本章では本研究の成果をまとめ，それをどのように応用できるか検討した。以下がその要点である。

- 本研究の実験結果から，読めないと内容理解に結びつかないという先行研究の結果が支持され，実践報告に見られる経験則が検証された。このことから，「読みやすさ」と「内容理解のしやすさ」の関係はリーダビリティの多重性として整理することができた。

- 「読みやすさ」と「内容理解のしやすさ」はさらに，表層的な「言語表現レベル」から「主題内容レベル」，さらには概念としてテキストを理解する「知識レベル」の3つのレベルのリーダビリティに再編することができた。
- テキストの各要素と3レベルのリーダビリティへの影響について，本研究では以下のように整理できた。構文的要素は，統語解析活動にかかわるため「言語表現レベル」のリーダビリティにかぎり影響する要素といえる。語彙的要素は意味変換活動にかかわるため「言語表現レベル」から「知識レベル」まで影響する要素と考えられるが，本研究の実験の改善では「知識レベル」までの内容理解は確認できなかった。テキスト構造も「知識レベル」まで影響する要素と考えられるが，本研究の実験では"知りたい内容と順番と違う"という指摘もあり，「言語表現レベル」の検証にとどまった。
- 各要素の改善方法では，構文的要素の改善としてすべての種類の複文と43文字以上を目安に単文化する手法を用いたが，そのリーダビリティ向上への効果は十分確認できなかった。先行研究や最新の解析ツールによる分析を踏まえて単文と複文の扱いを工夫する必要がある。
- 語彙的要素の改善方法は，①1対1で対応する一般的な用語があれば置き換え，②一般語がなければ説明の追加を行う。加えて医学・医療用語でなくとも，③漢語を和語へ置き換える，の3パターンの効果が確認された。
- テキスト構造の改善方法は，第1のパラグラフの形成と元のパラグラフや文の出現順を保ったまま文同士の結束性を高め，段落同士のつながりを良くする手法と，第2のパラグラフや文の入れ替えを含む重点先行とする手法を実験で用いた。どちらが評価が高いかは実験の参加者の特性によって異なり，読み手によって有効な改善方法が異なることが推測された。さらに「知りたい内容と順番に」に踏み込んだテキスト構造の検討が必要であることが確認された。
- 改善の優先順位は1)語彙，2)テキスト構造の順で改善を施し，3)構文的な問題がないかを点検するのが望ましいということがわかった。

D. 健康医学情報サービスにおけるリーダビリティ研究の応用と今後の課題と展望

- リーダビリティの評価方法としては，リーダビリティ測定ツールでテキストの特徴を確認し，複数の方法で人による読みやすさと内容理解のテストを実施することが望ましい。
- 本研究の実験で用いたリーダビリティ測定ツールは，教科書テキストの特徴との類似や外国人のための日本語能力試験の語彙や漢字に依拠しているため，それらと異なる形式や表現を持つテキストの測定に限界があり，テキスト構造については測定ができないという限界があった。
- 読みの所要時間は計測自体に技術的な困難と，読みの時間が短いほど読みやすいとは限らない結果が見られ，「読みやすさ」の指標として適切ではなかった。
- 内容理解テストには，作成が簡易で一定程度の差が出やすい正誤問題とクローズテストの併用が合理的であった。合わせて主観的な読みにくい点・わかりにくい点を列挙して選択肢とした問題と自由記述から，読みやすさと内容理解のしやすさを補完するのが現実的な評価方法であった。
- 人による評価の参加者には，リーダビリティへの人の特性の影響を排除するためなるべく一様な参加者を募ったことは重要な点だった。第1，2，3それぞれで異なる結果の出た評価項目もあり，異なる参加者を対象とした実験結果の比較は慎重に行う必要がある。
- 本研究の成果の応用範囲として，実証研究をもとにリーダビリティの多重性を提案するなど，まず学術研究としての日本語のリーダビリティ領域の形成に寄与するができたといえる。また，実践面でも，健康医学情報サービスやほかの専門情報におけるコミュニケーションギャップ解消のための「情報の適正化」アプローチに応用する，テキスト改善の具体的な方法を一定程度提供することができた。
- 今後の研究課題としては，語彙による主題内容・知識レベルのテキスト改善のための語彙集の開発や，「知りたい内容と順番」を反映した書き手と読み手が共有する『健康医学テキスト構造』の確立，評価方法の標準化，テキストの3要素以外の要因の検討などが考えられる。
- 主題の専門家はもとより，認知心理学の理論を取り入れた自然言語処理の分析ツールやその根拠となった研究，日本語学の広がりとしてとらえ

たリーダビリティ関連研究の成果の検証などを通じて，日本語のリーダビリティ研究という領域が確立できる可能性が見えてくるだろう。

注・引用文献

1：Leroy, G.; Helmreich, S.; Cowie J. R. The influence of text characteristics on perceived and actual difficulty of health information. International Journal of Medical Informatics. 2010, vol. 79, no. 6, p. 438-449.
2：久保鈴子．厚生労働科学研究研究費補助金医薬品・医療機器等レギュラトリーサイエンス総合研究事業．患者及び国民に理解される副作用等医薬品情報内容の構築と医薬品適正使用への患者参加推進に関する研究平成16年度総括・分担研究報告書．2005，160p.
3：宮崎良雄．説明文書を読みやすくするための工夫：動物病院から．日本語学，2016，vol. 35, no. 5, p. 83-91.
4：Kandula, S.; Zeng-Treitler, Q. Creating a gold standard for the readability measurement of health texts. AMIA Annual Symposium Proceedings. 2008, p. 353-357.
5：Otorrhea. Web版ステッドマン医学大辞典．改訂第6版．メジカルビュー社．
6：堀川直義．文章のわかりやすさの研究．[朝日新聞調査研究室]，1957，213p.
7：Fry, E. B. "Writeability: The principles of writing for increased comprehension". Readability: Its past, present, and future. Zakaluk, B. L. S.; Samuels, S. J., eds. International Reading Association. 1988, p. 77-95.
8：森岡健二．読み易い文章とは？．新聞研究．1954，no. 3, p. 28-31.
9：森岡健二．"リーダビリティー"．コトバの美学．中山書店，1958，p. 209-226.
10：永野賢．文章論総説：文法論的考察．朝倉書店，1986，380p.
11：日本語リーダビリティ測定．Version 0.1. http://readability.nagaokaut.ac.jp/readability, (accessed 2017-12-10). 2009, 2011年の実験時はVersion 0.5.0-UD.
12：jReadability. https://jreadability.net/, (accessed 2017-12-10).
13：やさしい日本語．http://www4414uj.sakura.ne.jp/Yasanichi/, (accessed 2017-12-10).
14：Gray, W. S.; Leary, B. E.; Joint Committee on the Reading Interests and Habits of Adults. What Makes a Book Readable, with Special Reference to Adults of Limited Reading Ability. University of Chicago Press, 1935, 358p.

15：Baker, L. M.; Gollop, C. J. Medical textbooks: Can lay people read and understand them? Library Trends. 2004, vol. 53, no. 2, p. 336-347.
16：耳だれ．タケダ健康サイト．武田薬品工業．http://takeda-kenko.jp/navi/navi.php?key=mimidare,（accessed 2017-12-12）．
17：鈴木孝夫．ことばと文化．岩波書店，1973，209p.
18：上野英夫．「読みやすさ」の研究にかんする展望．読書科学．1959, vol. 3, no. 3, p. 54-60.
19：酒井由紀子．患者向け説明文書の可読性判定．三田図書館・情報学会研究発表大会発表論文集2006年度．東京，2007-11-11，三田図書館・情報学会，2006，p45-48.
20：国立国語研究所「病院の言葉」委員会編著．病院の言葉を分かりやすく：工夫の提案．勁草書房，2009，234p.
21：市毛勝雄．論理的文章の書き方指導中学校編．明治図書，2007，118p.
22：木下是雄．理科系の作文技術．中央公論社，1981，244p.
23：Samuels, S. J. et al. Adults' use of text structure in the recall of a scientific journal article. Journal of Educational Research. 1988, vol. 81, no. 3, p. 171-174.
24：Meyer, B. J. F. Reading research and the composition teacher: The importance of plans. College Composition and Communication. 1982, vol. 33, no. 1, p. 37-49.
25：Kemper, S. Measuring the inference load of a text. Journal of Educational Psychology. 1983, vol. 75, no. 3, p. 391-401.
26：Gemoets, D. et al. Assessing readability of consumer health information: An exploratory study. Medinfo. 2004, vol. 11, no. Pt 2, p. 869-873.
27：Leroy, G.; Helmreich, S.; Cowie, J. R.; Miller, T.; Zeng, Q. evaluating online health information: beyond readability formulas. AMIA Annual Symposium Proceedings. 2008, p394-398.
28：日本語テキストの難易度を測る：帯3．http://kotoba.nuee.nagoya-u.ac.jp/sc/obi3/,（accessed 2017-12-10）．＊2009, 2011年の実験時は「帯2」。
29：Zeng-Treitler, Q.; Goryachev, S.; Kim, H.; Keselman, A.; Rosendale, D. Making texts in electronic health records comprehensible to consumers: a prototype translator. AMIA Annual Symposium Proceedings. 2007, p. 846-850.
30：チュウ太の道具箱．http://language.tiu.ac.jp/tools.html,（accessed 2017-12-10）．
31：Coh-Metrix. version 3.0. http://cohmetrix.com/,（accessed 2017-06-25）．
32：Dale, E. デールの視聴覚教育．西本三十二訳．日本放送教育協会，1957, 242p.
33：山田純．クローズ法と文理解と文章理解．読書科学．1979, vol. 23, no. 2, p. 33-43.
34：高梨庸雄，卯城祐司．英語リーディング事典．研究社出版，2000, 435p.
35："身近な題材と意外性のある題材における読解過程：不当なスキーマによる解釈のゆがみ（大学生対象）"．学習者中心の英語読解指導．津田塾大学言語文化研究所読

解研究グループ編. 大修館書店, 1992, p. 54-71.
36：Consumer Health Vocabulary Initiative. http://consumerhealthvocab.org/,（accessed 2011-07-19）. ＊現在このサイトはアクセスできないが，プロジェクトで作成された用語が登録されている Unified Medical Language System の以下のページに説明がある.
CHV（CHV）: synopsis. U.S. National Library of Medicine. https://www.nlm.nih.gov/research/umls/sourcereleasedocs/current/CHV/,（accessed 2018-03-08）.
37：酒井由紀子. "日本の医療現場における患者向け説明文書の実態とヘルスリテラシー研究の課題". 三田図書館・情報学会研究発表大会発表論文集2007年度. 東京, 2007-11-10, 三田図書館・情報学会, 2007, p29-32.

あとがき

　本書は学位請求論文として2012年2月に慶應義塾大学に提出した論文に加筆修正した研究書である。以下に，本研究にいたった経緯と本書の出版までにお世話になった方々への感謝の意を記し，あとがきとしたい。
　筆者は図書館員だった1999年から2001年にかけ，勤務先の慶應義塾の長期海外研修として派遣された米国ノースカロライナ大学チャペルヒル校で，先進的な医学図書館のサービスとして，根拠に基づく医療（Evidence-Based Medicine, EBM）と米国やカナダにおける「健康医学情報」にあたる一般の人々向けの消費者健康情報（Consumer Health Information Services, CHI）について学び，情報学修士を取得して帰国した。ちょうど日本でも，10年ほど遅れて押し寄せてきたEBMの潮流への対応が医療界，図書館界で始まるところであった。その結果，医学図書館員はエビデンスを収集するパートナーとして，診療ガイドライン作成のための網羅的な文献検索から，科学研究の手法を理解して批判的吟味の手助けをするなど，その役割をより研究と医療に近づく方向へと拡大していった。
　一方，EBMと表裏一体のCHIについても，日本の医療の変化に伴い，健康医学情報へのニーズが高まるとともに，病院を中心に関連の施設やプログラムが次々に開設され，健康医学情報サービスが開始されていった。筆者が研究協力者として参加した2004～2006年度厚生労働科学研究費補助金（医療技術評価総合）研究事業「患者／家族のための良質な保健医療情報の評価・統合・提供方法に関する調査研究」では，端緒についたばかりの日本における健康医学情報サービスの基礎データとなる，ニーズやサービスに関する調査や先進国である米国の訪問調査をあらためて行った。
　研究班での活動を通して，米国ではヘルスリテラシー問題という健康医学情報におけるコミュニケーションギャップに対する，新たな取り組みがあることを知った。そこでは，医療従事者と一般の人々の両方の文脈を理解する医学図書館員が仲介者となり，様々なアプローチからのヘルスリテラシー問題への対応が期待され，また実践されていた。その中にはⅠ章でふれる「情報の適正化」

のアプローチとして，医療従事者と協働して患者や一般の人々向けの説明資料などをわかりやすくする工夫が含まれていた。なぜこのような先進的な活動ができるのかは，ヘルスリテラシーの報告書ですぐに確認できた。それはリーダビリティ研究の累積があるからである。おりしも伝統的なリーダビリティの成果を用いた応用研究に加え，Consumer Health Vocabulary Initiative という健康医学情報に特化した意味内容に踏み込んだ関連研究も進行中であった。

米国やカナダのような先進的な取り組みを，ヘルスリテラシー問題がようやく認識され健康医学情報ニーズの高まった日本でも展開できないか。そのためには，基盤となる研究が必要である。そこで，日本では健康医学情報との結びつきがほとんど見られず，十分な検討がされていなかった，リーダビリティ研究に取り組むこととした。本研究の成果が，日本の健康医学情報におけるコミュニケーションギャップ解消の理論的基盤の一歩として位置づけられることを期待したい。

博士論文の執筆にあたっては，慶應義塾大学文学研究科の倉田敬子教授より長きにわたって厳しく暖かいご指導，ご鞭撻をいただいた。また，上田修一名誉教授をはじめ図書館・情報学専攻の諸先生方には検討会等を通じて様々な示唆をいただいた。心から御礼を申し上げたい。

当時国立保健医療科学院研究情報支援研究センター長で，現在女子栄養大学の緒方裕光教授，愛知淑徳大学の野添篤毅名誉教授，京都大学医学研究科健康情報学分野の中山健夫教授，慶應義塾大学環境情報学部の秋山美紀教授には折にふれ，ご助言と励ましをいただいた。

医療法人ふくいく会の鳥谷部郁子医師，宮田明教諭には，それぞれ実験テキスト改訂の監修，読解力テストの作成で一方ならぬご助力をいただいた。実験に参加してくれた学生，生徒のみなさん，実施に協力してくれた教諭，教員のみなさんに深く感謝したい。

本研究の原点には，ノースカロライナ大学チャペルヒル校の恩師，Dr. Joanne Gard Marshall, Dr. Gary Marchionini, Dr. Claudia Gollop らの健康医学情報や関連研究への導きがあった。御礼を申し上げたい。

医学図書館員時代に，筆者の医学情報への興味と関心の基礎をつくってくれた慶應義塾大学信濃町メディアセンター（北里記念医学図書館）の上司や同僚に

あとがき

も感謝したい。

　また，本書の出版にあたっては樹村房の大塚栄一社長，編集担当の石村早紀さんにもお世話になった。出版の意義を説き続け，初期の草稿を読み助言してくださった国立情報学研究所の内藤衛亮名誉教授にも心から感謝申し上げたい。

　Ⅲ章の「日本語のリーダビリティに関する研究」は，学位論文提出から本書出版までの間に関連の研究が発展し，加筆の多かった箇所である。幸い，日本語学の専門家の立場から，日本医学会医学用語管理委員会委員でもあった明治大学国際日本学部の田中牧郎教授に原稿をお読みいただき，有益なコメントを頂戴して反映することができた。内容については著者の責任であることは言うまでもない。また，筆者の研究に興味をもってくださった宮崎良雄獣医師は，博士論文の執筆後に，実践についての一連の記事が出るたびに送ってくださった。後追いにはなったが，本書に貴重な日本語のリーダビリティ向上の実践報告として，引用させていただくことができた。

　最後になるが，いつもかわらず支えてくれる家族，言葉への興味の基礎をもたらしてくれた父　永崎一則，図書館員への道を導いてくれた母　永崎笙子，そして夫へも感謝したい。

　2018年3月10日

酒井　由紀子

索引

件名

▶あ行

医学・医療用語　65, 67, 71, 73, 139, 160, 165, 176, 178, 181, 193, 198, 199, 213
医学図書館　11, 17
一貫性 → 結束性 を見よ
インフォームドコンセント　13, 64, 129, 133

▶か行

ガーデンパス文 → 二義文 を見よ
ガイドライン　49, 52, 67, 110, 129, 131
外来語　103, 123, 215
学習のしやすさ　55
カタカナ　100, 122, 123
かっこ　67, 165, 176
漢語　96, 103, 104, 107, 123, 182, 214
漢字　91, 96, 97, 100, 106, 107, 110, 122, 123, 130, 135, 193
患者教育　13, 14
規範テキスト　39, 41, 67
教科書　91, 96, 101, 103, 112
クローズテスト　41, 57, 63, 70, 98, 100, 162, 185, 192, 196, 197, 223
経験　4, 173, 175, 189, 198, 214, 225
結束性　44, 128, 168, 182, 215
健康医学情報　1, 15, 19, 60
健康医学情報サービス　10, 17, 20, 225
言語理解プロセス → 理解プロセス を見よ
語　111, 119, 123
語彙　37, 39, 40, 52, 53, 57, 71, 73, 91, 96, 106, 107, 111, 113, 114, 116, 119, 122, 124, 130, 140, 159, 160, 165, 178, 181, 195, 210, 213, 227
構文　37, 52, 53, 55, 57, 66, 96, 97, 111, 122, 126, 159, 165, 178, 181, 195, 209, 212
構造 → テキスト構造 を見よ
コーパス　71, 101, 102, 113, 140, 143
語種　103, 123
語の音節数　37, 42, 67
コミュニケーションギャップ　3, 7, 10, 18, 225
根拠に基づく医療　16

▶さ行

サイエンスコミュニケーション　3
雑誌記事　96, 100
自然言語処理　64, 89, 99
新聞記事　97
正誤問題　130, 162, 185, 192, 195, 197, 223

▶た行

多肢選択問題　58, 66, 70, 97, 130, 162, 171, 223
チェックリスト　54, 67
知識　4, 5, 7, 12, 19, 44, 55, 57, 100, 125, 182, 193, 198, 208, 210, 214, 217
中心文 → トピックセンテンス を見よ
テキスト簡単化　109
テキスト構造　42, 47, 122, 127, 159, 161, 165, 179, 182, 195, 200, 211, 215, 227
図書館　17 → 医学図書館 をも見よ
図書館員　10
読解力テスト　58, 59, 188, 224
トピックセンテンス　128, 165, 184

▶な行

内容理解テスト　57, 97, 120, 130, 162, 171, 175, 185, 192, 197, 220, 222 → クローズ

239

テスト，正語問題，多肢選択問題，難易判定 をも見よ
内容理解のしやすさ　3, 33, 87, 155, 207 → 理解のしやすさ をも見よ
難易判定　59, 66, 70, 97
二義文　126, 213
日本語学　89, 121

▶は行
パラグラフ　128, 165, 183, 215
ひらがな　100, 122, 123
副作用用語　135
文　111, 119, 126
文構造 → 構文 を見よ
文章　127
文章構造 → テキスト構造 を見よ
文章理解プロセス → 理解プロセス を見よ
文章論　128
文の長さ　37, 40, 42, 67, 73, 91, 96, 97, 100, 103, 104, 119, 126, 130, 165, 181, 213
ヘルスインフォメーションリテラシー　12
ヘルスリテラシー　2, 5, 9
ヘルスリテラシー問題　3, 17, 60

▶ま行
見やすさ　3, 33, 48, 87, 155
文字　110, 121
文字種　100, 122

▶や行
読みにくい点・わかりにくい点　172, 176, 189, 192, 198, 223
読みの所要時間　59, 162, 175, 190, 197, 200, 222 → 読みの速さ をも見よ
読みの速さ　57, 99 → 読みの所要時間 をも見よ
読みやすさ　3, 33, 87, 155, 207

▶ら・わ行
リーダビリティ　3, 33, 87, 207
リーダビリティ研究　22, 33, 87, 225
リーダビリティ測定ツール　37, 101, 167, 179, 186, 219, 220
リーダビリティフォーミュラ　13, 34, 37, 42, 46, 62, 63, 66, 88, 100, 103, 104
理解のしやすさ　55 → 内容理解のしやすさ をも見よ
理解プロセス　34, 42, 121
リコールテスト　43, 47, 58
リテラシー　7, 9, 17, 62
連接関係　128, 168, 182, 215
和語　103, 104, 123, 214

▶欧文
C　check list　54, 67
　　cloze test　41, 57, 63, 70, 98, 100, 162, 185, 192, 196, 197, 223
　　consumer health information　1
E　ease of reading　3, 33, 87, 155, 207
　　ease of understanding　3, 33, 87, 155, 207 → see also "understandability"
　　Evidence-Based Medicine　16
G　guidelines　49, 52, 67, 129, 131
H　health information　2
　　health information literacy　12
　　health literacy　2, 5, 9
I　informed consent　13, 64, 129, 133
L　learnability　55
　　legibility　3, 33, 48, 87, 155
　　literacy　7, 9, 17, 62
R　readability　3, 33, 87, 207
　　readability formula　13, 34, 37, 42, 46, 62, 63, 66, 88, 100, 103, 104
　　recall test　43, 47, 58
S　science communication　3

U understandability 55 → see also "ease of understanding"

固有名（人・機関・図書・プロジェクト）
▶あ行
庵逧巖 91
庵功雄 89, 90, 107
庵版支援システム 114
石黒圭 90, 121-123, 126
上野英夫 88
小笠原生子 99
奥原剛 131

▶か行
川村よし子 89, 90, 105, 116
北尾倫彦 99
くすりのしおり 134
久保鈴子 135
国立国語研究所 123, 138

▶さ行
阪本一郎 91
佐藤和之 89, 109
佐藤恵子 133
佐藤理史 89, 101
柴崎秀子 89, 90, 103

▶た行
建石由佳 88, 99
田中牧郎 138, 143
「チュウ太の道具箱」 105, 167, 185

▶な行
「日本語テキストの難易度を測る」 101, 131, 167, 185
「日本語リーダビリティ測定」 103, 167, 185

野呂幾久子 129

▶は行
波多野完治 88
「『病院の言葉』を分かりやすくする提案」 90, 138
平井昌夫 122, 125, 126
米国医学研究所 2, 9
堀川直義 97

▶ま・や・ら・わ行
宮崎良雄 135
森岡健二 96, 122, 126
「やさしい日本語」 90, 109, 113
「やさしい日本語への自動書き換えシステム」 116
「やさしい日本語変換システム」 115
「やさ日チェッカー」 107
「やんしす」 113
吉岡泰夫 138
李在鎬 89, 104
「わかりやすい日本語」 90

▶欧文
B Bailin, Alan 36
   Baker, David W. 5
   Bormuth Readability Index 40
   Bormuth, John R. 40, 41, 58
C Chall, Jeanne S. 34, 36, 60, 88
   CHVI → Consumer Health Vocabulary Initiative を見よ
   Coh-Metrix 44
   Consumer Health Vocabulary Initiative 61, 64, 71
D Dale, Edgar 34, 36, 60, 88
   Dale-Chall Readability Formula 40, 52

Document Design Project 36, 47, 49
F Flesch Reading Ease 38, 62, 66
Flesch-Kincaid 38, 62, 65, 66
Flesch, Rudolf 88
Fog Index 38, 62, 66
Friedman, Daniela B. 66
Friendly Text Evaluation Scale 55
Fry Readability Formula 38, 55, 62, 66
G Graesser, Arthur 44
Grafstein, Ann 36
Gray, William S. 37, 48
I Institute of Medicine 2, 9
IOM → Institute of Medicine を見よ
Irwin-Davis Readability Checklist 54
J jReadability 104, 132
K Kandula, Sasikiran 64
Kemper, Susan 43
Kincaid, J. Peter 88
Kintsch, Walter 34, 43, 44
Klare, George R. 3, 36
L Leary, Bernice 37
Leroy, Gondy 65
Lively, Bertha A. 34

M McCall, William A. 67
McCall-Crabbs 39, 58
McCray, Alexa T. 70
McLaughlin, G. Harry 39
McNamara, Daniel S. 44
Meyer, Bonnie J. F. 43
N NHK News Web Easy 118
Nutbeam, Don 5
P Plain Language 35
Pressey, Sidney L. 34
R Redish, Janice 36
S SAM → Suitability Assessment of Materials を見よ
Sawyer, Mary H. 47
Singer, Harry 55
SMOG 38, 62, 65, 66
Suitability Assessment of Materials 68, 129
T Taylor, Wilson L. 41, 57
U UMLS → Unified Medical Language System を見よ
Unified Medical Language System 71
Z Zakaluk, Beverley L. 36

[著者紹介]

酒井 由紀子　Yukiko SAKAI

　　博士（図書館・情報学）2012年 慶應義塾大学
　　慶應義塾大学文学部　図書館・情報学専攻　准教授（有期）
　　　　　　　　　　　　　　＊
　　1983年慶應義塾大学文学部卒業。2001年ノースカロライナ大学チャペルヒル校情報学修士課程修了。慶應義塾大学メディアセンター勤務を経て，2013年4月より現職。以下の関連著作がある。
　　　　　　　　　　　　　　＊

- 江口泰正, 福田洋編著『ヘルスリテラシー：健康教育の新しいキーワード』（共著）大修館, 2016.
- 池谷のぞみ, 安形麻理, 須賀千絵編著『図書館は市民と本・情報を結ぶ』（共著）勁草書房, 2015.
- Sakai, Y. The role of readability in effective health communication: An experiment using a Japanese text on chronic suppurative otitis media. Health Information and Libraries Journal. 2013, vol. 30, no. 3, p. 220–231.
- 酒井由紀子. 健康医学情報を伝える日本語テキストのリーダビリティの改善とその評価：一般市民向け疾病説明テキストの読みやすさと内容理解のしやすさの改善実験. Library and Information Science. 2011, no. 65, p. 1-35.
- 酒井由紀子. ヘルスリテラシー研究と図書館情報学分野の関与：一般市民向け健康医学情報サービスの基盤として. Library and Information Science. 2008, no. 59, p. 117-146.
- 奈良岡功, 山室真知子, 酒井由紀子著『健康・医学情報を市民へ』（共著）日本医学図書館協会, 2004（JMLA叢書, 3）.

健康医学情報の伝達におけるリーダビリティ

2018年3月30日　初版第1刷発行

〈検印省略〉

著　者 ⓒ　酒井由紀子
発行者　　大塚栄一

発行所　株式会社　樹村房
　　　　　　　　　JUSONBO

〒112-0002
東京都文京区小石川5-11-7
電　話　　03-3868-7321
ＦＡＸ　　03-6801-5202
振　替　　00190-3-93169
http://www.jusonbo.co.jp/

印刷　亜細亜印刷株式会社
製本　株式会社渋谷文泉閣

ISBN978-4-88367-303-2　乱丁・落丁本は小社にてお取り替えいたします。